Neudeck • Mühlig

Therapie-Tools Verhaltenstherapie

E-Book inside auf psychotherapie.tools

Mit dem untenstehenden Download-Code erhalten Sie dieses Buch als E-Book im PDF-Format. Hierfür ist eine Registrierung auf www.psychotherapie.tools notwendig:

1. www.psychotherapie.tools / e-book-inside öffnen.
2. Code eingeben.
3. Auf »Freischalt-Code einlösen« klicken. Der Code ist einmal gültig.
4. Im Warenkorb auf »Zur Kasse« klicken und Vorgang nach Login abschließen.

Das E-Book steht Ihnen in Ihrem Kundenkonto unter »Mein Material« zur Verfügung. Es ist ausschließlich für den persönlichen Gebrauch einer einzelnen Person bestimmt.

Für Institutionen und Teams bieten wir gestaffelte Mehrplatz-Lizenzen an, die sich an der Zahl Ihrer Nutzer:innen orientieren. Kontaktieren Sie uns unter vertrieb-psychotherapie.tools@beltz.de und sichern Sie sich Ihre Mehrplatz-Lizenz!

9BM62CHH9H

Peter Neudeck • Stephan Mühlig

Therapie-Tools Verhaltenstherapie

Therapieplanung, Probatorik, Verhaltensanalyse

Mit E-Book inside und Arbeitsmaterial

2., vollständig überarbeitete Auflage

Dr. Peter Neudeck
Praxis am Volksgarten
Lehrpraxis der AVT Köln
Volksgartenstraße 36
50677 Köln

Prof. Dr. Stephan Mühlig
Professur für Klinische Psychologie und Psychotherapie
Technische Universität Chemnitz
Wilhelm-Raabe-Str. 43
09120 Chemnitz

Dieses Buch ist erhältlich als:
ISBN 978-3-621-28673-2 Print
ISBN 978-3-621-28674-9 E-Book (PDF)

2., vollständig überarbeitete Auflage 2020

Beltz Verlagsgruppe GmbH & Co. KG
Werderstraße 10, 69469 Weinheim
service@beltz.de

Lektorat: Andrea Glomb
Umschlaggestaltung: Lina Marie Oberdorfer
Herstellung: Lelia Rehm
Satz: Reemers Publishing Services GmbH, Krefeld
Gesamtherstellung: Beltz Grafische Betriebe, Bad Langensalza
Printed in Germany

Weitere Informationen zu unseren Autor_innen und Titeln finden Sie unter: www.beltz.de

Inhalt

Vorwort

»Es ist noch nichts gesagt worden, was nicht schon früher gesagt worden wäre.«
Johann Wolfgang von Goethe

Wir freuen uns, dass dieser Therapie-Tools-Band auf so große Resonanz gestoßen ist, dass wir nun eine gründlich überarbeitete zweite Auflage vorlegen können. In der Neuauflage wurden umfangreiche Aktualisierungen u.a. bzgl. Änderungen der Datenschutzregelungen und der Revision der Psychotherapierichtlinien inkl. Änderungen des Antragsverfahrens vorgenommen.

Die Idee zu diesem Projekt eines »Reiseführers« durch das Themenfeld »Therapieplanung, Probatorik, Verhaltensanalyse« resultierte ursprünglich aus der direkten Beobachtung eines Bedarfes (angehender) Psychotherapeuten in dem Berufsalltag. Wir haben in langjähriger Berufspraxis als Forscher, Ausbilder und Psychotherapeuten immer wieder die Erfahrung gemacht, dass es in der verhaltenstherapeutischen Psychotherapeuten-Ausbildung häufig an einem übergreifenden Handlungsplan mangelt, der Ausbildungskandidaten und Berufsanfänger wie mit einem roten Faden durch das komplexe Tätigkeitsfeld des niedergelassenen Psychologischen Psychotherapeuten führt.

Anspruch dieses Therapie-Tools-Bandes ist folglich, eine Art praxisbezogenen Navigator für das Tätigkeitsfeld des ambulanten Psychotherapeuten zur Verfügung zu stellen. Dabei geht es also weder um die manualisierte Anleitung zur Behandlung spezifischer Störungen (wie in störungsbezogenen Manualen) noch um die Vermittlung spezifischer Interventionstechniken (wie in Interventionsmanualen) noch um eine Anleitung zur Therapieplanung, sondern primär um eine strukturierte Einführung, Begründung und Anleitung bei der Umsetzung generischer Basistätigkeiten und grundlegender Anforderungen in diesem Handlungsfeld. Das Buch soll eine praktische Hilfestellung dafür bieten, die zu Berufsbeginn häufig verwirrende Fülle und Vielfalt von störungsübergreifenden Aufgaben bei der fachgerechten Durchführung einer psychotherapeutischen Behandlung vom ersten Patientenkontakt bis zum Therapieende systematisch im Blick zu behalten und erfolgreich zu erfüllen, z. B. zu Fragen wie: Wie aber steige ich die Therapie ein, was ist wichtig beim Erstgespräch und welche rechtlichen Rahmenbedingungen muss ich beachten? Zu diesem Zweck haben wir die einzelnen Therapieabschnitte und Teilaufgaben im Therapieprozess jeweils einleitend kurz mit ihren rechtlichen und theoretischen Grundlagen dargestellt und in Form eines anwendungsorientierten Leitfadens Schritt für Schritt begleitet. Zu jedem Abschnitt wurden Arbeits- und Praxismaterialien (Tipps, Hinweise, Checklisten, Arbeitsblätter etc.) aus unserer ambulanten Arbeit zusammengestellt bzw. neu entwickelt.

Das Buch ist in zwei Abschnitte unterteilt. Im ersten Teil werden die Rahmenbedingungen ambulanter psychotherapeutischer Behandlung beschrieben und Materialien zu den Themen Indikationsstellung, Berufsrecht (Aufklärungsplicht, Dokumentationspflicht, Auskunfts- und Einsichtsrecht des Patienten, Schweigepflicht und Informationspflicht, Zeugnisverweigerungsrecht) und Datenschutz und IT-Datensicherung bereitgestellt. Der zweite Teil umfasst den Therapieablauf vom Erstkontakt bis zum Therapieende. Die beiden Schwerpunkte dieses Teils bilden die Probatorik und die anschließende erste Therapiephase (Psychoedukation und kognitive Vorbereitung der Patienten).

Dieser Handlungsleitfaden erhebt dabei einerseits den Anspruch auf faktische und wissenschaftliche Fundiertheit und Evidenzbasierung und fokussiert andererseits auf die praktische Umsetzung, indem für jeden der behandelten Teilbereiche zahlreiche erfahrungsbasierte Handlungstipps sowie Arbeitsmaterialien bereitgestellt werden. Dies kann in bisherigen Manualen nicht ausreichend geleistet werden, da aus der störungsspezifischen Perspektive der Fokus primär auf den therapeutischen Veränderungen liegt, weniger auf den allgemeinen Routineanforderungen und Basiskompetenzen einer ambulanten Verhaltenstherapie, ohne deren ausreichende Beherrschung allerdings jegliche Psychotherapie zum Scheitern verurteilt wäre.

Bei der Arbeit mit dem Buch begegnen dem Leser verschiedene Icons, die im Folgenden erklärt werden.

T »Therapeut/in«: Dieses Icon kennzeichnet Arbeits- und Informationsblätter, die nur für den Therapeuten selbst gedacht sind.

P »Patient/in«: Arbeits- oder Informationsblätter mit diesem Icon werden dem Patienten zur Bearbeitung ausgehändigt.

»Ran an den Stift«: Dieses Icon fordert dazu auf, einen Stift zur Hand zu nehmen und Antworten und Überlegungen direkt auf dem Arbeitsblatt zu notieren.

»Hier passiert was«: An dieser Stelle werden Handlungsanweisungen für Therapeuten oder Patienten gegeben.

»Input fürs Köpfchen«: Hier werden Anregungen zum Weiter- und Ums-Eck-Denken gegeben – auf diese Weise markierte Abschnitte beinhalten Varianten oder Fortführungen der jeweiligen Übung oder weisen auf Hintergrundinformationen hin.

Wir wünschen dem Leser viel Freude an den von uns zusammengestellten Materialien und hoffen, dass es Ihnen eine Ressource bei der Gestaltung von erfolgreichen Behandlungen sein wird.

Hinweis. Sofern die Geschlechtszugehörigkeit keine besondere Rolle spielt, werden der Lesbarkeit zuliebe die Begriffe »Patient« und »Therapeutin« abwechselnd verwendet – stets in nur einer Form, aber grundsätzlich alle Geschlechter einschließend.

Danksagung

Unser besonderer Dank gilt dem Verlag und insbesondere Frau Glomb für die kontinuierliche Begleitung, die schnelle Redigierung, ihre unermüdliche Geduld und starken Nerven in der Endphase der Manuskriptfinalisierung.

Köln und Chemnitz, im November 2019

Peter Neudeck
Stephan Mühlig

I Rahmenbedingungen

1 Institutionelle Bedingungen

1.1 Indikation: Welche Störungen dürfen zu Lasten der GKV (Psychotherapie-Richtlinie) behandelt werden und welche nicht?

In der *Richtlinie des Gemeinsamen Bundesausschusses über die Durchführung der Psychotherapie (Psychotherapie-Richtlinie)* sind die Voraussetzungen zur Durchführung von Psychotherapie als Leistung der gesetzlichen Krankenversicherung (GKV) festgelegt. Danach kann Psychotherapie als Kassenleistung erbracht werden, soweit und solange eine »seelische Krankheit« vorliegt (§1). »Seelische Krankheit« wird hier definiert als »krankhafte Störung der Wahrnehmung, des Verhaltens, der Erlebnisverarbeitung, der sozialen Beziehungen und der Körperfunktionen«, zu deren Wesen es gehöre, dass »sie der willentlichen Steuerung durch die Patientin oder den Patienten nicht mehr oder nur zum Teil zugänglich sind« (§2). Die Definition »krankhafter Störungen« erfolgt symptomatologisch und unabhängig von der jeweiligen Ätiologie. »Krankhafte Störungen werden in seelischen und körperlichen Symptomen und in krankhaften Verhaltensweisen erkennbar«, die »durch seelische oder körperliche Faktoren verursacht werden« oder »denen aktuelle Krisen seelischen Geschehens« oder »pathologische Veränderungen seelischer Strukturen« zugrunde liegen können (§2). Damit ist prinzipiell das gesamte Spektrum psychischer Störungsformen erfasst, inklusive primär organisch bedingter Störungen (z.B. organische Psychose), durch kritische Lebensereignisse ausgelöste (z.B. Anpassungsstörung) oder aufgrund von strukturellen Veränderungen verursachte Störungen (z.B. Persönlichkeitsstörungen). Auch Beziehungskonflikte werden als Behandlungsgegenstand anerkannt, sofern »ihre ursächliche Verknüpfung mit einer krankhaften Veränderung des seelischen oder körperlichen Zustandes eines Menschen nachgewiesen wurde«.

1.2 Anwendungsbereiche

Die Psychotherapie-Richtlinie macht allerdings einige Einschränkungen und legt konkrete Anwendungsbereiche fest, bei denen Psychotherapie als Kassenleistung angewendet werden darf. Die formalen Indikationen zur Anwendung von Psychotherapie sind nach § 22 beschränkt auf

(1) affektive Störungen: depressive Episoden, rezidivierende depressive Störungen, Dysthymie;
(2) Angststörungen und Zwangsstörungen;
(3) somatoforme Störungen und dissoziative Störungen (Konversionsstörungen);
(4) Reaktionen auf schwere Belastungen und Anpassungsstörungen;
(5) Essstörungen;
(6) nichtorganische Schlafstörungen;
(7) sexuelle Funktionsstörungen;
(8) Persönlichkeitsstörungen und Verhaltensstörungen;
(9) Verhaltens- und emotionale Störungen mit Beginn in Kindheit und Jugend.

Psychotherapie als Leistung der gesetzlichen Krankenversicherung ist explizit *ausgeschlossen* bei

- ungünstiger Prognose (unzureichende Motivation/Motivierbarkeit, Umstellungsfähigkeit, persönliche und/oder soziale Ressourcen),
- Fehlen einer krankheitswertigen Störung und Vorliegen ausschließlich nicht-pathologischer psychosozialer Probleme, die Maßnahmen zur beruflichen oder sozialen Anpassung, der beruflichen oder schulischen Förderung oder der Erziehungs-, Ehe-, Lebens- und Sexualberatung erforderlich machen.

Eine Sonderstellung nehmen die »psychischen und Verhaltensstörungen durch psychotrope Substanzen« (ICD-10 F10-F19) ein. Das Abhängigkeitssyndrom <u>und</u> der schädliche Gebrauch von psychotropen Substanzen (vierte Stelle ».1« in den Kategorien F10–F19 = »Schädlicher Gebrauch«, vierte Stelle ».2« = »Abhängigkeitssyndrom«) sind prinzipiell im Rahmen der *Richtlinien-Psychotherapie* behandelbar.

Substanzabhängigkeit. Im Falle von Substanzabhängigkeit setzt die Durchführung einer ambulanten psychotherapeutischen Behandlung allerdings grundsätzlich
(a) eine ärztliche Vor- und Begleitbehandlung (inkl. labormedizinischer Abstinenzkontrolle) und
(b) Suchtmittelfreiheit/Abstinenz voraus: »Psychische und Verhaltensstörungen durch psychotrope Substanzen, im Falle der Abhängigkeit von psychotropen Substanzen, sind beschränkt auf den Zustand der Suchtmittelfreiheit beziehungsweise Abstinenz.«

2011 wurde hier eine Zusatzregelung eingeführt: Im Ausnahmefall ist es möglich, eine ambulante Psychotherapie einer Substanzabhängigkeit auch dann zu beginnen, wenn die Suchtmittelfreiheit/Abstinenz vor Beginn der Behandlung noch nicht besteht, aber bis zum Ende von maximal zehn Behandlungsstunden erreicht werden kann. Der Zustand der Suchtmittelfreiheit beziehungsweise der Abstinenz nach Ablauf dieser Behandlungsstunden ist durch eine unabhängige ärztliche Bescheinigung festzustellen und zu dokumentieren. Bei einem Rückfall darf die ambulante Psychotherapie nur fortgesetzt werden, »wenn unverzüglich geeignete Behandlungsmaßnahmen zur Wiederherstellung der Suchtmittelfreiheit bzw. Abstinenz ergriffen werden«. Bei Opioidabhängigkeit gelten spezielle Regelungen, die eine begleitende ärztliche Substitutionstherapie und Beigebrauchsfreiheit voraussetzen. Ambulante Psychotherapie kann somit immer bei schädlichem Gebrauch psychoaktiver Substanzen und bei Substanzabhängigkeit im Zustand der Abstinenz bzw. deren kurzfristiger Erreichbarkeit durchgeführt werden. Ausgenommen davon ist bislang der schädliche Gebrauch bzw. die Abhängigkeit vom Tabakrauchen.

Somatische Erkrankungen und neuropsychologische Störungsbilder. Weiterhin darf Psychotherapie »neben oder nach einer somatisch-ärztlichen Behandlung von Krankheiten oder deren Auswirkungen angewandt werden, wenn psychische Faktoren einen wesentlichen pathogenetischen Anteil daran haben und sich ein Ansatz für die Anwendung von Psychotherapie bietet«, mit ausdrücklicher Beschränkung auf

- seelische Krankheit aufgrund frühkindlicher emotionaler Mangelzustände oder tiefgreifender Entwicklungsstörungen, in Ausnahmefällen auch seelische Krankheiten, die im Zusammenhang mit frühkindlichen körperlichen Schädigungen oder Missbildungen stehen;
- seelische Krankheit als Folge schwerer chronischer Krankheitsverläufe;
- psychische Begleit-, Folge- oder Residualsymptomatik psychotischer Erkrankungen.

Damit ist die Behandlung von neuropsychologischen Störungsbildern (F.00-Diagnosen) im Rahmen der ambulanten Psychotherapie im Regelfall ausgeschlossen, sofern nicht psychische Faktoren nachweisbaren pathogenetischen Anteil an der Störung haben oder eine psychische Störung als Folgeerkrankung (aus dem o. g. Katalog) aus der neuropsychologischen Primärerkrankung resultiert. Neuropsychologische Störungsbilder (mit Ausnahme dementieller Erkrankungen) können von niedergelassenen klinischen Neuropsychologen mit Approbation als Psychologische Psychotherapeuten im System der ambulanten kassenärztlichen Versorgung behandelt werden.

Die Entscheidung über die allgemeine Indikation für bzw. gegen eine ambulante Psychotherapie ist in vielen Fällen schwieriger zu treffen als es auf den ersten Blick erscheint. Oftmals erfolgt die Indikationsentscheidung in der Versorgungspraxis eher unsystematisch und intuitiv statt anhand klarer Kriterien. Versorgungsepidemiologische Studien zeigen, dass dadurch nicht unerhebliche Fehlversorgungen verursacht werden (Wittchen et al., 2001): Ein Teil der behandlungsbedürftigen Patienten erhält keine Therapie (falsch-negative Indikationsentscheidung), während zugleich nicht wenige Fälle ambulant psychotherapeutisch behandelt werden, für die eigentlich eher eine Indikation für Beratungsangebote oder auch eine Indikation für stationäre oder teilstationäre Versorgung bestünde (falsch-positive Indikationsentscheidung).

1.3 Indikationsstellung Kurz- oder Langzeittherapie

Ob eine Kurz- oder eine Langzeittherapie indiziert ist, hängt von verschiedenen Faktoren ab. Generell gilt: Eine Kurzzeittherapie hat die Obergrenze von 24 Behandlungseinheiten (12 BE KZT 1 + 12 BE KZT 2), eine Langzeittherapie von 60 Behandlungseinheiten. Wenn keine formalen Gründe dagegen sprechen, wird eine Kurzzeittherapie ohne Gutachterverfahren beantragt, während die Langzeit- und Umwandlungsanträge einen Bericht der Therapeutin an den Gutachter erfordern. Formale Gründe können die Beantragung innerhalb der zweijährigen Sperrfrist oder eine akute psychologische Symptomatik sein.

Die pragmatische Entscheidung über Kurz- oder Langzeittherapie basiert auf einer Dosis-Erfolgs-Abschätzung. Empirische Therapiestudien lassen den Schluss zu, dass Langzeittherapien vor allem bei chronisch-rezidivierenden Störungsbildern (Bipolare Störung, rezidivierende und chronische Depressionen, Substanzabhängigkeiten, Generalisierte Angststörungen, Essstörungen, Persönlichkeitsstörungen bzw. Akzentuierungen oder Störungen wie Borderline, Antisoziale Persönlichkeit, Sexualpräferenzstörungen) oder komplexen Störungen (z.B. somatische Komorbidität, psychische Multimorbidität, Doppeldiagnosen mit Substanzgebrauch, schwierige Lebensumstände oder Störungsfolgen in der Lebenssituation) indiziert sind, Kurzzeittherapien dagegen bei akut verlaufenden passageren Störungsbildern (z.B. Anpassungsstörungen, akute Krisen, Phobien).

Die *Indikation* für eine Kurzzeittherapie kann unter den folgenden Umständen gegeben sein:

- einfache umschriebene Störung (keine Komorbidität),
- leichte Störung,
- kurze Anamnese der Störung (Chronizität),
- stabile Primärpersönlichkeit,
- situative Auslöser.

Gründe für eine *Umwandlung* einer Kurzzeittherapie in eine Langzeittherapie können sein:

- Art, Schwere und Komplexität der Störung,
- unbekannte Traumata, die während des therapeutischen Prozesses aktualisiert werden,
- Einbeziehung des sozialen Systems,
- Auftreten schwerwiegender Belastungen während der Therapie,
- Stabilisierung des Erreichten,
- langsame Veränderungsschritte,
- Rückfall am Ende der Therapie.

! Kurzzeittherapie sollte von Anfang an perspektivisch auf einen begrenzten Zeitraum beziehungsweise eine Zielsetzung angelegt sein! Ansonsten besteht die Gefahr, dass die Chancen der Kurzzeittherapie verschenkt werden.

Für die *Differentialindikation*, ob Kurz- oder Langzeittherapie durchgeführt werden soll, sind weiterhin folgende Aspekte von Bedeutung:

- Lebens- und Beziehungsgestaltung des Patienten vor der Symptombildung,
- symptomauslösender Aspekt der Lebenssituation, Lerngeschichte der familiären Situation,
- zentrale Verstärker (Gibt es welche und wenn ja, welche?),
- zentrale Vermeidungstendenz,
- Aggressionspotential/-hemmung der Patientin,
- Impulskontrolle, Gefühlsrepertoire der Patientin,
- Konfliktverhalten,
- Persönlichkeitsstörung.

1.4 Arbeitsmaterialien

INFO 1 *Checkliste allgemeine Indikation*

Die Checkliste soll eine Hilfestellung geben, die allgemeine Indikationsentscheidung in systematisierter Form zu treffen, indem auf den drei Dimensionen »Störung«, »Behandlungsform« und »persönliche Kompetenz« Schlüsselaspekte, Kontraindikationen und Alternativen reflektiert werden.

INFO 2 *Indikation: Ressourcen und Stressbewältigung*

Bei der Entscheidung, ob eine Lang- oder Kurzzeittherapie durchgeführt werden soll, sind Ressourcen- und Stressbewältigungsaspekte zu beachten. Diese sind hier aufgeführt.

(1) **Störung**		
Indikationsfrage	**Kontraindikationen/ Ausschlussgründe**	**Alternativen**
Liegt eine krankheitswertige Störung i. S. der Psychotherapie-Richtlinie vor?	Lebens, Erziehungs- oder Beziehungsprobleme	▶ Beratungsstellenangebote
Ist die Störung i. S. der Psychotherapie-Richtlinie behandlungsfähig?	akuter Substanzgebrauch (der nicht in höchstens 10 Sitzungen zur Abstinenz gebracht werden kann), F.00-Diagnosen, akute Psychosen, akute Suizidalität	▶ Suchthilfesystem (akute Entgiftung, Entwöhnungsbehandlung) ▶ (ambulante) neuropsychologische Therapie
Ist die Störung akut behandlungsbedürftig?	weitgehend ausgeheilt oder in Remission	
Ist die Störung hinreichend eindeutig diagnostizierbar?	unklare/mehrdeutige und komplexe Symptomatologie (z. B. somatoforme Störungen mit organischen Anteilen)	▶ medizinische (Ausschluss-) Diagnostik ▶ apparative (stationäre) Diagnostik
Ist die Störung psychotherapeutisch behandelbar?	Störungen, für die keine effektiven/evidenzbasierten Psychotherapieoptionen zur Verfügung stehen	▶ medikamentöse Therapie ▶ psychiatrisch-pharmakologische (Begleit-)Behandlung ▶ stationäre Behandlung
Ist der Patient mit vertretbarem Risiko ambulant zu behandeln?	akute Selbst- oder Fremdgefährdung (z. B. Suizidalität, Verlust der Kontrolle und Steuerungsfähigkeit, akuter Substanzmissbrauch)	▶ stationäre (akut-)psychiatrische Behandlung
Ist der Patient therapiewillig?	fremdmotivierte Therapieaufnahme, fehlende/unzureichende Eigenmotivation	▶ Therapievorbereitungsintervention (Motivierende Gesprächsführung) ▶ Warteliste
Ist der Patient aktuell therapiefähig?	körperliche, kognitive, gesundheitliche oder andere Einschränkungen (z. B. Sprache), die eine psychotherapeutische Behandlung stark beeinträchtigen	▶ Therapievorbereitungsintervention ▶ Spezialeinrichtung ▶ Warteliste
Besteht eine ausreichend positive Prognose, im Rahmen der Psychotherapie-Richtlinien eine signifikante Besserung zu erzielen?	ungünstige Lebensumstände	▶ Therapievorbereitungsintervention ▶ Spezialeinrichtung

(2) Behandlungs- und Anwendungsformen (Richtlinienverfahren)		
Indikationsfrage	**Kontraindikationen/ Ausschlussgründe**	**Alternativen**
Ist die vorliegende Störung im Rahmen der ambulanten Richtlinien-Psychotherapie optimal zu behandeln oder existieren erfolgversprechendere Alternativen?		▶ stationäre Behandlung ▶ teilstationäre Therapie/ Tagesklinik
Ist die vorliegende Störung durch das eigene Richtlinienverfahren optimal zu behandeln oder existieren erfolgversprechendere Alternativen?	Liegen für den Problembereich verhaltenstherapeutische Störungs- und Behandlungsmodelle vor? Ist der Patient compliant für eine Verhaltenstherapie (z. B. für Hausaufgaben, Rollenspiele, Exposition) und ausreichend umstellungsfähig?	▶ andere Richtlinien-Psychotherapieverfahren
Ist die Störung im Format der Einzeltherapie optimal zu behandeln oder existieren erfolgversprechendere Alternativen?	Alkoholabhängigkeit	▶ Gruppentherapie ▶ teilstationäre Therapie
Ist die Störung im vorgesehenen Zeitformat der Richtlinien-Therapie optimal zu behandeln oder existieren erfolgversprechendere Alternativen?	Substanzstörungen, Persönlichkeitsstörungen, Essstörungen	▶ Langzeittherapie
(3) Persönliche Behandlungskompetenz und Beziehung		
Indikationsfrage	**Kontraindikationen/ Ausschlussgründe**	**Alternativen**
Bin ich bzgl. meiner Ausbildung, persönlichen Erfahrung und therapeutischen Kompetenz geeignet, diesen Fall zu behandeln?	mangelnde Erfahrung mit besonders schwierigen oder schwergradigen Störungsbildern (z. B. Borderline, Psychosen, bipolare Störungen, Sucht)	▶ Psychotherapieambulanz ▶ spezialisierter Kollege ▶ spezialisierte Einrichtung
Bin ich aufgrund personaler Merkmale geeignet, diesen Fall zu behandeln?	störungs- oder personenbezogene Passungsprobleme bzgl. Alter, Geschlecht, sozio-kulturellem Hintergrund o. ä.	
Ist eine ausreichend tragfähige therapeutische Beziehung herstellbar bzw. zu erwarten?	spontane Antipathie; persönliche Bekanntschaft (Befangenheit)	

INFO 2 Indikation: Ressourcen und Stressbewältigung

T

Ressourcen

Selbst- und Fremdbeobachtung	Beschreibt das Maß, in dem Patienten in der Lage sind, sich selbst und andere realistisch wahrzunehmen.
Selbst- und Fremdbewertung	Beschreibt das Maß, in dem Patienten in der Lage sind, die Situationsadäquatheit ihrer Gefühle, Bedürfnisse, Ängste und die eines Interaktionspartners zu beurteilen.
Selbst- und Fremdverstärkung	Beschreibt das Maß, in dem Patienten in der Lage sind, Gefühle auszudrücken, Grenzen zu setzen, zu streiten, verlieren zu können, die Gefühle und Bedürfnisse des Gegenübers berücksichtigen zu können und eine Balance zwischen Selbstinteressen und Beziehungsinteressen herstellen zu können.

Stressbewältigung

- Art und Wirksamkeit von Stress- und Krisenbewältigungsstrategien
- Fähigkeit zu neuen Stressreduktionsmöglichkeiten
- Leidenskapazität, um unvermeidbaren Schmerz zu tolerieren
- Bereitschaft, zunächst Unerträgliches anzunehmen und das Übriggebliebene sinnvoll zu gestalten

2 Psychotherapie-Richtlinien und Antragsstellung

2.1 Allgemeines

Antrag zur Kostenübernahme

Der Antrag auf Bewilligung der Kostenübernahme für eine psychotherapeutische Behandlung umfasst folgende Einzelteile:

▶ Mitteilung an die Kasse	Akuttherapie
▶ den Antrag des Versicherten (PTV 1),	KZT 1, KZT 2, LZT
▶ die Angaben des Therapeuten zum Antrag des Versicherten (PTV 2),	KZT 1, KZT 2, LZT
▶ den Konsiliarbericht,	KZT 1, LZT
▶ Berichte über Vorbehandlungen, soweit vorhanden,	LZT
▶ (bei gutachterpflichtigen Anträgen zusätzlich:) Bericht an den Gutachter.	LZT

Übersicht Psychotherapie-Richtlinien (Neuerungen seit 2017)

- Probatorische Sitzungen: vor Aufnahme einer Kurz- oder Langzeittherapie verpflichtend / zwei bis vier Sitzungen / Sitzungen auch nach Antragstellung möglich
- Gruppentherapie: flexiblere Kombinationsbehandlungen aus Einzel- und Gruppentherapie möglich / einheitlich drei bis neun Teilnehmer
- Formulare: drei Formulare (PTV 10, 11, 12, kassenärztliche Bundesvereinigung KBV) für psychotherapeutische Sprechstunde und Akutbehandlung
- Therapieeinheit: eine Behandlungseinheit (BE) = 25 oder 50 Minuten Einzeltherapie, 100 Minuten Gruppentherapie
- Telefonische Erreichbarkeit: zur Terminvermittlung / mindestens 200 Minuten pro Woche und Praxis bei vollem Versorgungsauftrag / Mindesteinheit: 25 Minuten / Zeiten sind an KV zu melden
- Terminservicestellen: vermitteln Termine für Sprechstunden sowie in bestimmten Fällen für Akutbehandlungen und probatorische Sitzungen / keine Wunsch-Termine bei Wunsch-Therapeuten

Die psychotherapeutische Sprechstunde muss von jedem niedergelassenen Psychotherapeuten verpflichtend angeboten werden. Sie dient der ersten Klärung der Zuweisung und Indikation.

Jeder Ärztliche und Psychologische Psychotherapeut, der eine Genehmigung zur Abrechnung von Richtlinienpsychotherapie hat, muss seit April 2017 die psychotherapeutische Sprechstunde anbieten. Dies gilt ebenso für Ärzte mit der Zusatzbezeichnung Psychotherapie, Ausbildungsinstitute und in bestimmten Fällen auch für ermächtigte Ärzte.

- Umfang: Therapeuten haben pro Woche mindestens 100 Minuten für Sprechstunden zur Verfügung zu stellen, bei hälftigem Versorgungsauftrag 50 (sofern KVen keine abweichenden Regelungen treffen).
- Dauer: Eine Sprechstunde dauert mindestens 25 Minuten pro Patient und kann höchstens sechsmal bzw. dreimal mit 50 Minuten Dauer je Krankheitsfall bei Erwachsenen (insgesamt bis 150 Min.) durchgeführt werden, bei Kindern und Jugendlichen höchstens zehnmal á 25 Minuten oder fünfmal á 50 Minuten (insgesamt bis zu 250 Min.). Der Krankheitsfall umfasst das aktuelle und die drei darauffolgenden Quartale.
- Die weiterführende Behandlung muss nicht durch den Therapeuten erfolgen, der die Sprechstunde durchgeführt hat.
- Organisation: offen oder nur nach Terminvereinbarung, Therapeuten entscheiden selbst, wie sie die Sprechstunde organisieren. Möglich sind feste Zeiten, aber auch eine individuelle Terminvereinbarung.

Zwei neue Formulare (KBV) wurden mit der Einführung der psychotherapeutischen Sprechstunde eingeführt:

- PTV 10: Das Formular ist eine allgemeine Patienteninformation, in der das ambulante psychotherapeutische Versorgungsangebot sowie die verschiedenen Psychotherapieverfahren und Behandlungsmöglichkeiten vorgestellt werden. Der Psychotherapeut händigt das Infoblatt dem Patienten in der Sprechstunde aus.
- PTV 11: Zum Ende der Sprechstunde erhält jeder Patient einen Befundbericht mit Ergebnissen und Empfehlungen für das weitere Vorgehen. Der Therapeut verwendet dafür das Formular PTV 11. Darauf trägt er gegebenenfalls die (Verdachts-)Diagnose ein, und ob weitere Maßnahmen erforderlich sind, beispielsweise eine Akutbehandlung oder das Aufsuchen einer Beratungsstelle. Auf dem Formular ist der Termin der Sprechstunde anzugeben. Dies gilt als Nachweis, dass ein Erstgespräch erfolgt ist und eine weiterführende Therapie beginnen kann.

Antragsmodalitäten Verhaltenstherapie

Bei der Beantragung wird (seit April 2017) unterschieden zwischen:

- Akuttherapie mit bis zu 24 Behandlungseinheiten (BE) á 25 Minuten oder 12 BE á 50 Minuten,
- Kurzzeittherapie 1 (KZT 1) mit 12 BE,
- Kurzzeittherapie 2 (KZT 2) mit weiteren 12 BE,
- Langzeittherapie (LZT) mit bis zu 60 BE,
- Umwandlungsantrag von KZT in LZT,
- Fortführungsantrag nach 60 BE um weitere 20 BE in besonders begründeten Fällen.

Die Höchstgrenze für die Durchführung einer verhaltenstherapeutischen Behandlung beträgt somit 80 Behandlungseinheiten (BE) á 50 min, die auch halbiert (25 min) oder aber in Doppelsitzungen (100 min) durchgeführt werden können.

! Expositionsbehandlungen können ohne besondere Beantragung pro Behandlungsfall bis zu dreimal 3 BE im Block durchgeführt werden (200 min). Darüber hinausgehende Block-Kontingente müssen im Bericht an den Gutachter im Einzelfall begründet werden.

Die Beantragung der Akuttherapie

Die Akuttherapie dient der Krisenintervention, der Stabilisierung von suizidalen Patienten oder der Vereinbarung der Abstinenz bei Abhängigkeitserkrankungen. Sie ist der Krankenkasse gegenüber nicht antrags-, sondern nur anzeigepflichtig, d. h. es genügt eine formelle Mitteilung an die GKV, und die Akuttherapie kann sofort und ohne Wartezeitverlust durch einen Antrags- und Genehmigungsprozess begonnen werden.

Die Beantragung der Kurzzeittherapie

Die Richtlinien der kassenärztlichen Vereinigung sehen folgende Indikationen für einen Antrag auf Kurzzeittherapie (KZT) vor:

- Ein ausreichend erscheinender Behandlungserfolg ist in 24 Sitzungen erreichbar (zum Beispiel bei spezifischen Phobien, Anpassungsstörungen, Zwangsstörungen, depressiven Episoden, Monomorbidität).
- Die KZT dient als Überprüfung der Indikation für eine Langzeittherapie (zum Beispiel bei Patienten mit starker Chronifizierung, Patienten mit vielen vorherigen stationären und/oder ambulanten Behandlungsversuchen, unklarer oder ambivalenter Motivation).

Bericht an den Gutachter

Der Bericht an den Gutachter ist zentraler Bestandteil des Antragsverfahrens und dient zur Überprüfung der Nachvollziehbarkeit und Angemessenheit des therapeutischen Vorgehens. Ein von der kassenärztlichen Vereinigung bestellter und durch die jeweilige Krankenkasse beauftragter Gutachter wird anhand des Antrags beurteilen, ob die Leistungspflicht der GKV vorliegt, d. h.

- eine krankheitswertige Störung im Sinne des SGB V vorliegt,
- das geplante Behandlungskonzept zweckmäßig erscheint,
- die Behandlung unter ökonomischen Gesichtspunkten angemessen erscheint.

Der Bericht an den Gutachter wird gemäß PTV 3 erstellt und umfasst folgende Unterpunkte (für VT):
(1) Relevante soziodemografische Daten
(2) Symptomatik und psychischer Befund
(3) Somatischer Befund (Konsiliarbericht)
(4) Behandlungsrelevante Angaben zur Lebensgeschichte, verhaltensanalytisches Bedingungsmodell
(5) Diagnose (zum Zeitpunkt der Antragsstellung)
(6) Behandlungsplan und Prognose
(7) Zusätzlich erforderliche Angaben bei einem Umwandlungsbericht

Alle Punkte werden in Abschnitt 5.10.2 Schritt für Schritt erläutert.

Hinweise zum Erstellen des Berichts zum Erst-, Umwandlungs- oder Fortführungsantrag

- Bericht wird persönlich und in freier Form nach der vorgegebenen Gliederung erstellt.
- Er sollte mit Datum und Unterschrift versehen werden.
- Der Bericht soll auf die für das Verständnis der psychischen Störung und deren Ursachen sowie auf die für die Behandlung relevanten Informationen begrenzt sein.
- Angaben können stichwortartig gemacht werden.
- Relevante biografische Faktoren sollen im Rahmen des funktionalen Bedingungsmodells (VT) bzw. der Psychodynamik (TP, AP) dargestellt werden.
- Der Bericht umfasst zwei bis max. drei Seiten.

! Der Bericht an den Gutachter für eine Kurzzeittherapie ist nach den aktuellen Psychotherapie-Richtlinien nur noch notwendig, wenn die Beantragung der Therapie innerhalb der zweijährigen Sperrfrist liegt. Der Bericht sollte maximal zwei Seiten lang sein und ist vom formalen Aufbau dem Antrag auf Langzeittherapie sehr ähnlich. Der Unterschied liegt in Punkt 2 der lebensgeschichtlichen relevanten Daten zur Vorgeschichte: Dieser Punkt wird bei einem Antrag auf Langzeittherapie ausführlicher abgehandelt.

2.2 Der Bericht an den Gutachter

(1) Relevante soziodemografische Daten

Unter Angaben zur Person werden bei Erwachsenen kurz Informationen zu Alter, aktuell ausgeübtem Beruf, Familienstand, Zahl der Kinder und Zuweisungsmodus zusammengefasst. Bei Kindern und Jugendlichen sollen Angaben zur Lebenssituation, zu Kindergarten oder zu Schulart, ggf. Schulabschluss und Arbeitsstelle, Geschwisterzahl und -position, zum Alter und Beruf der Eltern und ggf. der primären Betreuungspersonen gemacht werden.

Beispiel

Der 45-jährige Patient, von Beruf Feinmechaniker, erscheint auf eigenen Wunsch zum Erstgespräch. Er wurde durch die Website auf die Praxis aufmerksam.

(2) Symptomatik und psychischer Befund

Unter diesem Punkt dokumentiert der Therapeut die berichteten Beschwerden des Patienten hinsichtlich der Problematik. Das heißt, es werden jene Symptome und problematische Verhaltensweisen beschrieben, welche für die Diagnosestellung von Bedeutung sind. Dabei sind quantitative Angaben zu Schwere und Verlauf (Symptomausprägung auf 10er-Skala, Auftretenshäufigkeit, Dauer der Problematik bzw. Episodenverlauf und situationale Kontextualität) mit aufzunehmen.

Es ist sinnvoll, die aus der Verhaltensanalyse (Mikroanalyse) gewonnenen Erkenntnisse zu relevanten Kognitionen und Emotionen sowie zu Physiologie und Verhalten einzubeziehen. In jedem Fall sollten auch wörtliche Zitate des Patienten in die Angaben aufgenommen werden.

Beispiel

Im Vordergrund der Symptomatik des Patienten stehen Angstanfälle sowie daraus resultierendes Vermeidungsverhalten. Der Patient berichtet, dass er unter Angstanfällen leide, die sein Leben und seinen Aktivitätsspielraum völlig einschränken. Die Angstanfälle träten in Situationen wie U-Bahn-Fahren oder Busfahren sowie in großen Menschenmengen auf, außerdem in allen Situationen, in denen er länger als ca. 20 Minuten von zuhause entfernt sei. Während der Angstanfälle würde es zu einer Reihe von körperlichen Symptomen kommen (Zittern, Herzrasen, Druckgefühl in den Augen, innere Unruhe, Schnellatmigkeit, Schwindel). Er habe in den angstauslösenden Situationen das Gefühl von Unwirklichkeit, habe Angst, die Kontrolle zu verlieren, verrückt zu werden oder zu sterben. Er befürchtet in diesen Situationen, nicht schnell genug nach Hause zu kommen, dem einzigen Ort, an dem er sich momentan sicher fühle. Deshalb vermeide er solche Situationen.
Weiterhin berichtet der Patient über anhaltende Traurigkeit, Niedergeschlagenheit und Zustände innerer Leere. Er wisse nicht, wie es weitergehen solle. Bei alltäglichen Problemen sei er manchmal aufbrausend und unbeherrscht, sodass es oft zu lauten Auseinandersetzungen komme, er sei dann wie ein Bulldozer. Er rege sich schon über die kleinste Kritik so fürchterlich auf, dass dann auch körperliche Symptome (Nervosität, Zittern sowie Atemnot) auftreten. Er könne nicht mit Kritik umgehen und beziehe diese ausschließlich auf seine Person. Er bemerke, dass er sich immer mehr zurückziehe und habe Angst, sich zu isolieren. Andererseits fehlen ihm die Lust und der Antrieb, sich mit anderen zu treffen und etwas zu unternehmen. Er habe das Gefühl, dass ihn niemand verstünde. Weil das nicht so weitergehen könne, suche er jetzt nach professioneller Hilfe.[1]

Im Rahmen des psychischen Befundes werden das Interaktionsverhalten sowie die intellektuelle Leistungsfähigkeit und Differenziertheit des Patienten thematisiert. Dazu gehören auch Auffälligkeiten bei der Kontaktaufnahme und bezüglich des äußeren Erscheinungsbildes (Kleidung, Körperpflege, Aufmachung, Körpergewicht etc.). Der psychopathologische Befund umfasst Störungen in kognitiven Funktionsbereichen wie Aufmerksamkeit, Bewusstseinsklarheit, Gedächtnis, formales Denken, Intelligenz etc. Zudem sollen Krankheitsverständnis bzw. Störungseinsicht der Patientin oder des Patienten reflektiert werden. Ergebnisse psychodiagnostischer Testverfahren werden im Anschluss berichtet.

(3) Somatischer Befund/Konsiliarbericht

Der somatische Befund umfasst die kurze Darstellung der relevanten physischen Daten und Befunde hinsichtlich der Diagnose, außerdem neben körperlichen Krankheiten auch Suchtmittel-, vor allem Alkohol- und Drogenkonsum, sowie Informationen zur früheren und aktuellen Medikamenteneinnahme.

(4) Behandlungsrelevante Angaben zur Lebensgeschichte (ggf. auch zur Lebensgeschichte der Bezugspersonen), zur Krankheitsanamnese, zum funktionalen Bedingungsmodell (VT) bzw. zur Psychodynamik (TP, AP)

Der Therapeut fasst Informationen über das Familiensystem, Kindheit und Herkunftsfamilie, soziale, schulische und berufliche Entwicklung, sexuelle Entwicklung und Partnerschaften, gegenwärtiges soziales Beziehungsnetz und Krankheitsanamnese hinsichtlich körperlicher Erkrankungen zusammen.

Im Hinblick auf das Störungsmodell des Patienten sollten hier Ereignisse und Entwicklungen dargestellt werden, die Hinweise zu der individuellen Lerngeschichte und zu persönlichen Vulnerabilitäten geben, die bezüglich kognitiver Grundannahmen, affektiver Schemata und problematischer Verhaltensmuster relevant sind.

1 Entstammt einem Antrag auf Langzeittherapie.

Des Weiteren sind aktuelle Erkrankungen, die soziale Situation und vorherige psychotherapeutische Behandlungen zu berichten.

Ziel der Verhaltensanalyse ist die Beschreibung des Problemverhaltens auf den Ebenen Motorik (Verhalten), Kognition, Emotion und Physiologie sowie der funktionalen Zusammenhänge mit antezedenten Faktoren, Kontingenzen (falls bekannt) und Konsequenzen (positiv, negativ, kurzfristig, langfristig, intern, extern).

Mikroanalyse. Die Mikroanalyse erfolgt im Rahmen des SORKC-Modells (s. Abschn. 6.5). Die Darstellung des Modells ist als Fließtext oder als Liste möglich.

Beispiel

Fließtext

Im Sinne einer Verhaltensanalyse kann bei dem Patienten folgendes Modell erstellt werden: Als vorausgehende äußere Reizbedingungen lassen sich diese Situationen erkennen: Anrufe von Freunden, Einladungen, Streitgespräche. Auf der kognitiven Ebene sind realitätsferne, globale verzerrte Denkstrukturen und unrealistische Selbstbewertungen vorhanden (»Ich habe nichts zu sagen«, »Das hat doch eh keinen Wert«, »Die finden mich langweilig«). Emotional lassen sich Gefühle wie Hilflosigkeit, Niedergeschlagenheit, Traurigkeit und Wut erkennen. Körperlich sind eine innere Unruhe, motorische Unruhe und Zittern bzw. Schwitzen zu identifizieren. Das Verhalten des Patienten besteht im sozialen Rückzug und Passivität (spez. soziale Situationen, wie z. B. Einladungen) oder in Wutanfällen und Schreien (bei Streitgesprächen). Dadurch wird zunächst die Angst, es nicht zu schaffen, und das Gefühl der Hilflosigkeit vermieden (C–), längerfristig führt dieses Verhalten zu einem Mangel an reaktionskontingenten Verstärkern und potentiell verstärkenden Ereignissen und Aktivitäten sowie zu einer ungünstigen Attributionsweise und wenig Selbstkompetenz in Bezug auf die zur Verfügung stehenden Ressourcen (z. B. bei einem Streit). Des Weiteren sind Grübeln und die damit verbundene erlebte innere Leere eine Konsequenz dieses Verhaltens.

Liste

S ext.	Anrufe von Freunden, Einladungen, Streitgespräche	
O	ängstlicher Patient mit realitätsfernen, global verzerrten Denkstrukturen und unrealistischen Selbstbewertungen, andauernde Schlafprobleme	
R	kognitiv	»Ich habe nichts zu sagen«, »Das hat doch eh keinen Wert«, »Die finden mich langweilig«
	emotional	Hilflosigkeit, Niedergeschlagenheit, Traurigkeit und Wut
	körperlich	innere Unruhe, motorische Unruhe und Zittern bzw. Schwitzen
	Verhalten	sagt, er habe keine Zeit, bzw. er könne an diesem Termin nicht

S ext.	Anrufe von Freunden, Einladungen, Streitgespräche	
K	kurzfristig/intern	Reduktion der Angst, es nicht zu schaffen Ȼ
	kurzfristig/intern	Reduktion des Gefühls von Hilflosigkeit Ȼ
	kurzfristig/extern	Patient hat Zeit für Hausarbeit und Puzzle C+
	langfristig/intern	Mangel an reaktionskontingenten Verstärkern und potentiell verstärkenden Ereignissen und Aktivitäten C–
	langfristig/extern	wenige soziale Kontakte C–
	langfristig/extern	ungünstige Attributionsweise und wenig Selbstkompetenz in Bezug auf die zur Verfügung stehenden Ressourcen C–
	langfristig/intern	Grübeln und damit verbundene erlebte innere Leere C–

In diesem Zusammenhang soll auch die *Makroanalyse*, also ein verhaltensanalytisches funktionales Bedingungsmodell unter Einbeziehung prädisponierender, auslösender und aufrechterhaltender Bedingungen und einer kurzen Beschreibung des übergeordneten Störungsmodells erfolgen. Die makroanalytische Beschreibung umfasst die Faktoren der Entstehung und Aufrechterhaltung der Störung (s. Abschn. 6.5.6). Sie dient der Erstellung eines übergreifenden individuellen Ätiologie-/Störungsmodells zur Entstehung und Aufrechterhaltung der vorliegenden psychischen Störung. Die Makroanalyse kann nicht die »wahren Störungsursachen« wiedergeben, sondern ist als hypothetisches funktionales Bedingungsmodell (Vulnerabilitäts-Stress-Konzept; Risiko-Schutzfaktoren-Modell) zu verstehen, das unter Verwendung der relevanten Informationen aus Exploration, Anamnese, somatischem und psychischem Befund, Diagnostik und Problembeschreibung in einen kohärenten Erklärungszusammenhang bringt.

Beispiel

- Herr D. ist seit 1990 verheiratet, der Beruf seiner Partnerin ist Bürokauffrau. Der Patient hat eine 15-jährige Tochter, die zur Schule geht. Herr D. wohnt zusammen mit seiner Ehefrau im Eigenheim, das er von seinen Eltern geerbt hat.
- Der Patient gibt an, dass er zwar Kontakt zu Freunden und Bekannten habe, die Kontakte seien aber in letzter Zeit weniger geworden, er fühle sich ihnen nicht mehr gewachsen und empfinde die Gespräche mit Bekannten als anstrengend.
- Freizeitverhalten, Hobbys: Spazierengehen, Puzzeln, Lesen.
- Finanzielle Situation: Die finanzielle Situation sei gesichert. Herr D. bezieht eine unbefristete EU-Rente, seine Frau arbeitet halbtags.
- Schulischer Werdegang: Hauptschulabschluss 1978.
- Beruflicher Werdegang: 1978–1981 Ausbildung mit Abschluss zum Feinmechaniker; 1981–1982 tätig als Feinmechaniker; 1982–1984 Bundeswehr. 1985–1994 angestellt als Feinmechaniker, seit 1994 zunächst arbeitslos, zwischen 1995 und 1999 mehrere Versuche, eine Arbeit aufzunehmen, die während der Probezeit scheiterten. Seit 2002 befristet, seit 2009 unbefristet EU-Rente.

- Herr D. wuchs in einer deutschen Kleinstadt als jüngstes Kind mit seinen Geschwistern (m + 2, w + 4, m + 7) bei den Eltern auf. Der Vater sei Bäckermeister im eigenen Betrieb gewesen, die Mutter Hausfrau. Herr D. berichtet, eine glückliche Kindheit gehabt zu haben. Er sei umsorgt worden und seine Geschwister seien immer genau wie seine Eltern für ihn dagewesen. Er beschreibt sich als ängstliches und zurückhaltendes Kind. Der Patient berichtet von Ängsten in Bezug auf Dunkelheit, Alleinsein und Hunde. Keine erwähnenswerten Krankheiten in Kindheit und Jugend, keine Unfälle. Einschulung und Schulzeit verliefen unauffällig. Begonnen hätten seine Probleme mit der Arbeitslosigkeit. Bis dahin sei sein Leben geregelt gewesen, er habe eine gute Frau kennengelernt, geheiratet und eine Familie geplant. Dann sei er arbeitslos geworden.
- Weder sein Vater noch die Geschwister waren je durch das Netz der existenziellen Sicherheit gefallen, sodass die erschütterte Lebenssituation auch das familiäre Selbst- und Weltverständnis überstieg. Darauffolgende Versuche, an die Normalität des Lebens wieder anzuknüpfen, scheiterten an bedrohlichen Konflikten mit als »schikanös und mobbend« erlebten Arbeitgebern. Das Ausmaß der darüber erlebten seelischen Belastung wurde immer mehr angereichert durch Stimmungsschwankungen, Antriebslosigkeit und sozialen Rückzug.
- Auf die letzte Kündigung folgte zunehmender sozialer Rückzug und im Verlauf einer körperlichen Erkrankung (Lungenentzündung) mit einer diffus und unklar verlaufender Diagnose (es dauerte drei Monate, bis die Diagnose feststand) Angst, dass mit dem Körper etwas nicht stimmen könnte. Er habe sich für nichts mehr interessiert und zu nichts mehr Lust gehabt. Angst habe dabei immer eine Rolle gespielt und er habe mehr und mehr begonnen, seinen Körper zu beobachten und sei bezüglich der Gesundheit immer unsicherer geworden. Auch das Verhältnis zu seinen Mitmenschen wurde nachhaltig schlechter, da der Freundes- und Bekanntenkreis die Passivität und den Rückzug gar nicht zu bemerken schien, was er als herbe Enttäuschung erlebte und ihm die Vertrauenswürdigkeit sogenannter guter Freunde zweifelhaft erscheinen ließ. Die letzte Enttäuschung folgte, als er nach einer mit neuer Hoffnung belegten Qualifizierungsmaßnahme in Richtung Bürokaufmann trotz der Versicherungen des Ausbilders nicht vermittelt werden konnte.

Diagnostisches Interview bei psychischen Störungen (DIPS)

Es werden alle diagnostischen Kriterien für eine Panikstörung mit Agoraphobie erfüllt. Der Patient beschreibt anhaltende Angst, die Kontrolle zu verlieren, in Ohnmacht zu fallen oder verrückt zu werden. Als Angstsymptome nennt der Patient v. a. Herzrasen, Zittern, verzerrte Sicht, trockene Kehle und Desorientierung. Schwierig sind Situationen, in denen eine Flucht schwierig oder das Auftreten einer Panikattacke sehr peinlich sein könnte. Hypochondrische Symptome werden im Rahmen der Agoraphobie eingeordnet, da der Patient durch eine ärztliche Diagnose zunächst wieder beruhigt ist und erst beim weiteren Auftreten von agoraphobischen Symptomen erneut beginnt, sich Sorgen zu machen.

Weiterhin erfüllt der Patient die Kriterien für eine mittelgradige depressive Episode. Der Patient beschreibt Interessenverlust und Traurigkeit, Schuldgefühle, innere Unruhe, Schlaf- und Konzentrationsbeschwerden.

Psychometrische Tests

Gepflegt und freundlich auftretender Patient, der offen und differenziert seine Problematik schilderte. Affektiv voll schwingungsfähig, kognitive Grundfunktionen ungestört. Keine Hinweise auf Suizidalität oder psychotisches Geschehen. Aufgrund des hohen Leidensdrucks besteht eine eindeutige und fundierte Therapiemotivation.

Im Sinne eines Vulnerabilitäts-Stress-Modells ist davon auszugehen, dass der Patient Dispositionen einbringt, die ihn für eine Angststörung ebenso vulnerabilisieren wie für eine depressive Erkrankung. Er beschreibt sich als ängstliches Kind. In der Familie herrschte große Angst vor körperlichen Erkrankungen, der Patient wuchs überbehütet auf und erlernte wenig flexible Bewältigungsstile in belastenden Situationen. In seiner Beziehungsgestaltung tendiert Herr D. zu einem übermäßig sensiblen Stil. Auslösend für die Entstehung der depressiven Störung war sicherlich die Arbeitslosigkeit und die darauffolgenden Erfahrungen misslungener Versuche, Arbeit zu finden und die subjektiv als Mobbing erlebten Probleme am Arbeitsplatz. In der Selbstwahrnehmung des Patienten hat die kontinuierliche Abfolge dieser sukzessiv als Niederlage erlebten Erfahrungen zu einem Gefühl hilfloser Ohnmacht geführt. Diese führte daraus resultierend zu einer sozialen Isolation. Die Angststörung wurde durch die körperliche Erkrankung (Lungenentzündung) und die damit verbundenen Komplikationen und Unsicherheiten ausgelöst. Damit begann ein ständiges Selbst-Monitoring bezüglich körperlicher Veränderungen und vermeintlicher Symptome. Herr D. ist sich unsicher hinsichtlich seiner körperlichen Funktionstüchtigkeit und bewertet alle negativen Körperempfindungen als Hinweis auf eine drohende körperliche Katastrophe. Anzeichen sind körperliche Unruhe (Herzklopfen, Schwitzen oder Zittern) bzw. Anspannung in Situationen, in denen eine Flucht schwierig sein könnte oder Hilfe nur schwer zu erreichen ist (respondentes Verhalten 1). Diese sind als unangemessene Ängstlichkeit zu identifizieren. Zentral ist dabei der Gedanke, dass er die Kontrolle verlieren oder einen Herzinfarkt erleiden könne und dann sterbe. Im Sinne des von Margraf und Schneider (2013) beschriebenen Teufelskreismodells zur Entstehung und Aufrechterhaltung von Angststörungen kommt es hierdurch zu einer Zunahme der körperlichen Angstreaktion (respondentes Verhalten 2), was von dem Patienten wiederum als Bestätigung seiner Angstgefühle interpretiert wird. Die positive Rückkoppelung körperlicher Reaktionen und ihre Bewertung als gefährliche Zustände steigern sich so zu massiven Angstgefühlen. Aufrechterhalten wird die Störung durch das Vermeidungsverhalten des Patienten (operantes Verhalten). Verhaltensanalytisch sind demnach respondente und operante Konditionierungsmuster relevant.

(5) Diagnose zum Zeitpunkt der Antragsstellung

Die Diagnose wird mit Angabe der Diagnosesicherheit gemäß der klassifikatorischen (s. Abschn. 6.3) Diagnostik (ICD-10) festgestellt. Mögliche Differentialdiagnosen (z.B. medizinische Krankheitsfaktoren, unerwünschte Arzneimittelwirkungen, Substanzkonsum) sind obligatorisch zu klären.

Beispiel

Panikstörung mit Agoraphobie ICD-10: F40.01

(6) Behandlungsplan und Prognose

In diesem Abschnitt werden die konkreten, zwischen Therapeutin und Patientin konsentierten Therapieziele i. S. einer Gesamtstrategie beschrieben, die Therapie(zwischen)ziele für die einzelnen Behandlungsabschnitte sowie konkrete, verhaltensnahe Teil- und Prozessziele dargestellt.

Der individuelle krankheitsbezogene Behandlungsplan soll die im individuellen Fall geplanten konkreten Behandlungstechniken und -methoden beinhalten und auch evtl. vorausgegangener ambulanter und stationärer Behandlungen sowie die geplante Kooperation mit anderen Berufsgruppen berücksichtigen. Im Behandlungsplan werden dabei Behandlungsmodule, therapeutische Techniken und Interventionen unter Berücksichtigung der individualisierten Ausprägung der Störung und auf der Grundlage evidenzbasierter Therapieprogramme zusammengestellt.

Zudem sollen die im Therapieantrag angegebenen Entscheidungen für das gewählte Setting (Einzel- oder Gruppentherapie oder Kombinationsbehandlung), des beantragten Therapieumfanges (Sitzungszahl) sowie der Behandlungsfrequenz begründet werden. Im Falle einer Kombinationsbehandlung sollen Angaben zum abgestimmten Gesamtbehandlungsplan und bei Gruppentherapie zum Gruppenkonzept gemacht werden. Abschließend sind die Angaben zur geplanten Behandlungssequenz und Behandlungsdauer unbedingt relevant.

Für eine realistische prognostische Einschätzung sollen (auch unter Einbeziehung von Vorbehandlungen) die aktuelle berichtete bzw. aus dem Verhalten ersichtliche Therapie- und Veränderungsmotivation (z.B. Termineinhaltung) und die Umstellungsfähigkeit des Patienten sowie mögliche innere und äußere Veränderungsbarrieren berücksichtigt werden.

Beispiel

Das Hauptziel in der Therapie liegt darin, dass der Patient Situationen und Orte, die er bisher aus Angst vermeiden musste oder nur unter Anwendung bestimmter Vermeidungsstrategien (Ablenken, über die Zeit retten) aufsuchen konnte, in Zukunft wieder angstfrei bewältigen kann. Dabei ist es wichtig, dass der Patient seine Befürchtungen/Erwartungen genau benennt und seine Vermeidungsstrategien erkennen und zu durchschauen lernt. So kann er sehr schnell auch ohne therapeutische Unterstützung in die problematischen Situationen hineingehen. Weiterhin ist es von Bedeutung, dass der Patient das Prinzip der »Aufschaukelung« der Angst durch katastrophisierende Gedanken und körperliche Symptome erkennt und lernt, es zu beeinflussen.

Folgende konkrete Situationen sollen zukünftig nicht mehr vermieden werden bzw. möglichst angstfrei aufgesucht werden konnen: arbeiten gehen, öffentliche Verkehrsmittel benutzen, alleine Freizeitveranstaltungen besuchen, einkaufen gehen, Schlange stehen, geschlossene Räume, Menschenmengen. In diesen Situationen soll der Patient lernen, seine aversiven Gefühle zu tolerieren und seine Befürchtungen zu überprüfen.

Hinsichtlich der depressiven Symptomatik ist das Hauptziel der Therapie die Steigerung positiver Erfahrungen und Aktivitätsaufbau, besonders im sozialen Bereich. Herr D. soll wieder in der Lage sein, an angenehmen gesellschaftlichen Aktivitäten teilzunehmen. Nachdem diese Ressource aktiviert wurde, soll gemeinsam mit dem Patienten eine langfristige Perspektive für den weiteren Lebensweg erarbeitet werden. Hier ist es indiziert, dass die Ehefrau als Bezugsperson an therapeutischen Gesprächen teilnimmt. Es ist wichtig, dass der Patient eine Reduktion der negativ belastenden Erfahrungen erlebt. Eine Ausgewogenheit notwendiger, aber als unangenehm erlebter Tätigkeiten und angenehmer Tätigkeiten soll erreicht werden.

Die Defizite im Interaktions- und Kommunikationsverhalten und die erhöhte Angst, Streitgespräche zu führen, sollen reduziert werden. Die ungünstigen Attributionsmuster und idiosynkratischen Gedanken des Patienten sollen hinterfragt und korrigiert werden.

Herr D. hat durch die tiefenpsychologisch fundierte Vorbehandlung sehr viel über die Hintergründe seiner Problematik gelernt. Dies ist eine günstige Voraussetzung, um nunmehr eine spezifische und durch empirische Untersuchungen als erfolgversprechend einzuschätzende verhaltenstherapeutische Behandlung folgen zu lassen. Obwohl die genannte Therapie erst im Jahr 2011 beendet wurde, scheint eine symptomzentrierte Therapie so bald wie möglich angezeigt. Aufgrund des hohen Leidensdrucks erscheint der Patient veränderungsmotiviert und offen für eine Behandlung.

Nach einem ausführlichen Auswertungsgespräch wird ein Schwerpunkt der Therapie auf einer Exposition in vivo liegen. Das Prinzip dieses Vorgehens ist, dass sich der Patient mit den angstauslösenden Stimuli (u. a. U-Bahn fahren, Aufsuchen von weiter entfernten Orten) konfrontiert. Dies ermöglicht dem Patienten die Erfahrung, dass aufgrund von neuen Lernerfahrungen i. S. des Inhibitionslernens die Angstsymptome von alleine nachlassen und dass er die Situationen auch ohne den Einsatz von Vermeidungsstrategien (extreme Ablenkung oder Nichtaufsuchen der Lokalitäten) bewältigen kann. Er kann so seine Erwartungen korrigieren und hinsichtlich der befürchteten Konsequenzen überprüfen. Die Vorteile dieses Vorgehens sind u. a. schnellere, vom Patienten subjektiv positiv gewertete, langfristige und stabile Erfolge sowie eine durch Reattribuierung verstärkte Selbsteffizienz.

Hinsichtlich der depressiven Symptomatik wird gemeinsam mit dem Patienten durch Informationsvermittlung über die Natur des depressiven Denkens, insbesondere der kognitiven Triade (negative Sicht der eigenen Person, der Umwelt und der Zukunft), ein Modell entwickelt, das auch die die lebens- und lerngeschichtlichen Erfahrungen des Patienten mit einbezieht. Dann soll der Zusammenhang zwischen Aktivität, Stimmung, Verstärkern und depressivem Denken erarbeitet werden (Teufelskreis der Depression). Damit wird Herr D. auf die nachfolgenden Übungen vorbereitet. Danach werden auf der konkreten Handlungsebene Aktivitäten gesucht, die positive Erfahrungen und Verstärkung ermöglichen. Zunächst werden Verstärkerlisten erstellt, dann Tages- und Wochenpläne, in denen der Patient seine Aktivitäten protokolliert. Schritt für Schritt soll so die allgemeine Aktivitätsrate des Patienten erhöht werden.

Außerdem soll ein Kommunikationstraining stattfinden, in dem der Patient lernt, über seine Gefühle in angemessener Weise zu sprechen, Kritik zu üben und Kritik zu verarbeiten. Durch gezielte Interventionen in Gesprächen wie auch in Rollenspielen und Beobachtungsaufgaben werden die Attributionsmuster und Einstellungen des Patienten verändert. Weiterhin soll Herr D. in Rollenspielen und mithilfe der Situationsanalyse und des disziplinierten persönlichen Engagements (»disciplined personal engagement«, nach McCullough, 2000) lernen, ein Streitgespräch angemessen zu führen. Diese neuen Handlungs- und Verhaltensmöglichkeiten sollen dann vom Patienten im Alltag ausprobiert werden. Bei der Behandlung des depressiven Denkens werden kognitive Methoden (Identifizierung und Überprüfung fehlangepasster Schemata) angewendet. Außerdem ist die Arbeit an dysfunktionalen Einstellungen und Grundüberzeugungen vorgesehen. Dazu sollen mit der Bottom-up-Technik vom konkreten Verhalten in Alltagsbeispielen ausgehend die dahinter liegenden problematischen Annahmen erfragt, disputiert und verändert werden.

(7) Zusätzlich erforderliche Angaben bei einem Umwandlungsantrag
Im Falle eines Umwandlungsantrages werden im Bericht zusätzlich Angaben über den bisherigen Behandlungsverlauf, die erreichte Veränderung der Symptomatik und die Ergebnisse in Bezug auf die Erreichung bzw. Nichterreichung der Therapieziele gefordert. Dazu gehört eine gesonderte therapeutische Begründung der Notwendigkeit der Umwandlung der Kurzzeittherapie in eine Langzeittherapie sowie die Heranziehung weitere Ergebnisse psychodiagnostischer Testverfahren.

2.3 Arbeitsmaterialien

AB 1 *Merkblatt Antragsmodalitäten*
Das Merkblatt fasst die wichtigsten Eckdaten der Antragstellung für den Therapeuten übersichtlich zusammen.
AB 2 *Bericht an den Gutachter zum Erst- oder Umwandlungsauftrag: meine Notizen*
Auf diesem Merkblatt können sich Therapeuten zu den zentralen Punkten der Antragsstellung Notizen machen.
INFO 3 *Beispiel für einen Bericht an den Gutachter: Antrag auf Kurzzeittherapie*
Dieses Informationsblatt bietet einen vollständigen Gutachterbericht (KZT) zur Orientierung.
AB 3 *Checkliste Kassenantrag*
Mithilfe dieser Liste kann der Therapeut noch einmal prüfen, ob er alle Punkte für den Antrag berücksichtigt hat.
INFO 4 *Änderungen der Psychotherapie-Richtlinien (Psych-RL)*
Auf diesem Infoblatt werden die Neuerungen der Psychotherapie-Richtlinien von April 2017 zusammengefasst.

Je nach Bedingungen können folgende Anträge gestellt werden:

Akuttherapie	10 BE	
Kurzzeittherapie 1	12 BE	EBM[2] 35421
Kurzzeittherapie 2	12 BE	EBM 35422
Langzeittherapie	60 BE	EBM 35425
Umwandlungsantrag von KZT in LZT	20 BE	
Fortführungsantrag nach 60 BE	20 BE	

Der Antrag auf Bewilligung der Kostenübernahme für eine psychotherapeutische Behandlung umfasst folgende Einzelteile:

❑	Der Antrag des Versicherten	Dieser Antrag wird nur der Krankenkasse zugestellt.
❑	Die Angaben des Therapeuten zum Antrag des Versicherten	Das Original wird an die Krankenkasse gesendet, der erste Durchschlag an den Gutachter.
❑	Der Konsiliarbericht	Der Durchschlag mit Adressfeld wird an die Krankenkasse gesendet, der Durchschlag mit Angaben zur Erkrankung anonymisiert an den Gutachter.
❑	Berichte über Vorbehandlungen, soweit vorhanden	Diese Daten sind unbedingt zu anonymisieren.
❑	Der Bericht an den Gutachter	

2 Einheitlicher Bewertungsmaßstab der Kassenärztlichen Bundesvereinigung (seit 2017).

AB 2 Bericht an den Gutachter zum Erst- oder Umwandlungsauftrag: meine Notizen

T

Der Bericht an den Gutachter besteht aus folgenden Unterpunkten:

(0) Angaben zur Person

....

(1) Soziodemografische Daten

....

(2) Symptomatik und psychischer Befund

....

(3) Somatischer Befund (Konsiliarbericht)

....

(4) Behandlungsrelevante Angaben zur Lebensgeschichte (Krankheitsanamnese), verhaltensanalytisches Bedingungsmodell (Verhaltensanalyse: mikro- und makroanalytisches Modell)

....

(5) Diagnose

....

(6) Behandlungsplan und Prognose

....

(7) Zusätzlich erforderliche Daten bei einem Umwandlungsauftrag

....

Beispiel für einen Bericht an den Gutachter: Antrag auf Langzeittherapie

Für eine beantragte Langzeittherapie kann ein Antrag folgendermaßen aussehen:

(0) Angaben zur Person und (1) soziodemografische Daten

Die 52-jährige Patientin Frau M. lebt allein in einer geräumigen Wohnung zur Miete. Sie habe zwei Kinder (20, 24 Jahre). Sie habe eine Ausbildung als Industriekauffrau und im Anschluss eine Weiterbildung zur FiBu-Fachkraft absolviert und arbeite in Vollzeit bei einer Spedition im Bürobereich. Dort sei sie für die Buchhaltung verantwortlich. Eine Partnerschaft bestehe z.Zt. nicht.

(2) Symptomatik und psychischer Befund

In den diagnostischen Gesprächen berichtet Frau M. über wiederkehrende depressive Episoden in Form von Niedergestimmtheit, Interessen- und Freudlosigkeit, Antriebslosigkeit, innere Unruhe, häufigem Grübeln, Verminderung des Selbstwerts und Selbstvertrauens sowie Schlafstörungen und Appetitlosigkeit. Nach der Trennung von ihrem Partner vor einigen Jahren habe die depressive Symptomatik langsam zugenommen. Seit ihrem frühen Erwachsenenalter kenne sie sowas. Sie spüre oft eine tiefe Traurigkeit, die sich wie eine innere Blockade aufbaue. In solchen Phasen ziehe sie sich immer mehr zurück, sie finde keinen Antrieb – weder bei der Arbeit noch im Privaten –, manchmal hätte sie auch suizidale Gedzanken, jedoch ohne konkrete Handlungsabsichten.

In der Vergangenheit habe die Patientin immer wieder sporadische Beziehungen zu Männern gehabt, dabei sei es geblieben. Sie leide erheblich unter ihrer Einsamkeit, aber in den Beziehungen habe es auch nie funktioniert. Sie höre immer, dass sie nicht auf die Bedürfnisse des Partners eingehe und das passe auch zu ihr. Sie könne machen, was sie wolle, es führe nie zu dem, was sie sich wünsche. Vorbehandlungen werden verneint.

Die Patientin erscheint pünktlich und gepflegt gekleidet zu den psychotherapeutischen Sitzungen. Sie ist im Kontakt freundlich und zugewandt, bewusstseinsklar und zu allen Qualitäten orientiert. Die Stimmung ist gedrückt, die affektive Schwingungsfähigkeit ist gemindert. Keine psychotischen Symptome, keine Ich-Störungen, keine (hypo-)manischen Symptome in der Vorgeschichte. Keine akute Suizidalität, die Patientin ist deutlich distanziert und absprachefähig. Keine Hinweise auf Süchte.

(3) Somatischer Befund (Konsiliarbericht)

Siehe Konsiliarbericht des behandelnden Psychiaters.

Auswertung der Diagnostik. Im *Becks Depressionsinventar* (BDI) erzielte Frau M. einen Gesamtsummenscore von 40 Punkten. Dies weist auf eine schwere depressive Episode hin. Im SCL-90-R zeigen sich erhöhte Werte in den Bereichen Somatisierung (T=72), Depressivität (T=90), und Ängstlichkeit (T=78).

(4) Behandlungsrelevante Angaben zur Lebensgeschichte, verhaltensanalytisches Bedingungsmodell

! Dieser Punkt bezieht sich in erster Linie auf die Krankheitsanamnese. Es gibt keinen Grund, hier die Lebensgeschichte der Patientin darzustellen. Dies würde den Rahmen des Berichtes sprengen.

Aufgewachsen bei den Eltern als Einzelkind. Beide Eltern seien Ärzte gewesen. In der Familie habe es zwischen den Eltern viele Unstimmigkeiten gegeben. Die Mutter wird als schwer depressiv und immer wieder suizidal beschrieben, die Patientin habe sich nicht auf sie verlassen können. Der Vater sei als Workaholic kaum anwesend gewesen. Als Einzelkind habe sie schon als Kind unter dem Alleinsein und der Einsamkeit gelitten und immer versucht, Freunde zu gewinnen und zu binden. Abitur mit 18, danach Ausbildung zur Industriekauffrau und Weiterbildungen. Bei der Arbeit sei sie zufrieden und leistungsstark gewesen. Das habe sich in den letzten Monaten geändert, was sie sehr erschrecke. Die Patientin habe einige Beziehungserfahrungen, ihre längste Beziehung habe sie mit dem Vater ihrer Kinder über 4 Jahre gehabt. Er habe sich getrennt, weil sie ihm nicht genug Freiheit gegeben habe. Seitdem habe es nur kurze Partnerschaften gegeben und seitdem sei sie auch immer wieder depressiv. Sie habe den Eindruck, dass sie nie wieder eine glückliche Paarbeziehung haben wird. Die Einsamkeit halte sie aber nicht aus. Es sei immer wieder zu Suizidgedanken gekommen, in Zuständen der Einsamkeit besonders. Sie kenne das über Jahre, würde das aber auf keinen Fall in die Tat umsetzen. Behandlungsversuche habe sie bisher keine unternommen, da sie immer dachte, es alleine schaffen zu können.

Mikroanalyse

Situation:	Patientin kommt von der Arbeit, ist alleine zu Hause
Organismus:	Geringe Toleranz gegen aversive Gefühle, Vermeidung von Gefühlen wie Einsamkeit mit der Neigung zu selbstabwertenden Gedanken
Reaktion: Physiologisch Emotional Kognitiv Motorisch	 Weinen, innere Unruhe, Engegefühl in der Brust Traurigkeit, Wut und Angst »Ich werde einsam versterben«; »Andere Menschen mögen mich nicht«; »Ich bin nicht in Ordnung so wie ich bin« Rückzug ins Bett, Schlafen, Frustessen
$C_{kurzfristig}$ $C_{langfristig}$	C̸–: innere Unruhe/Anspannung sinkt C–: Aufrechterhaltung und Verstärkung der depressiven Stimmung sowie negativer Kognitionen und Insuffizienzerleben; Verstärkung des Teufelskreises aus sozialer Isolation, Stimmung und Antriebslosigkeit; Gewichtszunahme (Hinweis: Die Mikroanalyse muss immer eine konkrete Situation, in der das Problemverhalten auftritt, beschreiben.)

Störungsmodell. Im Sinne eines Vulnerabilitäts-Stress-Modells wurde das Grundbedürfnis nach Bindung und Sicherheit durch die Eltern nicht erfüllt. Die Patientin wuchs in teils invalidierenden, von wiederholten Vertrauensmissbräuchen und emotional belastenden Beziehungen gekennzeichnetem Umfeld auf, das ein Gefühl von Einsamkeit und Verlassen-Sein entstehen ließ. Als negatives Modell kann die Mutter gelten, wobei hier auch eine biologische Mitbeeinflussung der depressiven Erkrankung in Betracht gezogen werden kann. Die Patientin hat nicht gelernt, Selbstverantwortung zu übernehmen und sich abzugrenzen, weswegen sie nicht in der Lage ist, stabile Partnerschaften zu gestalten, obwohl sie diese immer wieder sucht. Sie hat ein sehr starkes Kontrollbedürfnis, aus der Angst vor Einsamkeit. Dieses Gefühl vermeidet die Patientin besonders stark. Das interpersonelle Verhalten kann im Sinne des Kiesler-Kreises als submissiv-freundlich bezeichnet werden. Sie leidet zunehmend unter ihrer Einsamkeit, hat es z.B. nicht geschafft, die eigene Familie zusammenzuhalten, sodass es zu einer schleichend-progredienten depressiven Entwicklung mit immer häufigeren Dekompensationen gekommen ist.

(5) Diagnose (zum Zeitpunkt der Antragstellung)

Rezidivierende depressive Störung, gegenwärtig schwere Episode ohne psychotische Symptome (F33.2)

(6) Behandlungsplan und Prognose

! Im Behandlungsplan wird die individuelle Therapie der Patientin beschrieben. Es geht nicht darum zu beschreiben, wie man Depressionen oder Ängste generell mit Hilfe der VT behandelt, sondern um die Darstellung des konkreten Falles!

Zunächst erfolgt nach dem Auswertungsgespräch, in dem die Patientin die Diagnose erfährt, eine Psychoedukation mit Erklärung der Mechanismen zur Entstehung und Aufrechterhaltung. Erarbeitung des Teufelskreismodells, in Anlehnung des in der Klinik schon Erlernten. Dabei sollen die einzelnen Beschwerden anhand eines Symptomtagebuchs genau besprochen werden. Auch Verhaltensexperimente sollen helfen, das Erklärungsmodell zu erarbeiten. Mit Frau M. sollen aufrechterhaltende Faktoren eingeordnet und dysfunktionale Kognitionen und Verhaltensweisen abgeleitet werden.

Da es sich um eine chronische Depression handelt, wird hauptsächlich mit dem CBASP-Manual (McCullough, 2000, 2006), das bei der Behandlung dieser Störung besonders erfolgreich ist, gearbeitet. Hauptsächlich werden mit der Patientin Situationsanalysen durchgeführt, anhand derer sie lernt, dass ihr Verhalten durchaus Konsequenzen hat und sie in der Lage ist, Dinge in ihrem Sinne zu verändern (Reduzierung von Hilflosigkeit). Diese Situationsanalysen erlernt die Patientin zunächst in der Behandlungsstunde, um sie anschließend alleine in der Woche als Hausaufgaben zu machen. Mit den Interpersonellen Diskriminationsübungen soll Frau M. lernen, neues – nicht depressives – interpersonelles Verhalten zu etablieren. Auch dies wird mit Hilfe von Hausaufgaben weiter geübt. Im Bereich Soziale Kompetenzen – besonders mit Kritik umgehen, Kontakte knüpfen und Bedürfnisse durchsetzen – sollen die Fähigkeiten der Patientin erhöht werden. Frau M. soll weiterhin lernen, unangenehme Themen anzusprechen, besonders im beruflichen Bereich.

Im Bereich des Stressmanagements ist es wichtig, dass sich die globale Problemsicht der Patientin verändert. Auch hierzu ist die Situationsanalyse nach McCullough ein probates Mittel, denn so ist es möglich, dass Frau M. lernt, eine konkrete Sicht auf die als belastend erlebten Situationen und Probleme zu bekommen, auch in Hinsicht auf die von der Patientin z.Zt. subjektiv erlebte geringe Belastbarkeit, damit es nicht zu mehr krankheitsbedingten Ausfällen kommt und Frau M. in ihrem Sinne im Alltag funktionstüchtig ist. Die vermiedenen Gefühle von Einsamkeit werden mit Hilfe von Expositionen in sensu verändert. Ein Ernährungsmanagement soll zur Gewichtsstabilisierung und einer ausgewogenen Ernährung beitragen, so dass im Folgenden konkrete Lösungen für die Stresssituationen in Form von neuen Bewältigungsstrategien erarbeitet werden können. Da bisher noch keine Behandlung erfolgte, ist die Prognose für die geplante Therapie, in der ausschließlich evidenzbasierte, empirisch gut überprüfte Methoden zum Einsatz kommen, vor dem Hintergrund der hohen Motivation der Patientin als gut zu betrachten. Es werden 35 BE einer LZT beantragt.

! Das Stundenkontingent einer Langzeittherapie (LZT) beträgt 60 Stunden, im Fall der Fortführung liegt die Obergrenze bei 80 Stunden. Es ist jedoch auch möglich und kann ökonomisch sowie perspektivisch sinnvoll sein (wie in diesem Fall), nicht das gesamte Kontingent zu beantragen.

(1) Angaben zur spontan berichteten Symptomatik

- ☐ Zuweisungsmodus
- ☐ Aktueller Anlass der Kontaktaufnahme
- ☐ Symptome (Achse I)
- ☐ Frei berichtete Beschwerden
- ☐ Lebensbereiche
  - Beziehung
  - Sexualität
  - Freizeit
  - Arbeit
- ☐ Konkrete Situationen
- ☐ Vermeidung von
  - Gedanken
  - Emotionen
  - körperlichen Sensationen
  - Situationen
- ☐ Einschränkung des psychosozialen Funktionsniveaus

(2) Anamnestische Angaben

a. *Krankheitsanamnese*

- ☐ Kinderkrankheiten
- ☐ Entwicklungsauffälligkeiten
- ☐ Ängste in der Kindheit
- ☐ Kindliche Persönlichkeit
- ☐ Leistungs- oder Teilleistungsstörungen

b. *Erkrankungen im Erwachsenenalter:*

- ☐ Unfälle
- ☐ Aktuelle körperliche Erkrankungen und lfd. Behandlung
- ☐ Psychische Beschwerden
  - Auslösesituation
  - Zeitpunkt
  - Erstauftreten
  - bisheriger Verlauf (kontinuierlich / Verschlechterung / episodisch / Chronifizierung)

c. *Gesundheitsverhalten*

- ☐ Psychotherapeutische und ärztliche Vorbehandlungen (ambulant und stationär)
- ☐ Drogenerfahrung
- ☐ Nikotinkonsum
- ☐ Alkoholkonsum
- ☐ Aktuelle Medikation
- ☐ Psychopharmaka:

....

....

- ☐ Ernährung

d. Familienanamnese

- ☐ Genetische Disposition für psychische Störungen?
  - Mutter
  - Vater
- ☐ Beziehung der Eltern/Trennungen/Patchwork
- ☐ Falls gegeben: Beziehung zur neuen Mutter/Vater/Geschwistern
- ☐ Geschwister
- ☐ Beziehung zu Geschwistern
- ☐ Krippen-/KiTa-Besuch
- ☐ Andere wichtige Bezugspersonen
- ☐ Erziehungsstil der Eltern
  - Verstärker
  - Bestrafung
- ☐ Trennungs- und Verlusterfahrungen

e. Sexuelle Entwicklung

- ☐ Ejakulation/Menarche
- ☐ Aufklärung
- ☐ Beziehungen sexueller und/oder romantischer Art

f. Wichtige Partnerschaften

- ☐ aktuelle Partnerschaft
- ☐ Qualität der aktuellen Partnerschaft
- ☐ Kinder
- ☐ Beziehung zu Kindern?
- ☐ Umgang des Umfelds mit den aktuellen Beschwerden des Patienten
  - Partner
  - Kinder
  - Freunde
  - Kollegen

g. Sozioökonomischer Status

- ☐ Wohnverhältnisse und finanzieller Status
- ☐ Schulausbildung
- ☐ Berufsausbildung
- ☐ berufliche Tätigkeit
- ☐ Stressoren am Arbeitsplatz
- ☐ krankheitsbezogene Angaben
- ☐ subjektives Krankheitsmodell des Patienten
- ☐ Interessen, Hobbys
- ☐ Ressourcen

(3) Psychischer Befund zum Zeitpunkt der Antragsstellung

- ☐ äußere Erscheinung
- ☐ interpersonelles Verhalten
- ☐ intellektuelle Leistungsfähigkeit
- ☐ Differenziertheit der Persönlichkeit
- ☐ Affektivität
- ☐ Antrieb/Psychomotorik

- ❏ formales und inhaltliches Denken
- ❏ Aufmerksamkeit
- ❏ Gedächtnis
- ❏ Konzentration
- ❏ Ich-Störung
- ❏ Sinnestäuschungen

Suizidalität:

- ❏ weitere Symptombereiche:
  - Ängste
  - Zwänge
  - sozialer Rückzug
  - Aggressivität
  - vegetative und somatoforme Symptome
  - Körperschemastörungen

Testdiagnostik:

- ❏ CIDI, SKID I SKID II DIPS
- ❏ psychometrische Tests
- ❏ Entwicklungs- und Intelligenztests

(4) Somatischer Befund bzw. Konsiliarbericht

Siehe Konsiliarbericht

(5) Verhaltensanalyse

Makroanalyse

- ☐ Entstehung und Aufrechterhaltung der Störung aus der Biographie und Lerngeschichte
- ☐ intra- und interpersonelle Funktionalität der Störung
- ☐ Konsequenzen der Störung für den Patienten und sein Umfeld
- ☐ Annährungs- und Vermeidungspläne des Patienten
- ☐ Bewältigungsversuche, Vorbehandlungen

Mikroanalyse

Darstellung einer für die Störung exemplarischen Verhaltenskette sowie der Verhaltensaktiva und Defizite des Patienten

- ☐ SORKC
- ☐ Verhaltensaktiva
- ☐ Verhaltensdefizite
- ☐ Verhaltensexzesse

(6) Diagnosen zum Zeitpunkt der Antragsstellung

F-Diagnose(n)

- ☐ Berücksichtigung von Vorbefunden
- ☐ differentialdiagnostische Erwägungen

(7) Therapieziele und Prognose

- ☐ Übersicht über das Behandlungskonzept
- ☐ »Groborientierung«
- ☐ Behandlungsziele für jede der genannten Störungen

- ☐ Reihenfolge und Priorität der genannten Ziele
- ☐ Begründung Indikation; KZT oder LZT
- ☐ Hinweis aus und auf Vorbehandlungen
  - Über welche, für die Therapie nützlichen, Erfahrungen verfügt der Patient aufgrund von Vorbehandlungen?
  - Was soll in der aktuellen Therapie anders gemacht werden?

(8) Behandlungsplan

- ☐ Mit welchen Methoden soll welches Ziel erreicht werden?

....

....

....

- ☐ Individualisierte Beschreibung des Vorgehens und des Einsatzes der verschiedenen Techniken

....

....

....

In der Psychotherapie-Richtlinie (Psych-RL) des GBA sind die Rahmenbedingungen für die abrechnungsfähigen Leistungen niedergelassener Psychotherapeuten und Kinder-Jugendlichen-Psychotherapeuten in der gesetzlichen Krankenversicherung festgelegt. Im Rahmen des Versorgungsverstärkungsgesetzes der Bundesregierung wurden die Psych-RL grundlegend überarbeitet. In der aktuellen Fassung (zuletzt geändert am 18. Oktober 2018 und in Kraft getreten am 21. Dezember 2018) wurden einige wichtige neue Möglichkeiten und Pflichten für die ambulante Psychotherapie eingeführt. Psychotherapeuten sind seitdem bspw. verpflichtet, eine offene oder geschlossene Sprechstunde sowie eine wöchentliche Mindestzeit für direkte telefonische Erreichbarkeit anzubieten, um hilfesuchenden Patienten eine zeitnahe persönliche Kontaktaufnahme zu ermöglichen. Zudem wurde mit Einführung einer antragsbefreiten Akutbehandlung die Möglichkeit geschaffen, Patienten in akuten psychischen Krisen unmittelbar und ohne antragsbedingte Wartezeit behandeln zu können. Dabei wurden auch das Antrags- und Bewilligungsverfahren geändert. Die Behandlungsoptionen umfassen nunmehr differenziertere Varianten:

- Akutbehandlung (max. 12 BE),
- Kurzzeittherapie 1 (4 Probatoriksitzungen + 12 BE),
- Kurzzeittherapie 2 (12 BE) oder
- Langzeittherapie (mit Fortsetzungsmöglichkeiten).

Die Antragspflicht besteht nunmehr bei KZT und LZT, nicht aber bei Akutbehandlung. Diese ist gegenüber dem Kostenträger nur anzeigepflichtig. Die Gutachterpflicht für KZT wurde komplett abgeschafft und besteht nur noch für LZT bzw. bei Umwandlungsanträgen.

Des Weiteren wurden die Regularien zur Verordnung von Leistungen zugunsten der gesetzlichen Krankenversicherungen durch Psychotherapeuten grundsätzlich geändert. Seit 2017 dürfen Psychologische Psychotherapeuten sowie Kinder- und Jugendlichenpsychotherapeuten bei bestimmten Indikationen erstmals Verordnungen für Sozio- und Ergotherapie sowie für Krankenhausbehandlungen und Krankenbeförderungen ausstellen. Dadurch entsteht mehr Behandlungsspielraum für psychotherapeutischen Handeln, über die genuinen Leistungen hinaus.

Schon seit 2011 dürfen Patienten mit Alkohol-, Drogen- oder Medikamentenabhängigkeit auch dann behandelt werden, wenn zu Therapiebeginn noch keine Abstinenz vorliegt. Es stehen bis zu 10 BE zur Verfügung, um eine Suchtmittelfreiheit zu erreichen, die anschließend über den Therapieverlauf sicherzustellen und zu überprüfen ist. Unter dieser Voraussetzung und unter Gewährleistung einer ärztlichen Vor- bzw. Begleitbehandlung wurden Substanzkonsumstörungen in den Indikationskatalog für ambulante Psychotherapie aufgenommen.

Unter den gleichen Voraussetzungen dürfen auch Patienten mit Psychosen, wahnhaften Störungen, Schizophrenien, affektiven psychotischen Erkrankungen oder schizoaffektiven Erkrankungen seit 2014 in ambulanter Psychotherapie behandelt werden.

Telefonische Erreichbarkeit

Viele Patienten haben sich in der Vergangenheit zu Recht darüber beschwert, über Wochen keinen persönlichen Kontakt zu niedergelassenen Psychotherapeuten zu bekommen, sondern nur den Anrufbeantworter zu erreichen. Zusätzlich zur persönlichen Sprechstunde müssen ambulant arbeitende Psychologische Psychotherapeuten deshalb inzwischen mindestens 200 Minuten wöchentlich erreichbar sein. Die Zeit reduziert sich bei halbem Versorgungsauftrag entsprechend um 50 Prozent. Die telefonischen Sprechzeiten müssen in Einheiten von mindestens 25 Minuten angeboten werden und können über die Wochentage beliebig verteilt werden. Die Praxissprechzeiten sollten für die Patienten auf dem Anrufbeantworter bzw. auf der Website der Praxis schnell in Erfahrung zu bringen sein. Die telefonische Erreichbarkeit kann auch an Praxispersonal delegiert oder über

Rufumleitung organisiert werden, sofern ein persönlicher Ansprechpartner für die vorgeschriebenen Zeiteinheiten gewährleistet ist. Die genauen Zeiten der telefonischen Erreichbarkeit sind der zuständigen kassenärztlichen Vereinigung zu melden, von denen dann die Krankenkassen informiert werden.

Die psychotherapeutische Sprechstunde

Wegen der teilweise unzumutbar langen Wartezeiten auf ein Erstgespräch beim niedergelassenen Psychotherapeuten wurde der Anspruch der Patientinnen und Patienten auf eine psychotherapeutische Sprechstunde eingeführt, die einen zeitnahen und niedrigschwelligen Zugang zur ambulanten psychotherapeutischen Versorgung gewährleisten soll. Dies gilt ebenso für Ärzte mit der Zusatzbezeichnung Psychotherapie, Ausbildungsambulanzen, Hochschulambulanzen und in bestimmten Fällen auch für ermächtigte Ärzte. Die Psychotherapiesprechstunde von mindestens 50 Minuten Dauer (bzw. zwei Termine à 25 Minuten) muss obligatorisch vor jeder Aufnahme einer psychotherapeutischen Behandlung im persönlichen Kontakt durchgeführt werden. Erst wenn ein Patient eine Sprechstunde aufgesucht hat, kann mit weiteren probatorischen Sitzungen oder einer Akutbehandlung begonnen werden.

Die Psychotherapiesprechstunde dient der Klärung der allgemeinen Indikation für ambulante Psychotherapie. Dazu gehört neben der Verdachtsdiagnose auf eine krankheitswertige Störung i.S. der Psych-RL auch die Frage der Behandelbarkeit in diesem Setting bzw. durch die Therapeuten der eigenen Praxis. Bei Verdacht auf eine krankheitswertige psychische Störung ist eine orientierende diagnostische Abklärung (ODA) und, sofern erforderlich, eine differenzialdiagnostische Abklärung (DDA) durchzuführen, für die in der Regel standardisierte diagnostische Instrumente einzusetzen und deren Ergebnisse mit den Patienten zu besprechen sind. Im Rahmen der psychotherapeutischen Sprechstunde soll zudem geklärt werden, inwieweit eine weitere differenzialdiagnostische Abklärung bspw. durch psychiatrische, neurologische oder neuropsychologische Methoden erforderlich ist, ob andere Behandlungsformen oder -settings (z.B. stationäre Behandlung, psychosomatische Rehabilitation, psychosoziale Beratung, Selbsthilfeangebote, Suchtversorgung) zu präferieren sind oder ob weitere bzw. zusätzliche fachspezifische Hilfen im System der gesetzlichen Krankenversicherung notwendig werden. Im Rahmen der Sprechstunde sollte bei positiver Indikationsstellung darüber entschieden werden, ob der Patient einer zeitnahen Akutbehandlung bedarf, ggfs. welche Position auf der Warteliste ihm zugewiesen wird und welche Begleitbehandlungen (z.B. Psychopharmakotherapie) durch einen kooperierenden Haus- oder Facharzt eingeleitet werden sollten. Insofern verbessert die Sprechstunde auch die interdisziplinäre Zusammenarbeit der Psychotherapeuten mit anderen Berufsgruppen.

Die Sprechstunde kann zudem dazu genutzt werden, die Patientinnen und Patienten über die Behandlungsmöglichkeiten und Rahmenbedingungen einer psychotherapeutischen Behandlung zu informieren. Zu diesem Zweck erhalten sie ein allgemeines Informationsblatt zur Richtlinientherapie (»Ambulante Psychotherapie für gesetzlich Krankenversicherte«: PTV 10). Dabei soll auch die individuelle Verdachtsdiagnose mitgeteilt sowie eine Beratung, Information und Klärung des konkreten individuellen Behandlungsbedarfs und subjektiven Therapieanliegens vorgenommen und eine vorläufige Behandlungsempfehlung gegeben werden. Letztere schließt auch die Aufklärung über alternative und adjuvante Behandlungsangebote (anderes Verfahren, Psychopharmakotherapie etc.) ein. Die Patientinnen und Patienten der Sprechstunde erhalten dafür eine »Individuelle Patienteninformation zur Psychotherapiesprechstunde« (PTV 11) mit patientengerechten Informationen zum Befundbericht und dem Ergebnis der Sprechstunde, die er unterzeichnen soll. Je ein Exemplar dieser Formulare verbleiben beim Patienten bzw. Psychotherapeuten. Im Übrigen entspricht die inhaltliche Gestaltung der Sprechstunde weitgehend dem des frühen Erstgespräches.

Formulare für die Sprechstunde

- PTV 10: Dieses Formular informiert allgemein über das psychotherapeutische Versorgungsangebot. Die verschiedenen Psychotherapieverfahren und Behandlungsmöglichkeiten werden in einem Infoblatt den Patienten vorgestellt. Dieses Formular wird den Patienten in der Sprechstunde ausgehändigt.
- PTV 11: Dieses Formular dient dem Behandler zum Eintrag, ob eine behandlungsbedürftige psychische Störung vorliegt und ob weitere bzw. welche Maßnahmen erforderlich sind. Dieses Formular händigt der Behandler am Stundenende dem Patienten aus.

Alle Formulare sind im Original unter www.kbv.de herunterzuladen.

Psychotherapeuten sind verpflichtet, wöchentlich i.d.R. mindestens 100 Minuten Sprechstundenzeit (bei halbem Versorgungsauftrag: 50 min) zur Verfügung zu stellen. Die Organisierung der Sprechstunde liegt im freien Ermessen der Therapeutin und kann als offene Sprechzeit oder als Sprechstunde mit Terminvergabe zu beliebigen Wochentagen und Tageszeiten angeboten werden. Die Sprechzeitenregelung muss der zuständigen KV ebenso wie die telefonische Erreichbarkeit der Praxis mitgeteilt werden. Eine Sprechstunde kann als Einzelbehandlung bei Erwachsenen in Einheiten von mindestens 25 Minuten angeboten und höchstens sechsmal je Krankheitsfall bei Erwachsenen (insgesamt bis 150 Minuten) abgerechnet werden. Das Kriterium »Krankheitsfall« umfasst das aktuelle und die drei darauffolgenden Quartale. Die Sprechstunden werden nicht auf die Therapiekontingente angerechnet, sondern fallen unter die nichtgenehmigungspflichtigen Leistungen. Bei Kindern und Jugendlichen sowie bei Menschen mit einer geistigen Behinderung sind in Einzelbehandlung höchstens zehn Einheiten von mindestens 25 Minuten (insgesamt bis zu 250 Minuten) vorgesehen. Im Bedarfsfall können maximal sechs Sprechstundentermine auch für psychotherapeutische Kurzinterventionen und supportive Maßnahmen genutzt werden, um die Wartezeit zu überbrücken oder die eigentliche Therapie vorzubereiten (z.B. durch Selbstmonitoring oder Selbstmanagementverfahren).

> **!** Die Terminservicestellen der KV vermitteln Termine, die die Therapeuten zur Vermittlung durch die Servicestellen ihrer KV melden.
> Ausnahmen: Patienten, die aufgrund einer psychischen Erkrankung in einer stationären oder rehabilitativen Behandlung waren. Sie dürfen auch weiterhin direkt mit probatorischen Sitzungen oder einer Akutbehandlung beginnen. Dies gilt auch für den Fall, dass während einer laufenden Therapie ein Therapeutenwechsel erfolgt.

Probatorische Sitzungen

Probatorische Sitzungen dienen nach den Psych-RL

- der weiteren diagnostischen Abklärung des Krankheitsbildes unter Einbeziehung klinischer Diagnosesysteme (strukturierte klinische Interviews, Diagnosealgorithmen, Checklisten), psychologischer Testverfahren, dimensionaler klinischer Symptomfragebögen;
- der differenzialdiagnostischen Abgrenzung, ggfs. unter Berücksichtigung von Vorbefunden;
- der genaueren Indikationsstellung und Feststellung der Eignung des Patienten für ein bestimmtes Psychotherapieverfahren gemäß Psych-RL;
- der Klärung von Motivation, Kooperations- und Beziehungsfähigkeit der Patientin;
- der Prognoseeinschätzung sowie
- der persönlichen Passung und der Einschätzung einer tragfähigen Arbeitsbeziehung zwischen Patient und Therapeut.

Vor einer Kurz- oder Langzeittherapie nach Psych-PL müssen bei Erwachsenen mindestens zwei und höchstens vier statt bisher fünf probatorische Sitzungen à 50 Minuten stattfinden. Die Entscheidungen zur Therapieaufnahme bzw. zur Vermittlung in andere oder fortführende Behandlungen sollten nach hinreichender Aufklärung (informed consent) der des Patienten mit diesem konsensual und gemeinsam getroffen werden (shared descision making).

Nach den neuen Regelungen kann ein Antrag auf Kurz- oder Langzeittherapie schon nach der ersten probatorischen Sitzung gestellt werden, wenn für die zweite Sitzung ein Termin vereinbart ist. Inhaltlich ist dies aber oft wenig sinnvoll, da meistens noch kein Konsiliarbericht vorliegt und die Diagnostik, Differentialdiagnostik und Indikationsstellung für eine LZT oder KZT noch nicht abgeschlossen sind. Nach der Beantragung können die restlichen probatorischen Sitzungen bis zum Beginn der genehmigten Richtlinientherapie durchgeführt werden. Ist das Kontingent an probatorischen Sitzungen aufgebraucht und ein Aussetzen der Therapie nicht sinnvoll, kann bis zur Genehmigung der Behandlung durch die Kasse die Ziffer »psychotherapeutisches Gespräch« abgerechnet werden (pro Krankheitsfall bis zu 5 mal 5 Einheiten pro Quartal).

Die Akutbehandlung

Eine besonders hilfreiche Neuerung stellt die Einführung der antragsfreien Akutbehandlung dar. Sie ermöglicht es niedergelassenen Psychotherapeuten erstmals, Patienten in akuten Krisen bzw. mit dringendem Interventionsbedarf zeitnah und ohne bürokratische Verzögerungen helfen zu können. Die Akutbehandlung muss bei der zuständigen Krankenkasse lediglich angezeigt (nicht beantragt) werden und kann deshalb unmittelbar nach der Sprechstunde ohne vorherige Probatoriksitzungen mit maximal 12 BE beginnen und wie eine (bewilligte) Therapieleistung abgerechnet werden. Die Anzeige der Akutbehandlung wird mit dem neuen Formular PTV 12 an die Kasse verschickt.

Die Akutbehandlung dient der unmittelbaren Entlastung bei akuten psychischen Krisen- und Ausnahmezuständen und einer kurzfristig erzielbaren Verbesserung der Symptomatik. Vielen hilfesuchenden Patienten ist mit dem kombinierten Angebot von bis zu sechs Einheiten (á 25 min) Sprechstunde plus 12 BE Akutbehandlung schon ausreichend zu helfen. Bei Vorliegen einer krankheitswertigen psychischen Störung, die einer umfassenderen, längerfristigen und ätiopathogenetisch fundierten psychotherapeutischen Behandlung bedarf, ist im Rahmen der Akutbehandlung eine Stabilisierung des Zustandes anzustreben, bis ein regulärer Psychotherapieplatz zur Verfügung gestellt werden kann oder andere ambulante Maßnahmen (z.B. psychiatrische, psychosomatische, kinder- und jugendpsychiatrische Behandlung, Sozialpsychiatrischer Dienst, Jugendhilfe), teilstationäre oder stationäre Maßnahmen eingeleitet werden können.

Die Akutbehandlung kann als Einzeltherapie in Einheiten von mindestens 25 Minuten bis zu 24 Mal je Krankheitsfall (insgesamt bis zu 600 Minuten in einem Jahr / vier Quartalen) durchgeführt werden. Die BE der Akutbehandlung werden ggfs. später auf das beantragte Therapiekontingent angerechnet, d.h. die während der Akutbehandlung erbrachten Leistungen werden dann mit den Stunden der Kurz- oder Langzeittherapie verrechnet. Das bedeutet bspw., nach einer Akutbehandlung von 12 BE werden diese bei einer anschließenden Therapiebeantragung voll angerechnet, so dass nicht noch einmal eine KZT 1 beantragt werden kann, sondern nur eine KZT 2 bzw. eine LZT. Im Falle eines Therapieantrages nach der Akuttherapie sind vor Therapiebeginn mindestens zwei probatorische Sitzungen durchzuführen. Im Fall eines LZT-Antrages gilt das Gutachterverfahren, das die Einreichung eines Berichtes an den Gutachter erfordert.

Kurzzeittherapie

Kurzzeittherapien umfassen nach der neuen Regelung bis zu 24 Behandlungseinheiten (BE), die in zwei Schritten für jeweils ein Kontingent von 12 Behandlungseinheiten (KZT 1 und KZT 2) beantragt werden. In der Kurzzeittherapie 1 (KZT 1) können bis zu 12 BE als Einzeltherapie oder bis zu 12 Doppelstunden als Gruppentherapie durchgeführt werden. Damit lässt sich eine Kurztherapie bereits im Antrag angemessen abbilden und flexibilisierter entscheiden, in welchen Fällen ein weiteres BE-Kontingent benötigt wird. Erbrachte Therapieeinheiten im Rahmen der Akutbehandlung werden ggfs. anteilig auf das Stundenkontingent der KZT 1 angerechnet, also bis zum maximalen Umfang von 12 BE. Die Kurzzeittherapie 2 (KZT 2) umfasst maximal weitere 12 BE als Einzeltherapie oder bis zu 12 Doppelstunden als Gruppentherapie.

Die Kurzzeittherapie ist weiterhin antrags-, aber nicht mehr gutachterpflichtig. Ausnahmen sind formale oder inhaltliche Bedenken der Krankenkasse oder eine vorangegangene Therapie innerhalb der vergangenen 24 Monate vor Antragsstellung. In diesen Fällen kann die Krankenkasse ein Gutachten anfordern und entscheidet dann im Einzelfall über die Genehmigung. Bei Erstantrag auf Psychotherapie lassen sich die 24 BE für KZT 1 und KZT 2 zusammen beantragen. Bei der Umwandlung einer Kurzzeittherapie in die Langzeittherapie, die bis zur 20. Sitzung der Kurzzeittherapie beantragt werden soll, wird das Gutachterverfahren eingeleitet (Antrag + Bericht an den Gutachter).

Die Beantragung der Kurzzeittherapie 1 (12 BE) erfolgt im Verlauf des Zeitraums für die probatorischen Sitzungen. Formal müssen dazu der PTV 1 (Antrag des Versicherten auf Psychotherapie), PTV 2 (Angaben des Therapeuten zum Antrag des Versicherten) sowie der Konsiliarbericht eingereicht werden. Wichtig: Um den Antrag auf KZT 1 formal korrekt zu stellen, muss der Termin für die zweite probatorische Sitzung feststehen, weil dieser Termin mit dem ersten, bereits stattgefundenen Termin im PTV 1 und 2 eingetragen werden. Das zweite Kontingent der Kurzzeittherapie (KZT 2, 12 BE) darf dann nach mindestens sieben erfolgten BE beantragt werden. Grundsätzlich sollte darauf geachtet werden, die Folgeanträge so zeitig zu stellen, dass eine unterbrechungsfreie Fortführung der Therapie gewährleistet ist.

Die Anträge gelten nach Ablauf einer Drei-Wochen-Frist auch ohne positiven Bescheid der Krankenkasse als bewilligt. Therapeuten erhalten grundsätzlich kein Formular für die Bewilligung, diese wird nur in einem formlosen Schreiben den Patienten mitgeteilt. Lediglich im Falle einer Nichtgenehmigung erhalten sowohl Therapeut als auch Patient ein Schreiben der Kasse. Die alten Formulare PTV 6, 7 und 9 sind abgeschafft.

Langzeittherapie

Die Bewilligung von Langzeittherapien erfolgt ebenfalls in einem zweischrittigen Verfahren. Im ersten Bewilligungsschritt beträgt das maximale Kontingent einer verhaltenstherapeutischen Langzeittherapie 60 BE einschließlich Gruppentherapie in Doppelstunden bei erwachsenen Patienten sowie gleichermaßen bei Kindern und Jugendlichen. Die Erhöhung von früher 45 auf jetzt 60 BE stellt eine begrüßenswerte Neuerung gerade für chronisch-rezidivierende Störungsbilder dar, für die das frühere Limit deutlich unterdimensioniert war. Im Fortführungsantrag, der sinnvollerweise nach der 50. und vor der 55. BE gestellt werden sollte, kann dann die maximal mögliche Anzahl von 80 BE beantragt werden.

Der erste Bewilligungsschritt einer LZT ist immer antrags- und gutachterpflichtig. Beim zweiten Bewilligungsschritt, dem Fortführungsantrag, liegt es im Ermessensspielraum der Krankenkasse, ob ein weiterer Bericht an den Gutachter erstellt werden muss. Zur Antragstellung werden die gleichen Formulare wie bei der Kurzzeittherapie genutzt. Die Kostenzusage für das jeweils beantragte Kontingent erfolgt in einem Schreiben der Krankenkasse an Behandler und Patient.

Umwandlung von Kurzzeittherapie in Langzeittherapie. Der Antrag auf Umwandlung einer Kurzzeittherapie in eine Langzeittherapie sollte bei gegebener Indikation spätestens nach 20 BE (KZT I, KZT II) gestellt werden. Der dafür notwendige Umwandlungsantrag erfolgt mit den Formularen PTV 1 und PTV 2 (hier muss das Feld »Langzeittherapie als Umwandlung« angekreuzt werden) und ist grundsätzlich gutachterpflichtig.

Rezidivprophylaxe

Mit der Einführung der Rezidivprophylaxe wird einer weiteren wichtigen Erkenntnis der klinischen Forschung zur Nachhaltigkeit von Psychotherapieerfolgen Rechnung getragen. Obwohl Interventionen zur Rezidivprophylaxe bereits bisher einen integralen Bestandteil der Abschlussphase der psychotherapeutischen Langzeitbehandlung darstellen, ist insbesondere bei vielen chronisch-rezidivierenden Störungen ein spezieller Bedarf an erhaltungstherapeutischen Maßnahmen erforderlich, um die Therapieeffekte nachhaltig zu stabilisieren und das Rückfallgeschehen positiv zu beeinflussen. Während die Akuttherapie auf die Beseitigung oder Linderung der aktuellen Symptomatik fokussiert, sind die Therapieziele der Erhaltungstherapie in der Postakutbehandlung episodisch verlaufender chronisch-rezidivierender Störungen darauf gerichtet, die Häufigkeit, die Dauer und die Intensität der wahrscheinlichen künftigen Episoden zu reduzieren. Insbesondere für derartige Langfristziele wird mit der Neufassung der Psych-RL die Möglichkeit eröffnet, einen Anteil der BE des bewilligten Therapiekontigents für niederfrequente Erhaltungstherapie (»ausschleichende Therapie«) einzusetzen. Damit wird die Patientin nicht nur auf antizipierbare Herausforderungen, Krisen und Lebensereignisse rückfallpräventiv kognitiv vorbereitet, sondern kann über einen gewissen Zeitraum noch therapeutisch bei deren Bewältigung begleitet werden.

Die Rezidivprophylaxe muss möglichst bereits bei Antragsstellung der LZT mitbeantragt werden oder auf dem Formblatt PTV 2 als »noch nicht absehbar« deklariert und dieses dann im Bericht an den Gutachter begründet werden. Die für die Rückfallprophylaxe erforderlichen BE werden aus dem bewilligten Kontingent der Langzeittherapie gespeist. Bei einer Behandlungsdauer von mindestens 40 Stunden können maximal acht BE und bei einer Behandlungsdauer von mindestens 60 Stunden maximal 16 BE dafür genutzt werden. Bei Kindern und Jugendlichen können entsprechend der Behandlungsdauer zehn bzw. 20 BE für die Rezidivprophylaxe eingesetzt werden. Die BE für die Rezidivprophylaxe können bis zu zwei Jahre nach Abschluss der Langzeittherapie in Anspruch genommen werden, so dass bereits beantragte Behandlungseinheiten in diesem Zeitraum nicht verfallen. Wichtig ist, dass der Therapeut die Krankenkasse mit dem Formblatt PTV 12 über das Ende der Psychotherapie informiert und dabei angibt, wie viele der verbleibenden Stunden für eine Rezidivprophylaxe genutzt werden.

Gruppentherapie und Kombinationsbehandlung

In der Neufassung der Psych-RL können grundsätzlich alle Störungsbilder mit Indikation im Einzelsetting, im Gruppensetting oder in Kombination beider Settings behandelt werden. Mit der Revision wurde ausdrücklich ermöglicht, Einzel- und Gruppenbehandlungen personen- und störungsadäquat flexibel zu kombinieren, um den Bedürfnissen der individuellen Patienten wie den Möglichkeiten und Grenzen der verschiedenen Settings gleichermaßen Rechnung zu tragen. Viele Patienten sind zwar an der Gruppentherapie interessiert, wünschen aber auch ergänzende vertrauliche Einzelgespräche. Mit der Kombinationsmöglichkeit wird einer größeren Anzahl von Patienten ermöglicht, die Vorteile des Gruppensettings (Austausch, Ressourcenaktivierung, Verstärkung, Modelllernen etc.) zu nutzen.

Die Gruppengröße ist auf drei bis neun Teilnehmer festgelegt. Für die Beantragung wird auf dem PTV 2 angegeben, ob eine Gruppenbehandlung genehmigt werden soll und ggfs. in welchem Umfang und Modus. Bei einer Kombination muss angegeben werden, ob die unterschiedlichen Modi von einem oder zwei Behandlern durchgeführt werden und welcher Modus den Schwerpunkt bildet.

Verordnungsermächtigung für Psychotherapeuten

Psychologischen Psychotherapeuten sowie Kinder- und Jugendlichenpsychotherapeuten ist es erlaubt, bei bestimmten Indikationen externe GKV-Leistungen zur medizinischen Rehabilitation, zur Soziotherapie, zur Krankenbeförderung und zur Krankenhausbehandlung für ihre Patienten eigenständig zu verordnen. Diese Verordnungsmöglichkeit ist auf die psychischen Störungsbilder beschränkt, bei denen eine Richtlinienpsychotherapie oder neuropsychologische Behandlung genehmigt werden kann.

Vor allem beim Vorliegen schwerwiegender psychischer Erkrankungen wird so der Interventionsspielraum der PsychotherapeutInnen erweitert und der Zugang zu Zusatz- bzw. Begleitleistungen für die Patienten deutlich erleichtert. So kann nun eine erforderliche stationäre Vor- oder Begleitbehandlung zur ambulanten Psychotherapie ohne zusätzliche Warte- und Wegezeiten zum Haus- oder Facharzt vom Psychotherapeuten direkt veranlasst werden. Patienten mit sehr ausgeprägter Akutsymptomatik und/oder Suizidrisiko können bspw. direkt für eine temporäre Stabilisierung in die Akutpsychiatrie überwiesen werden, bevor die ambulante Therapie begonnen wird. Die Möglichkeit der Direktüberweisung erhöht nicht nur den Behandlungskomfort, sondern auch die Behandlungssicherheit bzgl. einer zeitnahen und angemessenen Versorgung für die Patienten.

Die Verordnungen sind nach dem Wirtschaftlichkeitsgebot vorzunehmen, d.h. die verordnete Maßnahme muss für den Einzelfall ausreichend, zweckmäßig, notwendig und wirtschaftlich sein. Dazu gibt es gesetzliche Vorgaben, die man in den Soziotherapie-, Rehabilitations-, Krankenhauseinweisungs- und Krankentransportrichtlinien findet. Die Ausstellung einer Verordnung zur medizinischen Rehabilitation und die Verordnung von Soziotherapie werden dem Psychotherapeuten extra vergütet. Die Abrechnung erfolgt über die GOP 30810, für Folgeanträge über die die 30811. Das Ausstellen einer Reha-Verordnung kann über die Position 01611 im EBM abgerechnet werden.

Medizinische Rehabilitation und stationäre Krankenhausbehandlung

Die Verordnung einer medizinischer Rehabilitationsmaßnahme ist nach den Psychotherapierichtlinien (§ 26) bei allen Erkrankungen indiziert, bei denen auch ambulante Richtlinienpsychotherapie durchgeführt werden darf. Im Wesentlichen werden medizinische Rehabilitationsmaßnahmen vor allem bei den Diagnosen F30.XX, F40.XX und F50.XX verordnet. Bei der Verordnung medizinischer Rehabilitation ist eine enge Zusammenarbeit mit dem behandelnden Facharzt wichtig, um alle relevanten Informationen für den Antrag zu inkludieren und so die Chance einer Genehmigung durch den Kostenträger (entweder KK oder Rentenversicherer) erhöhen zu können. Für alle in § 26 nicht genannten Erkrankungen aus dem Kapitel 5 des ICD 10-GM muss eine vorherige Abklärung über somatische Ursachen erfolgen. Für den Antrag auf eine medizinische Rehabilitationsmaßnahme müssen vom Behandler folgende Angaben gemacht werden:

- Rehabilitationsbegründende und weitere Diagnosen,
- Angaben zur Rehabilitationsbedürftigkeit und zum Verlauf der Krankenbehandlung.,
- Angaben zur Rehabilitationsfähigkeit,
- Rehabilitationsziele,
- Rehabilitationsprognose,
- Zuweisungsempfehlungen.

Für die stationäre Krankenhausbehandlung gilt analog, dass bei allen Krankheiten, die unter § 26 der Richtlinien fallen, auch ohne Abstimmung mit einem Arzt eine Verordnung möglich ist. Für andere Erkrankungen aus Kapitel 5 ICD-10-GM ist hingegen eine vorherige Abklärung organischer Ursachen und eine Kooperation mit dem behandelnden Facharzt erforderlich.

Dabei muss der Behandler vor der Verordnung stationärer Krankenhausbehandlung abwägen, ob alternative Möglichkeiten der Versorgung indiziert und realisierbar sind. Die Behandlung einer akuten Erkrankung muss stationär erfolgen, wenn bspw. Eigen- oder Fremdgefährdung (Gefährdung von Gesundheit und Leben) vorliegt. Bei ungeklärten akuten Problemen ist eine Verordnung indiziert und notwendig. Hier gilt, dass der Behandler mit allen verfügbaren Maßnahmen sicherstellen muss, dass der Patient eine Suizidabsicht nicht in die Tat umsetzt. Im Zweifelsfall ist eine Einweisung vorzuziehen.

Soziotherapie

Um eine Soziotherapie verordnen zu können, benötigt der Behandler eine Genehmigung der zuständigen KV. Dazu muss ein »Antrag auf Abrechnungsgenehmigung von Soziotherapie« gestellt werden. Ein wichtiger Bestandteil des Antrages ist die Nennung von einschlägigen soziotherapeutischen Einrichtungen, mit denen man zusammenarbeitet. Man sollte also vor der Beantragung ein Netzwerk aufbauen, um eine ausreichende soziotherapeutische Versorgung der Patienten gewährleisten zu können. Für die Genehmigung einer Soziotherapie stellt der

Behandler dann einen Antrag bei der Krankenkasse des Patienten und reicht einen Betreuungsplan ein, der vom zuständigen Soziotherapeuten in Kooperation mit dem behandelnden Arzt und Psychotherapeuten erstellt wird.

Das verordnungsfähige Stundenkontingent beträgt 120 Stunden in einem Zeitraum von höchsten drei Jahren. Dieses Kontingent wird in einzelnen Margen von je maximal 30 Stunden pro Verordnung abgerufen. In der Regelversorgung darf Soziotherapie bei den ICD-Diagnosen F20.20.6, F21, F22, F24, F25, F31.5, F32.3, F33.3, also bei Erkrankungen des schizophrenen Formenkreises und affektiven Erkrankungen mit psychotischen Symptomen, verordnet werden. Der Wert auf der GAF-Skala muss dabei unter 50 liegen. In Zusammenarbeit mit dem behandelnden Arzt kann Soziotherapie in begründeten Fällen auch bei anderen Erkrankungen verordnet werden. Dafür muss der GAF-Wert kleiner 40 sein und Komorbiditäten, stark eingeschränkte Fähigkeiten zu Strukturierung des Alltags oder stark eingeschränkte Fähigkeiten zur Inanspruchnahme ärztlicher Leistungen vorliegen.

Krankenbeförderung

Sind Patienten aus medizinischen Gründen nicht in der Lage, eine verordnete stationäre Behandlung aufzusuchen, kann der Psychotherapeut einen Krankentransport verordnen, ohne dass dafür eine gesonderte Genehmigung durch die GKV erforderlich ist. Fahrten zu ambulanten Behandlungsangeboten können ebenfalls verordnet werden, diese müssen allerdings von der Krankenkasse genehmigt werden. Vor allem schwerbehinderte Patienten mit den Merkzeichen aG, BI und H sowie Patienten mit einer Pflegestufe ab 3 kommen für eine solche Verordnung in Frage.

3 Rechtliche Aspekte

3.1 Aufklärungspflicht (Informed Consent)

Das grundgesetzlich garantierte Selbstbestimmungsrecht der Patienten schließt das Recht ein, über die körperliche Unversehrtheit zu bestimmen. Jeder Heileingriff eines Arztes oder Psychotherapeuten stellt juristisch zunächst eine Körperverletzung dar (§ 223 StGB), die aber dann nicht rechtswidrig ist, wenn eine Patientin in diese spezielle »Körperverletzung« explizit eingewilligt hat. Dies setzt eine informierte Aufklärung (*informed consent*) voraus, da die Patientin nur dann qualifiziert einwilligen kann, wenn sie verstanden hat, wie eine Intervention in der Praxis abläuft und welche Effekte bzw. Neben- und Folgewirkungen zu erwarten sind oder auftreten können. Versäumte oder unzureichende Aufklärung der Patientin durch die Therapeutin haben juristisch zur Folge, dass der Heileingriff *rechtswidrig* bleibt, auch wenn die Patientin – unzureichend informiert – eingewilligt hat. Die Aufklärung der Therapeutin und die Einwilligung des Patienten sind aus berufs- und haftungsrechtlichen Gründen unbedingt in der Dokumentation festzuhalten. Es empfiehlt sich, den Patienten ein schriftliches Aufklärungsblatt (s. INFO 5) mitzugeben und eine unterschriebene Einwilligungserklärung (s. AB 4) aufzubewahren.

Zu Beginn jeder heilkundlichen Behandlung hat somit die Aufklärung der Patienten zu stehen. Durch diese sollen sie in die Lage versetzt werden, zu verstehen, wie die vorgeschlagene Therapie abläuft, welche Interventionen in diesem Rahmen durchgeführt werden, wie der zu erwartende Nutzen, der Aufwand und die potenziellen Risiken und Nebenwirkungen einzuschätzen sind und was die Therapie für ihre persönliche Situation bedeutet. Das heißt, die Psychotherapeutin muss über *alles* aufklären, was behandlungsrelevant sein kann, insbesondere über Methode und Auswirkungen der psychotherapeutischen Maßnahmen auf Beruf, Partnerschaft und soziale Bindung, aber auch über mögliche Therapiealternativen. Im Einzelnen sollte die Aufklärung folgende Aspekte umfassen:

- persönliche Vorstellung: Name, Funktion, Qualifikation
- Diagnose nach ICD-10 oder DSM-5 bzw. möglichst präzise Problemdefinition; erste störungsbezogene Informationen
- Indikationsstellung: allgemeine (ambulante Psychotherapie) und spezielle (Therapieverfahren und -interventionen) Indikation sowie eventuelle Kontraindikationen
- Erläuterung des Therapieverfahrens der Verhaltenstherapie: Erläuterung der Vorgehensweise und Wirkprinzipien der Therapie, Art und Inhalt der psychotherapeutischen Interventionen, exemplarische Veranschaulichung der therapeutischen Interventionen
- Art, Umfang, Aufwand und Ablauf der geplanten Behandlung: Sitzungsdauer und -frequenz, voraussichtliche Gesamtdauer, Einzel- vs. Gruppenformat
- Erfolgsaussichten, Prognose, Risiken, Neben- und Folgewirkungen der vorgeschlagenen Therapie
- Behandlungsalternativen: stationäre oder teilstationäre Behandlung, psychiatrisch-pharmakologische Therapien, adjuvante Maßnahmen, anderes Fachkundeverfahren (Verhaltenstherapie vs. Tiefenpsychologie), nicht anerkannte Verfahren, nicht-psychotherapeutische Alternativen (Beratung, Selbsthilfe etc.)
- mögliche Folgen einer Nichtbehandlung und eines Behandlungsabbruchs
- institutionelle Rahmenbedingungen
- Rechtsrahmen und Vertragsregelungen: Gutachterverfahren, Bestimmungen zur Kassenleistung bzw. Kostenerstattung, Honorarfragen, Berufsrecht und Sozialrecht, Supervision, Schweigepflicht, Fehlstundenregelung und Ausfallhonorar u. a. m.

Damit die Patientin die erforderlichen Aufklärungsinformationen aufnehmen, verstehen und behalten kann, sind Art, Zeitpunkt und Umfang der Aufklärung sorgfältig zu wählen. In vielen Fällen stellt die Aufklärung hohe Anforderungen an Einfühlungsvermögen, Klarheit und sprachliche Fähigkeiten der Therapeutin.

In eng begrenzten Ausnahmefällen kann die Aufklärungsverpflichtung eingeschränkt werden, wenn nach Auffassung der Therapeutin bei der Persönlichkeit der Patientin und ihrem psychischen Zustand eine umfassende Aufklärung mit einer hohen Wahrscheinlichkeit zu einer Gefährdung der Heilungschancen führen würde. In diesem Fall ist der Informationsanspruch der Patientin sorgfältig gegen die Belastung durch eine negative Diagnose abzuwägen. Juristisch werden dabei zwei Arten von Aufklärung unterschieden: die Sicherheits- oder therapeutische Aufklärung und die Selbstbestimmungsaufklärung.

(1) Therapeutische Aufklärung / Sicherheitsaufklärung. Die therapeutische Aufklärung dient dem Gesundheitsschutz bzw. dem Vermeiden von Schadensrisiken für Patienten und besitzt eine größere Reichweite, d. h. sie darf in aller Regel nicht eingeschränkt werden.

(2) Selbstbestimmungsaufklärung. Die Selbstbestimmungsaufklärung bezieht sich darauf, dass Patienten eine freie, eigenverantwortliche Entscheidung zur Einwilligung in einen bestimmten Heileingriff ermöglicht wird. Die diesbezügliche Aufklärungspflicht ist eingeschränkt, wenn
   (a) die Patientin bereits von einer anderen Ärztin oder Therapeutin aufgeklärt wurde oder
   (b) ausdrücklich auf eine Aufklärung bzgl. einzelner Behandlungsschritte (nicht der Behandlung als Ganzes!) verzichtet oder
   (c) aus therapeutischen Gründen zum Schutz der Patientin, wenn ihr Leben oder ihre Gesundheit durch die Aufklärung ernsthaft gefährdet werden würde.

In allen anderen Fällen ist das Selbstbestimmungsrecht der Patienten als höherrangig zu bewerten.

3.2 Dokumentationspflicht

Die psychotherapeutische Dokumentationspflicht ist eine Berufspflicht und Nebenpflicht des Behandlungsvertrags zwischen Therapeutin und Patientin (§ 9 MBO-PP/KJP; § 57 BMV-Ä, § 13 BMV Ä/Ersatzkassen), deren Nichtbeachtung berufs-, beweis- und haftungsrechtliche Folgen nach sich ziehen kann. Die ordnungsgemäße Dokumentation im Rahmen einer Behandlung als »selbstverständliche therapeutische Pflicht« (BGH) dient im Wesentlichen drei Zwecken:

(1) der **Therapiesicherung** für die Patientin im Falle der Weiter- oder Begleitbehandlung durch Dritte;
(2) der **Rechenschaftslegung** für die spätere Nachvollziehbarkeit der therapeutischen Maßnahmen und
(3) der **Beweissicherung** in Haftungsfällen, berufsrechtlichen Verfahren oder Strafverfahren (Rasehorn, 2007).

Nach der wirksamen Einwilligung der Patientin trägt die Therapeutin die Darlegungs- und Beweislast. Die Dokumentation kann in Form handschriftlicher Aufzeichnung oder mittels technischer Hilfsmittel erfolgen. Sie muss aber ordnungsgemäß sein, d. h. richtig, umfassend, angemessen, hinreichend und leserlich. Die Dokumentation muss gegen unbefugten Zugriff geschützt und die Akten verschlusssicher aufbewahrt werden (Aktenstahlschrank). Bei Verwendung elektronischer Datenträger und Speichermedien sind besondere Sicherungs- und Schutzmaßnahmen (Kennwortsicherung, Verschlüsselung von Dateien, Verschluss der Speichermedien) einzuhalten, um eine unrechtmäßige Einsichtnahme oder Verwendung der Informationen zu verhindern. Die Mindestaufbewahrungsdauer einer psychotherapeutischen Dokumentation beträgt zehn Jahre (§ 9 Abs. 2 MBO-PP/KJP, § 57 Abs. 3 BMV-Ä, § 13 Abs. 10 BMV Ä/Ersatzkassen). Das Fehlen einer objektivierten und nachvollziehbaren Verlaufsdokumentation wird als Verstoß gegen die Berufsordnung und als Qualitätsmangel bzgl. einer gewissenhaften Berufsausübung gewertet.

Musterberufsordnungen. Nach den Musterberufsordnungen der Länder umfasst die ärztliche/therapeutische Dokumentation alle therapierelevanten und therapiebezogenen Informationen und Aufzeichnungen im Rahmen der Behandlung (»Krankenblatt«). Im Einzelnen sollten folgende Aspekte darin festgehalten werden: Datum, Anamnesedaten, Diagnose, sonstige erhebliche Befunde, Indikationsstellung, Therapieziele, Therapieplan und Therapieverlauf. Darüber hinaus sollte Folgendes dokumentiert werden:

- Aufklärung des Patienten durch den Therapeuten
- qualifizierte Einwilligungserklärung des Patienten
- therapierte Themenbereiche
- therapeutische Anordnungen bzw. therapeutischer Ratschlag (inkl. Empfehlungen zu konsiliarischen Untersuchungen, Begleitbehandlungen oder Verweisen an andere Behandler oder Institutionen)
- therapeutische Interventionen, deren Durchführung und Ergebnis
- Hinweise im Rahmen der therapeutischen Aufklärung

- unerwartete oder ungewöhnliche Zwischenfälle
- Verweigerungen, Non-Compliance und Beschwerden des Patienten
- sonstige Umstände, die im eigenen Interesse des Therapeuten liegen (z. B. Warnhinweise)

Verlaufsdokumentationen. Verlaufsdokumentationen (§ 9 Abs. 1 MBO-PP/KJP) können mittels standardisierter Formularbögen durchgeführt werden, die
- auf dem Deckblatt die persönlichen Angaben des Patienten und die Behandlungsdaten sowie
- fortlaufend nummerierte Verlaufsbögen für jede durchgeführte Therapiestunde mit Datum und Uhrzeit, Angaben zu deren Inhalt, Ergebnissen psychometrischer Erhebungen, Diagnosen, Fallkonzeptualisierungen, psychotherapeutische Maßnahmen, besondere Vorkommnisse und Vereinbarungen, »Hausaufgaben« sowie Hinweise für die Folgestunde enthalten.

In einem gesonderten Anamnesebogen werden die Angaben der biografischen Anamnese, Familienanamnese, Sozialanamnese, Suchtanamnese, Störungs-/Krankheitsanamnese und Therapievorgeschichte erfasst. Die persönlichen Aufzeichnungen des Therapeuten (Hypothesen, Bewertungen, Einschätzungen, Gefühle etc.) sollten davon getrennt in Beiblättern dokumentiert oder elektronisch in gesonderten Dateien und Ordnern gespeichert werden.

Unter die Dokumentationspflicht fällt zudem die Kommunikation mit Dritten, auch im Rahmen der sozialrechtlichen Antrags- und Abrechnungsverfahren (Berichte an den Gutachter, Stellungnahmen, Abrechnungskorrespondenz mit Kostenträgern) sowie die interprofessionelle Korrespondenz mit behandelnden Ärzten, Psychotherapeuten, Kliniken oder anderen Institutionen (Befundberichte, Epikrisen, Diagnosen etc.).

3.3 Auskunfts- und Einsichtsrecht des Patienten

Patienten haben gemäß ihrem Grundrecht auf informationelle Selbstbestimmung grundsätzlich und jederzeit (auch außerhalb einer Prozesslage) Anspruch auf Einsicht in die sie betreffenden Krankenunterlagen. Einsichtsberechtigt ist der Patient selbst oder ein bevollmächtigter Dritter (Angehöriger, anderer Therapeut, Arzt, Rechtsanwalt oder sonstige Vertrauensperson). Das generelle Auskunftsrecht von Patienten bezieht sich auf objektive Befunde (apparative Aufzeichnungen wie EKG, EEG, Röntgenaufnahmen, Computertomografie und Laborergebnisse), Diagnosen und Berichte über Behandlungsmaßnahmen (OP-Berichte) sowie Medikation. Im Fall der Psychologischen Psychotherapie können Patienten Einsicht in alle objektiven Aufzeichnungen und Verlaufsdokumentationen (Diagnosestellung, ICD-10-Kodierung, Ergebnisse von psychodiagnostischen Erhebungsverfahren, Testergebnisse, audiovisuelle Dokumentation, Stundenprotokollbögen, Berichte an den Gutachter, Befundberichte von Vor- oder Begleitbehandlern, Epikrisen aus Klinikaufenthalten, Fremdgutachten) verlangen. Dieses Akteneinsichtsrecht schließt aber ausdrücklich *nicht* die subjektiven persönlichen Aufzeichnungen des Therapeuten (persönliche Eindrücke oder Verdachtsdiagnosen) sowie fremdanamnestische Daten oder vertrauliche Informationen Dritter (z. B. Angehöriger) mit ein.

Nach dem Tode des Patienten geht das Einsichtsrecht in die Krankenunterlagen nicht automatisch auf die Erben über, da die Verschwiegenheitsverpflichtung des Therapeuten gegenüber dem Patienten auch über dessen Tod hinaus Bestand hat. Nur bei mutmaßlicher Entbindung des Therapeuten von der Schweigepflicht durch den Verstorbenen und schutzwürdigem rechtlichem Interesse können Erben ein postmortales Akteneinsichtsrecht geltend machen (Rasehorn, 2007), z. B. bei Vermögensinteressen oder bei Schadenersatzansprüchen infolge eines Suizids während der laufenden Therapie.

Generell ist das Recht auf Akteneinsicht einschränkbar, sofern dadurch höherwertige bzw. schützenswerte Interessen des Patienten, des Therapeuten oder Dritter erheblich verletzt werden. Das Auskunfts- und Einsichtsrecht kann zum Schutz des Patienten aus therapeutischen Gründen eingeschränkt werden. In begründeten Ausnahmefällen können Psychotherapeuten die Herausgabe von Patientenunterlagen an die Betroffenen verweigern, wenn sie dadurch konkret und in erheblichem Ausmaß die psychische Gesundheit oder den Therapieerfolg gefährdet sehen. Dies wird häufiger von tiefenpsychologischen Therapeuten geltend gemacht, die durch die Therapietransparenz die Wirkmechanismen des Übertragungs- und Gegenübertragungsprozesses konterkariert sehen. Daten oder Angaben von Drittbeteiligten (z. B. Fremdanamnesen von Angehörigen oder Bezugspersonen, Informationen von Mitgliedern einer Gruppentherapie oder bei der Mitbehandlung von Angehörigen) sind vom Auskunftsrecht ausgenommen bzw. unkenntlich zu machen, insbesondere wenn zu diesen Dritten ebenfalls ein

Schweigepflichtverhältnis besteht. Der Therapeut hat außerdem das Recht, die Offenlegung von persönlichen Aufzeichnungen zu verweigern, wenn seine eigenen Persönlichkeitsrechte dadurch verletzt würden. Allerdings ist dieses Selbstschutzrecht des Therapeuten durch ein 2006 ergangenes Urteil des Bundesverfassungsgerichtes relativiert worden (AZ. 2 BvR 443/02, abgedruckt in NJW 2006, 1116). Danach können unter Umständen auch persönliche Aufzeichnungen des Therapeuten unter die Auskunftspflicht fallen.

Die Akteneinsicht darf nicht pauschal verweigert werden, sondern ist im Einzelfall konkret und substantiiert gegenüber dem Patienten zu begründen und sorgfältig zu dokumentieren (vgl. § 11 Musterberufsordnung, § 8 Berufsordnung PKHB, siehe auch Management-Handbuch Kapitel 640 Ziff. 2). Im Regelfall kann der Patient die Durchsetzung seines Selbstbestimmungsrechts gerichtlich erzwingen, da § 810 BGB ein entsprechendes einklagbares Akteneinsichtsrecht gewährt. Im Konfliktfall besteht außergerichtlich die Möglichkeit, Akteneinsicht über Dritte (Therapeuten, Ärzte, Anwälte, Schiedsstelle, Angehörige, Vertrauenspersonen) zu gewähren.

Der Patient kann die Akteneinsicht in den Praxisräumen des Therapeuten nehmen oder gegen angemessene Kostenerstattung Kopien der Behandlungsunterlagen und -aufzeichnungen verlangen bzw. diese selbst herstellen. Ein Anspruch auf die Herausgabe der Originalurkunden besteht nicht. Der Patient hat ein Recht auf Leserlichkeit und Verständlichkeit der Unterlagen, d. h. auf eine leserliche Handschrift des Arztes/Therapeuten, ausreichende Kopierqualität und inhaltliche Verständlichkeit auch für Laien (ohne ausgeprägte Fachsprache oder Abkürzungen). Außerdem müssen die vorgelegten Unterlagen vollständig bzw. die Kopien/Abschriften komplett und korrekt sein.

Für den Therapeuten besteht grundsätzlich die Verpflichtung, unrichtige Daten (außer Verdachtsdiagnosen) zu korrigieren. Sämtliche Patientenunterlagen sind nach der gesetzlichen Aufbewahrungsfrist von zehn Jahren nach Therapieende zu löschen bzw. zu vernichten, wenn sie für die Therapie nicht mehr erforderlich sind. Dies gilt auch für Abrechnungsdaten in elektronischer Form. So sind im Rahmen der Dokumentationspflicht Kopien von Abrechnungsdatenträger anzufertigen und acht Quartale aufzubewahren (§ 42 Abs. 6 BMV-Ärzte bzw. § 35 Abs. 6 A-/EKV). Ein Anspruch des Patienten zur Löschung bzw. Vernichtung seiner Unterlagen *vor* Ablauf der gesetzlichen, satzungsmäßigen oder vertraglichen Aufbewahrungsfristen besteht nicht.

3.4 Schweigepflicht und Informationspflicht

Da der Verlass auf die Verschwiegenheit der Psychotherapeutin eine Grundvoraussetzung für eine vertrauensvolle Patient-Therapeut-Beziehung und damit für die Durchführung einer Psychotherapie unerlässlich ist, genießt die Verschwiegenheit besonderen Rechtsschutz, der in den Rechtsvorschriften zur Schweigepflicht und dem Zeugnisverweigerungsrecht geregelt ist. Als »berufliche Schweigepflicht« wird die Verpflichtung verstanden, Stillschweigen über die im Rahmen der beruflichen Tätigkeit verschiedener Berufsgruppen (u. a. Ärzte, Psychologen, Rechtsanwälte, Sozialarbeiter und -pädagogen) anvertrauten Privatgeheimnisse zu bewahren (vgl. Lenckner in Schönke & Schröder, 2006). Die Schweigepflicht für Angehörige eines Heilberufes (Ärzte und approbierte Psychologische Psychotherapeuten) ist also nicht nur ein berufsethischer Grundsatz, sondern eine im Straf- und Sozialgesetz geregelte Rechtsnorm: »Psychotherapeuten sind [unter Strafandrohung] verpflichtet, über das, was ihnen im Zusammenhang mit ihrer beruflichen Tätigkeit von Seiten des Patienten anvertraut ist, (...) Schweigen zu bewahren« (StGB §203, Abs. 1 Satz 1; SGB X §§ 67 ff). Die Schweigepflicht gilt vom Erstkontakt bis über den Tod hinaus.

Privatgeheimnisse

Als »Privatgeheimnisse« gelten alle persönlichen Informationen, die nur einem beschränkten Kreis von Personen bekannt sind und/oder an deren Geheimhaltung der Hilfesuchende ein begründetes Interesse hat. Nach der Berufsordnung (§ 7 BO) erstreckt sich die Schweigepflicht auf folgende therapiebezogene Informationen:

- Tatsache der Behandlung bzw. des Behandlungsverhältnisses,
- alle persönlichen Daten des Patienten,
- alle therapierelevanten Daten (Anamnese, Diagnose, Prognose und Therapie),
- therapiebezogene Akten, Befundunterlagen (z. B. Anamnesebogen, Tests usw.),
- schriftliche Informationen und verbale Mitteilungen der Patienten,
- fremdanamnestische Angaben.

Die Weitergabe von im Rahmen der Psychotherapie anvertrauten Privatgeheimnissen ist grundsätzlich nur zulässig, wenn der Betroffene hierin ausdrücklich einwilligt. Dieses Einverständnis sollte in Form einer Schweigepflichtentbindung, d. h., in einer schriftlichen expliziten Zustimmung der Patienten zur »Offenbarung« ihrer persönlichen Daten gegenüber Dritten durch den Psychotherapeuten erteilt werden. Bei Privatpatienten ist sogar für die Weitergabe von Daten an die privatärztliche Abrechnungsstelle eine individuelle Einverständniserklärung des Patienten erforderlich.

Schweigepflicht gegenüber Angehörigen, Institutionen und anderen Behandlern

Die Verschwiegenheitspflicht besteht grundsätzlich auch gegenüber Angehörigen und anderen nahestehenden Personen (Lebenspartner, Freunde, Kollegen, Nachbarn), gegenüber Vertretern von Institutionen (Krankenkassen, Versicherungen, Arbeitgebern, Ämtern, Sozialdiensten, Krankenhäusern, Heimen, Beratungsstellen etc.) sowie zwischen den Mitarbeiterinnen von Institutionen (innerbehördliche Schweigepflicht). Die Verschwiegenheitsverpflichtung gilt auch gegenüber anderen Verschwiegenheitsverpflichteten wie Ärzten und Therapeuten. Eine Übermittlung persönlicher Daten *an* Hausärzte, Psychiater oder andere Psychotherapeuten – und umgekehrt die Einholung persönlicher Daten *von* anderen Behandlern – ist ebenfalls nur zulässig, wenn hierfür die schriftliche Einwilligung des Patienten vorliegt (§ 73 Abs. 1b SGB V). Im Gegensatz zum § 203 StGB bedarf es hier im Regelfall der Schriftform. Psychotherapeuten im Rahmen der kassenärztlichen Versorgung benötigen für die Weitergabe patientenbezogener Informationen an den behandelnden Hausarzt sogar obligatorisch das schriftliche Einverständnis (ohne Ausnahmeregelung).

Nach § 73 Abs. 1b SGB V kann die behandelnde Hausärztin mit schriftlicher Einwilligung des Versicherten »bei Leistungserbringern [Psychotherapeuten], die einen seiner Patienten behandeln, die den Versicherten betreffenden Behandlungsdaten und Befunde zum Zwecke der Dokumentation und der weiteren Behandlung erheben«. In diesem Fall ist der behandelnde Psychotherapeut verpflichtet, den Versicherten nach dem von ihm gewählten Hausarzt zu fragen und diesem alle behandlungsrelevanten Informationen (Diagnosen, Behandlungsdauer, Therapieverfahren, Prognose etc.) zur Verfügung zu stellen. Umgekehrt hat der Psychotherapeut das *Recht*, bei vorliegender Einverständniserklärung des Patienten, alle behandlungsrelevanten Informationen vom Hausarzt abzufragen. Bei Hausarzt- oder Therapeutenwechsel gelten diese Bestimmungen analog, d. h., der bisherige Behandler ist zur Herausgabe therapierelevanter Daten an den neuen Behandler verpflichtet, sofern der Patient dafür sein schriftliches Einverständnis erteilt hat.

In bestimmten Ausnahmefällen dürfen Patientendaten auch ohne ausdrückliche Schweigepflichtentbindung zwischen verschiedenen Behandlern ausgetauscht werden, da hier von einem stillschweigenden Einverständnis des Patienten ausgegangen werden darf: Wenn Patienten durch mehrere Ärzte/Therapeuten gleichzeitig behandelt werden, sind diese zu enger Zusammenarbeit verpflichtet und somit untereinander von der Schweigepflicht befreit, soweit das Einverständnis des Patienten zumindest anzunehmen ist. Wird ein Patient von einem Krankenhausteam oder von mehreren Therapeuten einer Gemeinschaftspraxis behandelt, ist im Regelfall von einer mutmaßlichen Einwilligung des Patienten auszugehen. Wenn ein Patient allerdings einer Behandlung durch mehrere Ärzte/Therapeuten nicht zugestimmt hat, kann auch nicht von einem stillschweigenden Einverständnis ausgegangen werden. Die Weitergabe von Daten muss in diesem Fall mit dem Patienten besprochen werden und ein Einverständnis bzw. eine Verweigerung dokumentiert werden. Sofern der Patient der Datenweitergabe zwischen verschiedenen Behandlern ausdrücklich widerspricht, muss die Schweigepflicht dieser Therapeuten untereinander eingehalten werden. In Praxisgemeinschaften, deren Zweck nicht in der gemeinsamen Behandlung, sondern lediglich in der gemeinsamen Nutzung von Räumlichkeiten und Ressourcen (Anmeldung, EDV, Personal) besteht, sind personenbezogene Daten von Patienten zwischen den Behandlern strikt zu trennen. In diesem Fall ist nicht von einem stillschweigenden Einverständnis zum Datenaustausch auszugehen und im Bedarfsfall ist ein schriftliches Einverständnis einzuholen. Bei Beschäftigung von Psychotherapeuten im Angestelltenverhältnis bestehen spezielle Regelungen der Offenbarungspflicht bzw. Offenbarungsbefugnis gegenüber Vorgesetzten, die die Verschwiegenheitsverpflichtung einschränken können.

Schweigepflicht in der Kinder- und Jugendlichenpsychotherapie

In der Psychotherapie mit Kindern und Jugendlichen ist die Frage der Schweigepflicht vor dem Hintergrund einer Güterabwägung zwischen dem Erziehungsrecht der Eltern und dem Selbstbestimmungsrecht des Kindes zu beantworten. Sofern bei dem behandelten Kind eine ausreichende Einsichts- und Urteilsfähigkeit vorliegt, haben die Persönlichkeitsrechte des Kindes Vorrang gegenüber dem elterlichen Erziehungsrecht. Dies gilt unter Umständen auch bei jüngeren Kindern, wenn die Informierung der Eltern das Kindeswohl oder den Behandlungserfolg gefährden könnte. Dies bedeutet, dass in der Kinder- und Jugendlichenpsychotherapie die Offenbarungspflicht gegenüber den Eltern eingeschränkt ist und die Schweigepflicht auch diesen gegenüber prinzipiell gilt, sofern die Kinder kognitiv in der Lage sind, eine entsprechende Entscheidung eigenständig zu treffen. In diesen Fällen bedarf die Offenbarung von Privatgeheimnissen der Kinder gegenüber ihren Eltern ebenfalls der ausdrücklichen Zustimmung durch die minderjährigen Patienten.

Rechtlich werden nur wenige eng definierte Ausnahmen von der Schweigepflicht gemacht. In einigen sozialrechtlich geregelten Sonderfällen besteht sogar eine Informierungspflicht, auch ohne vorherige Einverständniserklärung des Patienten:

- Für die Erstellung des Konsiliarberichts im Rahmen der Antragstellung (Psychotherapie-Richtlinien F I. 1.) hat der antragstellende Psychotherapeut auf dem Überweisungsformular dem Konsiliararzt Basisinformationen über die erhobenen Befunde und die Indikation mitzuteilen.
- Eine begrenzte institutionelle Auskunftspflicht besteht gegenüber den Krankenkassen bzw. kassenärztlichen Vereinigungen zum Zwecke der Abrechnung (§ 295 SGB V) und Qualitätssicherung (§136 SGB V), gegenüber dem medizinischem Dienst der Krankenkassen zum Zweck der Begutachtung und Beratung (§275 ff SGB V) oder den Sozialversicherungsträgern (§ 100 SGB X).
- Bei Überweisungen von Vertragsärzten zu Psychotherapeuten im Rahmen der kassenärztlichen Versorgung besteht eine wechselseitige Berichtspflicht: Der überweisende Arzt hat dem Psychologischen Psychotherapeuten über die erhobenen überweisungsrelevanten Befunde und/oder eingeleiteten Behandlungsmaßnahmen zu informieren; umgekehrt hat der behandelnde Psychotherapeut die Pflicht, den erstbehandelnden Überweiser über erhobene Befunde und Behandlungsmaßnahmen zu informieren, soweit dies zu Weiterbehandlung durch den überweisenden Arzt erforderlich ist (§ 24 Abs. 6 Satz 2 BMV-Ä). Bei Direktkonsultation des Psychotherapeuten (ohne Überweisung) bedarf die Übermittlung von Behandlungsdaten an den Hausarzt des Patienteneinverständnisses (§ 24 Abs. 6 Satz 3 BMV-Ä).

Eine Weitergabe von persönlichen Geheimnissen ohne Einwilligung der Patienten ist darüber hinaus nur unter streng geregelten Ausnahmefällen zulässig:

- bei Bewusstlosigkeit (oder anderweitigem Verlust der Entscheidungsfähigkeit),
- bei Anzeige-, Mitteilungs- und Auskunftspflicht nach dem Geschlechtskrankheiten- und Bundesseuchengesetz oder
- anderen rechtfertigenden Umständen.

Ein »rechtfertigender Notstand« (§ 34 STGB) ist wie folgt definiert: »Wer in einer gegenwärtigen, nicht anders abwendbaren Gefahr für Leben, Leib, Freiheit, Ehre, Eigentum oder ein anderes Rechtsgut eine Tat begeht, um die Gefahr von sich oder einem anderen abzuwenden, handelt nicht rechtswidrig, wenn bei Abwägung der widerstreitenden Interessen, namentlich der betroffenen Rechtsgüter und des Grades der ihnen drohenden Gefahren, das geschützte Interesse das beeinträchtigte wesentlich überwiegt. Dies gilt jedoch nur, soweit die Tat ein angemessenes Mittel ist, die Gefahr abzuwenden.« Bei Drohung einer unmittelbaren Gefahr für Leib und Leben des Patienten (z. B. bei Suizidalität) oder Dritter (z. B. bei Kenntnissen über Misshandlung von Kindern; dem Partner verschwiegener HIV-Infektion bei gleichzeitig ungeschütztem Intimkontakt) oder zur anderweitigen akuten Gefahrenabwehr (bei Gefährdung der öffentlichen Sicherheit, Ankündigung von bestimmten, besonders schweren Straftaten, Fremdgefährdung im Straßenverkehr z. B. durch Drogen- oder Alkoholkonsum) und allgemein zum Schutz höherwertiger Rechtsgüter ist der Psychotherapeut straflos zum Bruch der Schweigepflicht berechtigt, unter Umständen sogar verpflichtet (Haeberle, Psychotherapeutenkammer BaWü, 2006). In diesen Fällen liegt bei Offenbarung ohne Einwilligung keine strafbare Schweigepflichtverletzung vor. Ein Bruch der Schweigepflicht bleibt aber nur dann straffrei, wenn alle anderen Möglichkeiten (Gespräch) ausgeschöpft sind und der Therapeut keine andere Möglichkeit mehr sieht als etwa eine Anzeige zu erstatten. Diese Bemühungen des Therapeuten, die angekündigte Straftat zu verhindern, sollten sorgfältig dokumentiert werden. Außerdem darf der Psychotherapeut die Schweigepflicht in besonderen Fällen »aus berechtigten Eigeninteressen« brechen, z. B. wenn er nach einem Patientensuizid selbstentlastende Aussagen machen kann. Alle anderen Verletzungen der Verschwiegenheitsverpflichtung sind rechtswidrig. Verstöße gegen die Schweigepflicht können straf-, zivil-, standes- und arbeitsrechtliche Konsequenzen haben.

Umgekehrt besteht in bestimmten Fällen aber auch eine Offenbarungspflicht, deren Verletzung ebenfalls strafrechtliche Konsequenzen nach sich ziehen kann. Hier bricht also die Anzeigepflicht die Schweigepflicht. Nach §§ 138 ff. StGB ist jeder Bürger verpflichtet, geplante Straftaten, die ihm bekannt werden, unverzüglich zur Anzeige zu bringen. Das Nichtanzeigen ist strafbar. Für Berufsgeheimnisträger wird Straffreiheit gewährt, wenn sie sich »ernsthaft bemüht« haben, den Täter (Patienten) »von der Tat abzuhalten oder den Erfolg abzuwenden«, z. B. durch eine anonyme Anzeige (Haeberle, PtK BaWü, 2006). Grundsätzlich bleiben aber folgende schwere Straftaten ohne Ausnahmeregelung auch für verschwiegenheitsverpflichtete Psychotherapeuten anzeigepflichtig: Mord oder Totschlag, Völkermord, Verbrechen gegen die Menschlichkeit, Kriegsverbrechen, erpresserischer Menschenraub, Geiselnahme und der Angriff auf den Luft- und Seeverkehr durch eine terroristische Vereinigung. Die Offenbarungspflicht derartiger Straftaten bezieht sich auf Planungen des Patienten oder auf Straftaten Dritter, von denen die Psychotherapeutin Kenntnis erlangt. Bei anderen Straftaten besteht keine Anzeigepflicht, aber eine Berechtigung der Psychotherapeutin, die Schweigepflicht zu brechen. Bereits begangene Straftaten aus der Vergangenheit, von denen die Therapeutin in der Therapie erfährt, sind – unabhängig von ihrer Schwere – niemals anzeigepflichtig.

Zeugnisverweigerungsrecht

Grundsätzlich besteht für jede Person die Verpflichtung, auf Ladung des Gerichts zur Verhandlung zu erscheinen und wahrheitsgemäß auszusagen. Diese Pflicht kann mit gerichtlichen Zwangsmaßnahmen (Ordnungsgeld, Ordnungshaft, zwangsweise Vorführung) durchgesetzt werden. Nach § 53 StPO steht bestimmten Berufsgruppen (u. a. Psychotherapeuten) ein Zeugnisverweigerungsrecht aus beruflichen Gründen zu. Danach kann die Psychotherapeutin Auskunftsbegehren von Behörden oder Gerichten über Patienten zurückweisen und das Zeugnis im Zivil- und Strafprozess über Tatsachen verweigern, die sie im Rahmen ihrer beruflichen Tätigkeit erlangt hat. Das Zeugnisverweigerungsrecht gilt auch für Berufshelfer wie Sprechstundenhilfen, Praxisassistenten und Sekretäre.

Es bestehen folgende Ausnahmen vom Zeugnisverweigerungsrecht: Falls die Patientin die Psychotherapeutin von der Schweigepflicht entbindet, ist diese zur Aussage in Straf- und Zivilprozessen verpflichtet (§ 385 Zivilprozessordnung; § 53 Strafprozessordnung). Im Falle Minderjähriger und anderer in der Geschäftsfähigkeit beschränkter Personen können die Betroffenen die Entbindungserklärung auch gegen den Willen des gesetzlichen Vertreters abgeben, sofern sie die erforderliche geistige und sittliche Reife besitzen, um die Bedeutung und Tragweite der Erklärung zu erkennen. In der Berufsordnung der Psychotherapeutenkammer Berlin ist in § 12 der Umgang mit minderjährigen Patienten geregelt. Danach ist ein Minderjähriger nur dann einwilligungsfähig in eine psychotherapeutische Behandlung, wenn er über die behandlungsbezogene natürliche Einsichtsfähigkeit verfügt. Ist dies nicht der Fall, »sind die Psychotherapeuten verpflichtet, sich der Einwilligung des oder der Sorgeberechtigten zu der Behandlung zu vergewissern. Können sich die Sorgeberechtigten nicht einigen, ist die Durchführung einer Behandlung mit dem noch nicht einsichtsfähigen Patienten von einer gerichtlichen Entscheidung abhängig.« Vergleichbar gilt für den Umgang mit eingeschränkt einwilligungsfähigen Patienten (§ 13), dass die Psychotherapeutin nach entsprechender Aufklärung die Einwilligung des rechtlichen Vertreters einzuholen hat, wenn der Patient nicht über die behandlungsbezogene natürliche Einsichtsfähigkeit verfügt. Bei Konflikten zwischen gesetzlich eingesetzten Vertretern und Patienten ist die Psychotherapeutin verpflichtet, insbesondere auf das Wohl des Patienten zu achten (vgl. BO PtK Berlin).

Nähere Informationen zur Schweigepflicht finden Sie unter www.schweigepflicht-online.de (Thorwart, 2016).

3.5 Datenschutz und IT-Datensicherung

Aufgrund der zunehmenden Verbreitung und Komplexität von EDV-Systemen für die Patientenverwaltung (Praxisverwaltungssystem, Praxissoftware) auch in der psychotherapeutischen Versorgung wachsen die Anforderungen an die Etablierung und Aufrechterhaltung eines angemessenen IT-Sicherheitsstandards in diesem sensiblen Bereich des Gesundheitswesens. Die rechtlichen Grundlagen des EDV-Einsatzes in der ärztlichen und psychotherapeutischen Praxis sind im Bundesdatenschutzgesetz geregelt. »Das Speichern, Verändern oder Übermitteln personenbezogener Daten oder ihre Nutzung ist zulässig im Rahmen der Zweckbestimmung eines Vertragsverhältnisses oder vertragsähnlichen Vertrauensverhältnisses mit dem Betroffenen« (§ 28 BDSG). Die EDV personenbezogener Patientendaten darf ohne weitergehende Zustimmung des Patienten nur im Rahmen des Behandlungsvertrages und ausschließlich für Zwecke der Behandlung und Praxisführung durchgeführt werden.

Bei der elektronischen Datenverarbeitung der persönlichen Daten und Privatgeheimnisse von Patienten ist besonders auf wirksame Sicherungsmaßnahmen gegen den unbefugtem Zugriff Dritter zu achten. Diese besonderen Schutz- und Sicherungsmaßnahmen werden in einer Anlage des BDSG in einer Checkliste (»8 Gebote des Bundesdatenschutzgesetzes«) zusammengefasst (Anlage zu § 9 Satz 1 BDSG):

> *»Werden personenbezogene Daten automatisiert verarbeitet oder genutzt, ist die innerbehördliche oder innerbetriebliche Organisation so zu gestalten, dass sie den besonderen Anforderungen des Datenschutzes gerecht wird. Dabei sind insbesondere Maßnahmen zu treffen, die je nach Art der zu schützenden personenbezogenen Daten oder Datenkategorien geeignet sind,*
>
> *(1) Unbefugten den Zutritt zu Datenverarbeitungsanlagen, mit denen personenbezogene Daten verarbeitet oder genutzt werden, zu verwehren (Zutrittskontrolle),*
>
> *(2) zu verhindern, dass Datenverarbeitungssysteme von Unbefugten genutzt werden können (Zugangskontrolle),*
>
> *(3) zu gewährleisten, dass die zur Benutzung eines Datenverarbeitungssystems Berechtigten ausschließlich auf die ihrer Zugriffsberechtigung unterliegenden Daten zugreifen können, und dass personenbezogene Daten bei der Verarbeitung, Nutzung und nach der Speicherung nicht unbefugt gelesen, kopiert, verändert oder entfernt werden können (Zugriffskontrolle),*
>
> *(4) zu gewährleisten, dass personenbezogene Daten bei der elektronischen Übertragung oder während ihres Transports oder ihrer Speicherung auf Datenträger nicht unbefugt gelesen, kopiert, verändert oder entfernt werden können, und dass überprüft und festgestellt werden kann, an welche Stellen eine Übermittlung personenbezogener Daten durch Einrichtungen zur Datenübertragung vorgesehen ist (Weitergabekontrolle),*
>
> *(5) zu gewährleisten, dass nachträglich überprüft und festgestellt werden kann, ob und von wem personenbezogene Daten in Datenverarbeitungssysteme eingegeben, verändert oder entfernt worden sind (Eingabekontrolle),*
>
> *(6) zu gewährleisten, dass personenbezogene Daten, die im Auftrag verarbeitet werden, nur entsprechend den Weisungen des Auftraggebers verarbeitet werden können (Auftragskontrolle),*
>
> *(7) zu gewährleisten, dass personenbezogene Daten gegen zufällige Zerstörung oder Verlust geschützt sind (Verfügbarkeitskontrolle),*
>
> *(8) zu gewährleisten, dass zu unterschiedlichen Zwecken erhobene Daten getrennt verarbeitet werden können.*
>
> *Eine Maßnahme nach Satz 2 Nummer 2 bis 4 ist insbesondere die Verwendung von dem Stand der Technik entsprechenden Verschlüsselungsverfahren.«*

Diese zentralen Regeln zum Datenschutz wurden vom Bundesamt für Sicherheit in der Informationstechnologie (BSI) erweitert und konkretisiert und bilden die Grundlage für die »Empfehlungen zur ärztlichen Schweigepflicht, Datenschutz und Datenverarbeitung in der Arztpraxis« der Bundesärztekammer.

Das grundsätzliche Einsichtsrecht des Patienten zu den über ihn dokumentierten Informationen bezieht sich selbstverständlich auch auf elektronische Daten. Nach dem BDSG kann jeder Patient Auskunft verlangen über

- die zu seiner Person gespeicherten Daten (inkl. Herkunft und Empfänger),
- den Zweck der Speicherung und
- Personen und Stellen, an die seine Daten regelmäßig übermittelt werden.

Aber während die Dokumentationspflicht sich nur auf therapeutische Feststellungen und Bewertungen bezieht, erfasst die Auskunftspflicht nach dem BDSG *alle* zum Patienten gespeicherten Daten. »Hinweise des Arztes/Psychotherapeuten auf Eigenheiten des Patienten ohne medizinische Bedeutung sind davon nicht ausgeschlossen. Eine Offenbarung solcher Hinweise kann nur verhindert werden, wenn sie nicht (mehr) im EDV-System erfasst sind« (LÄK BaWü, 2011, S. 38). Aus diesem Grund sollte eine entsprechende Auskunftsfunktion im Praxisverwaltungssystem implementiert sein. Zudem hat der Patient gesetzlichen Anspruch auf eine Korrektur unrichtiger Daten.

Die Verpflichtung zur rechtssicheren elektronischen Behandlungsdokumentation schließt auch Schutzmaßnahmen dagegen ein, dass Daten nachträglich manipuliert werden können. Dies kann am sichersten durch den Einsatz von (qualifizierten) elektronischen Signaturen und Zeitstempeln gewährleistet werden. »Im Idealfall verfügt das PVS über ein Dokumenten-Management-System, welches die elektronische Dokumentation verwaltet. Dieses sollte mit qualifizierten elektronischen Signaturen (SigG) und qualifizierten Zeitstempeln arbeiten und auch die Anforderungen des Signaturgesetzes für das Übersignieren von Dokumenten beachten« (Technische

Anlage zu den Empfehlungen zur ärztlichen Schweigepflicht, Datenschutz und Datenverarbeitung in der Arztpraxis der BÄK und KBV, 2008, S. 9).

3.6 Arbeitsmaterialien

INFO 5 ***Checkliste Aufklärungsinformationen (allgemein)***
Anhand dieser Checkliste kann die Therapeutin die Rahmenbedingungen, Therapie- und Patienteninformationen durchgehen, die zur Aufklärung des Patienten notwendig sind.

INFO 6 ***Aufklärungsblatt: Rahmenbedingungen der Verhaltenstherapie***
Mithilfe dieses Informationsblattes wird der Patient über die Rahmenbedingungen der gewählten Therapiemethode (VT) aufgeklärt. Es kann zu Anfang der Therapie ausgehändigt werden.

AB 4 ***Therapievereinbarung***
Diese Art »Vertrag« zwischen Therapeutin und Patient wird von beiden unterschrieben und regelt die Bedingungen der Zusammenarbeit.

AB 5 ***Ausfallvereinbarung***
Mit diesem vom Patienten unterschriebenen Formular stimmt dieser zu, bei Nichtwahrnehmung eines Termins ein Ausfallhonorar zahlen zu müssen, sollte die Stunde nicht anderweitig vergeben werden können.

INFO 7 ***Checkliste Basisdokumentation***
Diese Checkliste dient als Orientierung für Therapeuten, welche Dinge in welcher Form dokumentarisch festgehalten werden sollten bzw. müssen.

AB 6 ***Stundendokumentationsbogen***
Mithilfe dieses Protokollbogens dokumentiert der Therapeut Absprachen, Therapieziele, Fortschritte, Maßnahmen etc. der einzelnen Therapiestunden.

AB 7 ***Verlaufsdokumentationsbogen: Zwischenfazit***
Auf diesem Arbeitsblatt notiert der Patient den aktuellen Stand der Therapie bzw. seines Zustands aus seiner persönlichen Sicht.

INFO 8 ***Checkliste Dokumenteneinsicht***
Hier wird eine Übersicht geboten, welche Dokumente der Patient einsehen darf bzw. wo es Einschränkungen gibt.

AB 8 ***Schweigepflichtentbindung***
Anhand dieser Vorlage kann der Patient seinen Therapeuten von der Schweigepflicht entbinden.

AB 9 ***IT-Datensicherheit (mod. nach Bundesärztekammer + KBV)***
Dieses Arbeitsblatt bietet eine Checkliste, ob eine akzeptable IT-Datensicherheit besteht.

INFO 9 ***Überblick zum Datenschutz gem. DSGVO***
In den letzten Jahren haben sich signifikante Änderungen im Bereich Datenschutz ergeben. Hier werden die wichtigsten Punkte bzw. Neuerungen für die psychotherapeutische Praxis zusammengefasst.

Checkliste Aufklärungsinformationen (allgemein)

Rahmenbedingungen		
Aufklärungsbereich	**Inhaltsaspekte**	**Methoden/Material**
Person des Therapeuten	Name, Funktion, Fachqualifikation, Fachkunde etc.	Persönliche Vorstellung (Erstgespräch)
Antragsverfahren	Zweck und Prozedere des Antragsverfahrens, Bestimmungen zur Kassenleistung bzw. Kostenerstattung, Zeitlicher Ablauf, Gutachterverfahren, GKV-Bewilligung, Umwandlungs- oder Fortführungsanträge	Persönliches Gespräch (Erstgespräch)
formale Aspekte des Therapieablaufs	evtl. Wartezeiten, Probatorik, Therapiedauer, Stundenfrequenz, Behandlungseinheiten-Dauer, Blockstunden	Persönliches Gespräch (Erstgespräch)
rechtliche Aspekte	Vertragspflichten, Berufspflichten, Schweigepflicht, Dokumentationspflicht, Einsichtsrecht, Haftungsrecht, Strafrecht, Sozialrecht	Patienten-Informationsblätter
vertragliche Vereinbarungen	Honorarfragen, Ausfallhonorar, Schweigepflichtentbindung, Einwilligungserklärung mit Audio-/Videodokumentation, Fehlstundenregelung und Therapieausfallvereinbarung, Antisuizidvertrag, Einwilligungserklärung Therapie(-intervention)	Vertragliche Vereinbarungen
institutionelle Rahmenbedingungen	Räumlichkeiten, Arbeitszeiten, Zeitplanung, Pausenregelung, Anmeldungsprozedere, Notfalltelefonnummern, Urlaubszeiten, Vertretungsregelung, Team, Supervision	Persönliches Gespräch und Patienten-Informationsblätter
Therapieinformationen		
Aufklärungsbereich	**Inhaltsaspekte**	**Methoden/Material**
eigenes Therapieverfahren	Erläuterung der Vorgehensweise und Wirkprinzipien der Therapie, Art und Inhalt der psychotherapeutischen Interventionen, exemplarische Veranschaulichung der therapeutischen Interventionen	Persönliches Gespräch und Patienten-Informationsblätter
Therapiedurchführung	Art, Umfang, Aufwand und Ablauf der geplanten Behandlung: Sitzungsdauer und -frequenz, voraussichtliche Gesamtdauer, Einzel- vs. Gruppenformat	Persönliches Gespräch
Behandlungsalternativen	stationäre oder teilstationäre Behandlung, psychiatrisch-pharmakologische Therapien, adjuvante Maßnahmen, anderes Fachkundeverfahren (Verhaltenstherapie vs. Tiefenpsychologie), nicht anerkannte Verfahren, nicht-psychotherapeutische Alternativen (Beratung, Selbsthilfe etc.)	Persönliches Gespräch

Therapieinformationen		
Aufklärungsbereich	**Inhaltsaspekte**	**Methoden/Material**
Nutzen-Risiko-Bewertung	Erfolgsaussichten, Prognose, Risiken, Neben- und Folgewirkungen der vorgeschlagenen Therapie; mögliche Folgen einer Nichtbehandlung und eines Behandlungsabbruchs	Persönliches Gespräch
Patienteninformationen		
Aufklärungsbereich	**Inhaltsaspekte**	**Methoden/Material**
Diagnose	Erläuterung der Diagnose(n) nach ICD-10 oder DSM-5 bzw. möglichst präzise Problemdefinition; erste störungsbezogene Informationen	Persönliches Gespräch
Indikationsstellung	Erläuterung der allgemeinen (ambulante Psychotherapie) und speziellen (Therapieverfahren und -interventionen) Indikation sowie eventueller Kontraindikationen	Persönliches Gespräch
Testergebnisse (optional)	Ggfs. Erläuterung von Testergebnissen	Persönliches Gespräch
Vorbefunde (optional)	Ggfs. Erläuterung von Vorbefunden	Persönliches Gespräch
Konsiliarbericht (optional)	Ggfs. Erläuterung von somatischen Befunden	Persönliches Gespräch
Bericht an den Gutachter (optional)	Ggfs. Erläuterung des Berichtes an den Gutachter	Persönliches Gespräch, Kopie des Berichtes an den Gutachter

INFO 6 Aufklärungsblatt: Rahmenbedingungen der Verhaltenstherapie

P

Sehr geehrte/r Patient/in,

Sie haben sich entschieden, eine Verhaltenstherapie zu machen. Im Folgenden lesen Sie einige Informationen über die Rahmenbedingungen der Behandlung.

Grundlage einer erfolgreichen Behandlung ist die ausführliche Analyse der Entstehung Ihrer Probleme, der aktuellen Situation und der Bedingungen, welche die Probleme aufrechterhalten.

Nach der Problemanalyse und evtl. dem Einsatz von Testverfahren werden die Ziele für den Veränderungsprozess sowie ein Plan für die Behandlung gemeinsam von Ihnen und Ihrem Therapeuten erarbeitet. Wenn Ihnen etwas nicht verständlich oder nachvollziehbar erscheint, fragen Sie bitte nach und lassen sich eine Erklärung geben. Auch wenn im Laufe der Therapie Fragen oder Einwände auftauchen, sollten Sie diese so bald wie möglich ansprechen, um Missverständnisse, die zu Beziehungsstörungen führen könnten, zu vermeiden. Ihr Therapeut wird auf Ihre Fragen eingehen bzw. wird sich ebenfalls bemühen, Probleme wahrzunehmen und anzusprechen. Eine konstruktive und vertrauensvolle Therapeut-Patient-Beziehung ist ein wichtiger Wirkfaktor für die erfolgreiche Behandlung!

Verhaltenstherapie ist eine zeitlich begrenzte Maßnahme mit dem Ziel, Ihre Probleme zu reduzieren bzw. Sie in die Lage zu versetzen, Ihre Probleme zukünftig selbst lösen zu können.

Die Kosten für eine Verhaltenstherapie werden unter bestimmten Voraussetzungen von der Krankenkasse übernommen. Dazu sind eine vorhergehende Antragsstellung und ggf. eine externe Begutachtung des Antrags notwendig. Beantragt werden jeweils bestimmte Stundenkontingente: 25 Sitzungen Kurzzeittherapie (+ 20 Sitzungen Umwandlung in eine Langzeittherapie) oder 45 Sitzungen Langzeittherapie, jeweils zu verlängern um + 15 und + 20 bis max. 80 Sitzungen. Nach der Kostenzusage der Krankenkasse kann die Therapie beginnen.

Bitte halten Sie alle vereinbarten Termine pünktlich ein. Sollten Sie verhindert sein, ist der Termin spätestens zwei Werktage vorher abzusagen. Für einen nicht rechtzeitig abgesagten Termin, der nicht mehr anderweitig vergeben werden kann, fällt ein Ausfallhonorar in Höhe von .... Euro an, das von Ihnen selbst zu zahlen ist.

Therapievereinbarung

zwischen

.... (Therapeut/in)

und

.... (Patient/in)

Der Therapeut verpflichtet sich, die geplante Therapie nach bestem Wissen und Gewissen aufgrund seiner Fachkenntnisse und Berufserfahrung als Psychotherapeut zum Wohle des Patienten durchzuführen. Er verpflichtet sich, alles in der Therapie Besprochene *absolut vertraulich* zu behandeln: Kein Außenstehender – auch kein Angehöriger – wird Inhalte aus den Therapiegesprächen erfahren, es sei denn, es liegt eine ausdrückliche Schweigepflichtentbindung des Patienten für diese Person vor.

Der Patient verpflichtet sich, alle vereinbarten Termine pünktlich einzuhalten und im Falle einer objektiv gewichtigen Verhinderung mindestens *zwei Werktage* zuvor den entsprechenden Termin abzusagen. Für nicht eingehaltene und nicht rechtzeitig abgesagte Termine wird ein *Ausfallhonorar von .... Euro* berechnet, das der Patient selbst bezahlt, da die Krankenkasse für ausgefallene Therapiesitzungen nicht aufkommt. Diese Regelung gilt auch dann, wenn der Patient seinen Termin unverschuldet versäumt.

Psychotherapie ist eine zeitlich begrenzte Maßnahme. Eine Therapiesitzung dauert i. d. R. *50 Minuten*. Die Therapie erstreckt sich über maximal *25 Sitzungen (Kurzzeittherapie)* bzw. *45 Sitzungen (Langzeittherapie)*. Sie kann unter bestimmten Voraussetzungen um weitere *(20 +) 15 + 20 Sitzungen (max. 80 Sitzungen)* verlängert werden.

Beendet der Patient die Therapie vorzeitig, so ist es wünschenswert, die Gründe in einem Abschlussgespräch mit dem Therapeuten zu besprechen.

Der Therapeut beendet die Therapie vorzeitig, wenn die Voraussetzungen für das Gelingen der Behandlung nicht mehr gegeben sind. Die Gründe werden mit dem Patienten besprochen, bspw. fehlende Umstellungsfähigkeit, Lebensumstände, die einem Gelingen der Therapie entgegenstehen, mangelnde Zuverlässigkeit oder Verweigerung erforderlicher Mitarbeit seitens des Patienten.

Die Therapie kann nach Absprache für einen längeren Zeitraum unterbrochen werden, wenn dies im Einzelfall entweder auf Seiten des Therapeuten oder auf Seiten des Patienten erforderlich ist. Nach einer Unterbrechung, die länger als sechs Monate dauert, muss für eine Wiederaufnahme der Therapie erneut die Bewilligung der Krankenkasse eingeholt werden. Längere Unterbrechungen der Therapie auf Seiten des Patienten, die nicht mit dem Therapeuten vereinbart worden sind, werden als Beendigung seitens des Patienten definiert und führen zur Beendigung der Therapie Seitens des Therapeuten.

Für gesetzlich krankenversicherte Patienten gilt: Der Patient verpflichtet sich, jeweils zu Beginn eines Quartals seine Chipkarte vorzulegen und entweder die Überweisung eines Arztes beizubringen oder 10 Euro Praxisgebühr zu bezahlen. Der Patient teilt dem Therapeuten jeden Wechsel seiner Krankenkasse unverzüglich mit.

Für privat versicherte Patienten gilt: Die Rechnungsstellung erfolgt durch ...., jeweils am Ende des Quartals, entsprechend der Gebührenordnung für Ärzte (GOÄ) bzw. der Gebührenordnung für Psychologen (GOP), üblicherweise mit dem 2,3-fachen Steigerungssatz.

Unabhängig von der Erstattung durch Dritte (z. B. private Krankenversicherung oder Beihilfe) ist der Patient als Rechnungsempfänger für die termingerechte Zahlung verantwortlich.

Der Patient verpflichtet sich, evtl. vorhandene *Selbstmordgedanken* mit dem Therapeuten zu besprechen, sodass gemeinsam Schutzmaßnahmen überlegt werden können (bspw. Abschluss eines Non-Suizid-Vertrags) und sich notfalls freiwillig zu seinem Schutz in stationäre Behandlung zu begeben.

Der Patient verpflichtet sich, während der Therapie *keine illegalen Drogen* zu konsumieren und im Falle einer bestehenden Suchterkrankung Abstinenz anzustreben sowie diese in Absprache durch den Hausarzt kontrollieren zu lassen.

....	....	....
Ort, Datum	Unterschrift Therapeut/in	Unterschrift Patient/in

AB 5 Ausfallvereinbarung P

Sehr geehrte Patientin, sehr geehrter Patient,

gelegentlich kommt es vor, dass Patienten ihre Termine nicht wahrnehmen bzw. so kurzfristig absagen, dass die freiwerdende Stunde nicht mehr anderweitig besetzt werden kann. Diese Praxis ist jedoch eine reine Bestellpraxis, d. h., die vereinbarte Zeit ist speziell für Sie reserviert. Sie brauchen keine lange Wartezeit einzuplanen. Daher wird für Termine, die für die Praxis eine Ausfallzeit darstellen, ein Ausfallhonorar berechnet.

Mit Ihrer Unterschrift erklären Sie Ihre Zustimmung zu folgender Absprache:

Wird ein vereinbarter Termin von Ihnen nicht wahrgenommen oder kurzfristig – d. h. weniger als 2 Werktage zuvor – abgesagt, so entsteht ein pauschaler Honoraranspruch in Höhe von .... €. Sie erhalten hierüber eine Rechnung, die von Ihnen selbst zu bezahlen ist, da nicht wahrgenommene Termine von der Krankenkasse nicht erstattet werden.

Diese Regelung gilt auch dann, wenn ein Termin z. B. durch Krankheit, Autopannen, unerwartet längere Arbeitszeiten o. ä. versäumt wird, denn solche Risiken liegen im Verantwortungsbereich des Patienten. Wenn es gelingt, einen abgesagten Termin anderweitig zu vergeben, wird selbstverständlich kein Ausfallhonorar fällig.

....

Patient/in

(1) Basisdaten		
Inhaltsbereich	**Inhaltliche Aspekte (Bsp.)**	**Dokumentationsform der Ergebnisse**
Patientendaten	Kontaktdaten Patient; Therapiebeginn; Antragsdaten	Anmeldebogen
Sitzungsdokumentation	Daten + Dauer Sitzungstermine; Sitzungsprotokolle	Protokollbögen
(2) Aufklärung		
Inhaltsbereich	**Inhaltliche Aspekte (Bsp.)**	**Dokumentationsform der Ergebnisse**
Aufklärung/Information der Patienten	Untersuchungs- und Behandlungsmethoden, Ablauf und Dauer der Behandlung, Sitzungsdauer und -frequenz, Erfolgsaussichten, Behandlungsrisiken	Kenntnisnahmeerklärung des Patienten
Informed Consent	Aufklärungsinformationen (s. Abschnitt 3.1 »Aufklärungspflicht«)	schriftliche Zustimmungserklärung des Patienten
Ggf. Anti-Suizid-Vertrag	Bei Suizidgedanken des Patienten	schriftlicher Vertrag
Behandlungsvertrag	Vereinbarung über Therapiebedingen (inkl. Honorarregelung, Stundenausfallregelung etc.)	schriftlicher Vertrag
Ablehnung/Weiterleitung eines Auftrages	Beendigung der Therapie gegenüber Patienten verständlich machen	schriftliche Dokumentation der Gründe gegenüber dem Patienten und dessen Reaktion
Psychoedukation	Informationen zu Störung und Behandlung	schriftliche Erklärung zu Inhalten
(3) Anamnese		
Inhaltsbereich	**Inhaltliche Aspekte (Bsp.)**	**Dokumentationsform der Ergebnisse**
biografische Anamnese	Wesentliche Informationen der Anamnese	schriftl./elektronische Speicherung Anamnese-Daten in Patientenakte
Familienanamnese	Wesentliche Informationen der Anamnese	schriftl./elektronische Speicherung Anamnese-Daten in Patientenakte
Sozialanamnese	Wesentliche Informationen der Anamnese	schriftl./elektronische Speicherung Anamnese-Daten in Patientenakte
Suchtanamnese	Wesentliche Informationen der Anamnese	schriftl./elektronische Speicherung Anamnese-Daten in Patientenakte

(3) Anamnese		
Inhaltsbereich	**Inhaltliche Aspekte (Bsp.)**	**Dokumentationsform der Ergebnisse**
Störungs-/Krankheitsanamnese	Wesentliche Informationen der Anamnese	schriftl./elektronische Speicherung Anamnese-Daten in Patientenakte
Therapievorgeschichte	Berichte, Epikrisen, Gutachten etc.	schriftl./elektronische Speicherung Vorbefunde in Patientenakte
ärztliche/psychotherapeutische Vorbefunde	Arztberichte; Epikrisen/Klinikentlassungsberichte, Gutachten	Kopien der Befundergebnisse
(4) Diagnose + Indikation		
Inhaltsbereich	**Inhaltliche Aspekte (Bsp.)**	**Dokumentationsform der Ergebnisse**
kategoriale Diagnostik	Ergebnisse der strukturierten klinischen Interviews, Checklisten und der Exploration	(vorläufige) Diagnosen in der Patientenakte bzw. im Bericht an den Gutachter
dimensionale Diagnostik	Ergebnisse der Verfahren zu psychometrischen Untersuchungen	Resultate in der Patientenakte bzw. im Bericht an den Gutachter
Testdiagnostik	Ergebnisse der Testverfahren und -durchführung	Testergebnisse in der Patientenakte bzw. im Bericht an den Gutachter
ICD-10-Code	ICD-10-Codes	(vorläufige) ICD-10-Codes in der Patientenakte bzw. im Bericht an den Gutachter
Komorbiditäten	psychische wie somatische Nebendiagnosen	(vorläufige) Diagnosen in der Patientenakte bzw. im Bericht an den Gutachter
allgemeine Indikation	Therapeutenbeurteilung der Indikation vs. Kontraindikation für Psychotherapie, besonders sorgfältige Prüfung der Übernahme einer parallelen oder nachfolgenden Behandlung eines Angehörigen oder eng privat und beruflich verbundenen Person	Allgemeine Indikationsstellung in der Patientenakte bzw. im Bericht an den Gutachter
spezielle Indikation	differentielle Indikation für psychotherapeutische Maßnahmen	Spezielle Indikationsstellung in der Patientenakte bzw. im Bericht an den Gutachter

(5) Fallkonzeption		
Inhaltsbereich	**Inhaltliche Aspekte (Bsp.)**	**Dokumentationsform der Ergebnisse**
Makroanalyse	▶ Akquisitions- und Performanzbedingungen ▶ Lebenskontext ▶ Stressoren ▶ kritische Lebensereignisse ▶ Traumata	Patientenakte bzw. im Bericht an den Gutachter
Mikroanalyse	▶ Verhaltensanalyse: SORCK-Modell ▶ funktionales Bedingungsmodell ▶ ABC-Analysen ▶ Auslöser-/Verstärkerbedingungen ▶ Funktionalitäten	Patientenakte bzw. im Bericht an den Gutachter
Prognose	▶ psychischer Befund ▶ Interaktionsverhalten in der Therapie ▶ Verhaltensbeobachtung ▶ sozialmedizinische Daten	Patientenakte bzw. Bericht an den Gutachter
Ressourcen	▶ psychischer Befund ▶ soziale Ressourcen ▶ sozialmedizinische Informationen	Patientenakte bzw. Bericht an den Gutachter
Therapiezielhierarchie	konsensuale Therapiezielentscheidung: Entscheidungsprozess, Patientenpräferenzen, Entscheidungsergebnis	Patientenakte
Therapieplan	Individueller Behandlungsplan auf Basis der Diagnose, Verhaltensanalyse und Zielbestimmung	Patientenakte bzw. Bericht an den Gutachter
Gesamtbehandlungsplan	Ggfs. Einbettung der Therapie in andere begleitende oder nachfolgende Maßnahmen	Patientenakte
(6) Therapie		
Inhaltsbereich	**Inhaltliche Aspekte (Bsp.)**	**Dokumentationsform der Ergebnisse**
Therapieziele und Teilziele		Patientenakte bzw. Bericht an den Gutachter
Erfolgsaussichten		Patientenakte bzw. Bericht an den Gutachter
Zielkonflikt- und Nebenwirkungsanalyse		Patientenakte
Therapieverlauf	s. Kap. 9 »Qualitätssicherung«	Protokollbögen, Patientenakte, Therapieverlaufsmessung
Therapieergebnis	s. Kap. 9 »Qualitätssicherung«	Patientenakte
besondere Ereignisse	s. Kap. 9 »Qualitätssicherung«	Patientenakte

Protokollbogen für Psychotherapiesitzungen

Unterschrift Therapeut(in): .... Patient(inn)en- Code: ....

Datum: .... Ort: .... Raum: .... Uhrzeit: von .... bis .... Uhr

Sitzung Nr.: .... Tonband/Video: ☐ Ja ☐ Nein

Umsetzung der Therapieaufgaben/-absprachen aus der letzten Sitzung: ....

....

....

Behandlungsschwerpunkt/-methode: ....

....

....

Verlauf der Sitzung (Inhalte, Interventionen, Ergebnisse, ggf. therapeutische Interaktion/Beziehung):

....

....

....

Neue Informationen / Hypothesen / ggf. psychopathologischer Befund: ....

....

....

Suizidalität: ☐ Nein ☐ Ja, Maßnahmen: ....

Therapieaufgaben/Absprachen für die nächste Sitzung:	Planung der nächsten Sitzung / zu erledigen:
....	....
....	....
Nächstes Teilziel:	
....	
....	

Unterschrift Therapeut/in ______________________

AB 7

Verlaufsdokumentationsbogen: Zwischenfazit

P

Chiffre: ....

Bitte beschreiben Sie in Stichworten Ihr derzeitiges seelisches und körperliches Befinden:

....

....

....

Was hat sich durch die bisherige Therapie verbessert? Was haben Sie gelernt?

....

....

....

Haben sich seit Beginn der Therapie auch neue Probleme ergeben? Wenn ja, welche?

....

....

....

Hat sich seit Beginn der Therapie in Ihrem Leben etwas Wichtiges verändert? Wenn ja, bitte beschreiben Sie kurz:

....

....

....

....

Warum benötigen Sie noch weitere Therapie? Was möchten Sie noch lernen?

....

....

....

Gibt es etwas, das Sie an der Therapie oder dem Therapeuten stört? Wenn ja, bitte beschreiben Sie kurz:

....

....

....

INFO 8 Checkliste Dokumenteneinsicht

T

(1) Verpflichtende Dokumenteneinsicht	
Bereiche des Einsichtsrechtes	**Inhaltsaspekte**
objektive Befunde	Ergebnisse von psychodiagnostischen Erhebungsverfahren, Testergebnisse
Verlaufsdokumentation und objektive Aufzeichnungen	Stundenprotokollbögen, audiovisuelle Dokumentation
Berichte und Kommunikation mit Dritten	Bericht an den Gutachter, Berichte an den Arzt, Konsiliarberichte, Befundberichte von Vor- oder Begleitbehandlern, Epikrisen aus Klinikaufenthalten, Fremdgutachten
Diagnosen	Diagnosestellung, ICD-10-Kodierung, Nebendiagnosen
Behandlungsmaßnahmen und Medikation	Behandlungsprotokolle und Dokumentationen (z. B. Ablauf einer massierten Exposition im Feld)
(2) Freiwillige Dokumenteneinsicht	
Bereiche des Einsichtsrechtes	**Inhaltsaspekte**
subjektive persönliche Aufzeichnungen des Therapeuten	persönliche Eindrücke oder Verdachtsdiagnosen
fremdanamnestische Daten oder vertrauliche Informationen Dritter	Angaben z. B. Angehöriger
(3) Begründete Einschränkungen der Dokumenteneinsicht	
Bereiche des Einsichtsrechtes	**Inhaltsaspekte**
Einschränkung aus therapeutischen Gründen bzw. zum Schutz des Patienten	Wäre durch die Einsicht in erheblichem Ausmaß die psychische Gesundheit oder den Therapieerfolg gefährdet?
Angaben von Drittbeteiligten	Fremdanamnesen von Angehörigen oder Bezugspersonen, Informationen von Mitgliedern einer Gruppentherapie oder bei der Mitbehandlung von Angehörigen
persönliche Aufzeichnungen des Therapeuten	Werden eigene Persönlichkeitsrechte des Therapeuten durch Offenbarung verletzt?
(4) Formale Kriterien für Dokumenteneinsicht	
Bereiche des Einsichtsrechtes	**Inhaltsaspekte**
Leserlichkeit und Verständlichkeit	schriftliche Dokumentation in leserlicher Handschrift, mit Schreibmaschine oder elektronisch; inhaltliche Verständlichkeit auch für Laien (ohne ausgeprägte Fachsprache oder Abkürzungen)
Kopien	gegen Kostenerstattung, ausreichende Kopierqualität
Datenlöschung und -korrektur	Verpflichtung, unrichtige Daten (außer Verdachtsdiagnosen) zu korrigieren; Löschung sämtlicher Aufzeichnungen nach Ablauf der Aufbewahrungspflicht (10 Jahre); auch Abrechnungsdaten

Schweigepflichtentbindung

Praxis/Therapeut

....

....

....

....

Ort, Datum

....

Herr/Frau ...., geb. am ...., wohnhaft in .... entbindet Herrn/Frau .... von der Schweigepflicht gegenüber Herrn/Frau ....

....

Unterschrift

a) Nutzung vorhandener Schutzmechanismen

Ist der Aufnahmebereich von dem Warte- sowie Behandlungsbereich getrennt, sodass wartende Patienten/-innen keine Informationen über Dritte erlangen können?	☐
Wurden die Standardpasswörter bzw. Leerpasswörter nach Installation der Software geändert?	☐
Wurde die Standardeinstellung »Speicherung von Passwörtern« nach der Installation des Betriebssystems deaktiviert?	☐
Ist der Zugang zum Praxiscomputer durch ein Passwort geschützt?	☐
Besitzt nur das befugte Personal Kenntnis von dem Passwort?	☐
Entspricht das Passwort dem aktuellen Sicherheitsstandard?	☐
Ist eine regelmäßige Erneuerung des Passwortes zur Risikominimierung vorgesehen?	☐
Ist das Passwort vor dem Zugriff unbefugter Dritter geschützt bzw. liegt es nicht an vermeintlich sicheren Orten (z. B. Schreibtischauflage)?	☐
Sind die Computer mit Virenschutzprogrammen ausgestattet?	☐
Werden Chipkarten zur Ver-/Entschlüsselung von Daten sowie zur Authentisierung gegenüber elektronischen Diensten und zur elektronischen Signatur eingesetzt?	☐

b) Nutzung Internet und Intranet

Werden die Virenschutzprogramme regelmäßig aktualisiert?	☐
Ist Ihr Virenschutzprogramm zur Überwachung von Datenträgern als auch von Netzen konfiguriert?	☐
Gibt es regelmäßige Virenprüfungen?	☐
Liegt ein Konzept bei begründeten Sicherheitsproblemen (z. B. bei Virenbefall) vor, um effizient agieren zu können?	☐
Sind Ihre Rechner, die mit dem Internet verbunden sind, ausreichend geschützt?	☐
Wird ein Router mit Firewall- und VPN-Funktionalität verwendet?	☐
Wurde die Konfiguration des Routers/der Firewall etc. durch den Praxisinhaber oder das -personal durchgeführt?	☐
Sind Beschränkungen von Datenfreigaben und Diensten mit zuverlässigen Authentisierungs- und Autorisierungsmechanismen versehen?	☐
Es ist kein direkter Zugriff aus dem Internet/Intranet auf einen Rechner mit Patientendaten möglich.	☐
Verwenden Sie einen Web-Browser oder E-Mail-Programme? Falls Sie einen Web-Browser verwenden: Wurden diesbezüglich weitergehende Sicherheitsmaßnahmen getroffen, um nur zulässige und dringende notwendige Scriptsprachen sowie Multimedia-PlugIns auszuführen?	☐
Verwenden Sie Intranet in Ihrer Praxis? Ist die Verbindung konfiguriert?	☐

c) Kommunikationsnetze

Verwenden Sie WLAN in der Praxis? Nutzen Sie zur Absicherung WPA oder WPA2?	☐
Verwenden Sie Voice over IP (VoIP)? Gewährleistet Ihre Telefongesellschaft die gleichwertige Sicherheit zum herkömmlichen Telefonnetz?	☐

d) Verschlüsselung

Sind mobile Datenträger, welche Patientendaten enthalten, vollständig verschlüsselt?	☐
Sind Patientendaten auf stationären Rechnern durch eine Verschlüsselung geschützt?	☐
Werden die empfohlenen Verschlüsselungstechnologien eingesetzt?	☐
Ist ein Schlüsselmanagement integriert?	☐
Werden Chipkarten zur Ver-/Entschlüsselung von Daten sowie zur Authentisierung gegenüber elektronischen Diensten und zur elektronischen Signatur eingesetzt?	☐

e) Datensicherung

Führen Sie regelmäßige Datensicherungen durch?	☐
Werden die Datensicherungen geeignet aufbewahrt?	☐

f) Entsorgung und Reparatur von IT-Systemen und Datenträgern

Werden Maßnahmen getroffen, welche eine vollständige Löschung von Datenträgern sicherstellen (Zusatzprogramme)?	☐
Werden Servicetechniker bei Arbeiten an dem IT-System oder an der TK-Anlage beaufsichtigt?	☐

g) Sicherheits-Updates

Führen Sie folgende Updates regelmäßig durch bzw. spielen Sicherheits-Patches ein?	
– Betriebssystem	☐
– Virenschutzprogramme	☐
– Web-Browser	☐
– E-Mail-Programme	☐

h) Schutz der IT-Systeme vor physikalischen Einflüssen

Sind Ihre IT-Komponenten vor physikalischen Einwirkungen, wie Feuer, Wasser, Sturm, eingehend geschützt?	☐
Werden die IT-Komponenten unter den vorausgesetzten Klimabedingungen betrieben?	☐
Besteht eine unterbrechungsfreie Stromversorgung mit Überspannungsschutz?	☐

i) Fernwartung

Erfolgt eine Authentisierung bei der Einwahl zur Fernwartung mittels gültigem Passwort?	☐
Erfolgt die Freigabe zur Fernwartung nur durch die Praxis?	☐
Sind die Zugriffsrechte des Technikers auf ein Mindestmaß beschränkt?	☐
Erfolgt eine Aktualisierung des Passwortes nach jeder Fernwartungssitzung?	☐
Werden die Fernwartungsdaten zwischen dem Computer des Arztes/Psychotherapeuten und des Technikers verschlüsselt und über eine geschützte Verbindung übertragen?	☐
Werden die Protokolle der Fernwartung archiviert?	☐

j) Elektronische Dokumentation und Archivierung

Werden Ihre zu archivierenden Dokumente mit einer qualifizierten elektronischen Signatur und Zeitstempeln versehen?	☐

Mit der neuen Datenschutz-Grundverordnung (25.05.2018) der Europäischen Union ist eine Reihe von neuen Bestimmungen zum Datenschutz und zur Patienteninformationspflicht in psychotherapeutischen Praxen in Kraft getreten, deren Einhaltung gegenüber den Aufsichtsbehörden jetzt nachzuweisen ist und bei deren Verletzung härtere Sanktionen drohen, als dies in der Vergangenheit der Fall war. Die festgelegten Sanktionsmöglichkeiten für Datenschutzverletzungen umfassen hohe Geldstrafen (bis zu 20 Mio. Euro!) sowie mögliche Schadensersatzforderungen von Betroffenen inklusive Schmerzensgeld. Die DSGVO, die Bestimmungen nach bundesdeutschen Datenschutzgesetzen, die konkreten Erfordernisse für die Psychotherapiepraxis sowie zahlreiche benötigte Formulare sind auf der Homepage der KBV verfügbar. An dieser Stelle sollen nur die wichtigsten Neuerungen überblicksartig zusammengefasst werden.

Der *Prozess der Datenverarbeitung* umfasst per definitionem jeden Umgang mit persönlichen Daten (Erheben, Abfragen, Ordnen, Speichern, Anpassen, Ändern, Auslesen, Weiterleiten, Löschen von Daten sowie Vernichten von Datenträgern). Dieser beginnt bereits bei der (telefonischen) Terminvereinbarung über das Einlesen der Chipkarte und die gesamte Therapiedokumentation bis zur anschließenden Datenarchivierung. Die personenbezogenen Daten umfassen neben den *Patientendaten* (Person- und Gesundheitsdaten: Name, Kontaktdaten, Versicherungsnummer, Diagnose, Befunde, Therapiedaten etc.) auch die *Personaldaten von Praxismitarbeitern* (Name, Adresse, Sozialversicherungsnummer etc.).

Die *Informations- und Nachweispflicht* nach DSGVO umfasst generell (mod. n. KBV, www.kbv.de/datenschutz):

(1) Verzeichnis von Verarbeitungstätigkeiten, das die Praxis auf Verlangen der Aufsichtsbehörde vorzulegen hat;
(2) Aufstellung der technischen und organisatorischen Maßnahmen, die die Praxis zum Schutz von personenbezogenen Daten ergreift;
(3) Patienteninformation zum Datenschutz in der Praxis;
(4) Vereinbarung zur Auftragsverarbeitung mit Softwareanbietern und anderen Dienstleistern, wenn diese auf Patienten- oder Mitarbeiterdaten zugreifen können.

Für große Praxen, Praxisgemeinschaften, MVZ, psychotherapeutische Hochschul- und Ausbildungsambulanzen ist zudem ein interner oder externer *Datenschutzbeauftragter* zu benennen, wenn mindestens zehn Personen regelmäßig personenbezogene Daten automatisiert verarbeiten (inkl. Empfang, Büro- und Verwaltungspersonal). Eine Datenschutz-Folgenabschätzung und ein DS-Beauftragter unabhängig von der Praxisgröße sind erforderlich, wenn große Mengen an personenbezogenen Daten (z. B. zu Forschungszwecken) verarbeitet oder die Praxisräume systematisch videoüberwacht werden. Patienteneinwilligungen zur Datenweitergabe bspw. an eine privatärztliche Verrechnungsstelle müssen um einen Hinweis auf Widerrufbarkeit ergänzt werden.

<u>Achtung</u>: Wenn Praxen eine Internetseite oder einen Social-Media-Auftritt nutzen, müssen die entsprechenden Datenschutzregelungen und -erklärungen auch hier die DSGVO-Vorgaben erfüllen. Besonderes Augenmerk hinsichtlich der DS-Bestimmungen ist auf personenbezogene Daten zu legen, die für Online-Kontaktformulare oder für einen Praxis-Newsletter genutzt werden.

Jede Praxis muss ein *Verzeichnis von Daten-Verarbeitungstätigkeiten* erstellen, in dem genau beschrieben wird, welche Personen in der Praxis mit welchen Daten welchen Umgang haben (u. a. mittels der Datenverwaltungssoftware, elektronischer Terminplanung und Abrechnung, aber auch bzgl. der Personalakten der MitarbeiterInnen).

Dabei muss jeweils der Zweck der Verarbeitung (z. B. ärztliche Dokumentation), die betroffene Personengruppe (Patienten, Beschäftigte), die Datenkategorien (z. B. Gesundheitsdaten, Personaldaten), die Empfängergruppen, gegenüber denen die personenbezogenen Daten offengelegt werden (z. B. Krankenkassen, kassenärztliche Vereinigungen, PVS) sowie die entsprechende Löschungsfrist (z. B. 10 Jahre) angegeben werden. Kann das Datenverarbeitungsverzeichnis auf Verlangen der Aufsichtsbehörden nicht vorgelegt werden, drohen Geldstrafen.

Ein Muster für die entsprechende Dokumentation findet sich auf der KBV-Homepage (www.kbv.de/datenschutz).

Die Verantwortlichkeit der Praxen für den Schutz personenbezogener Daten beinhaltet die rechtliche Verpflichtung, geeignete technische und organisatorische Maßnahmen zum Datenschutz entsprechend der gültigen Vorschriften zu ergreifen und alle Mitarbeiter ausreichend darüber zu informieren und zur Einhaltung zu verpflichten. Die Umsetzung der Maßnahmen und die Einweisung der Mitarbeiter sind zu dokumentieren, ein entsprechender Datenschutzplan ist bei Kontrollen vorzulegen.

Auch die Patientinnen müssen spätestens zum jeweiligen Zeitpunkt der Datenerhebung ausreichend über den Zweck, die Rechtsgrundlage und die Verwendung ihrer Daten sowie alle damit verbundenen eigenen Schutz- und Widerspruchsrechte aufgeklärt werden. Dazu gehören auch die Kontaktdaten der Praxis und der zuständigen Datenschutzbeauftragten. Diese Aufklärung kann über Praxisaushänge, Informationsblätter oder als sichtbare Patienteninformation auf der Praxishomepage erfolgen. Es empfiehlt sich, diese Informationen redundant zur Verfügung zu stellen.

Die KBV stellt ein Muster für eine Patienteninformation zur Verfügung.

Die 10 wichtigsten Datenschutzmaßnahmen in der psychotherapeutischen Praxis sind (mod. nach KBV-Informationen):

(1) Patientendaten niemals unverschlüsselt über das Internet bzw. per E-Mail versenden;
(2) persönliche Zugriffsberechtigungen zu definierten Softwareverwaltungsbereichen, Ordnern, Dateien, Akten, Adresskarteien etc. individuell für jeden Mitarbeiter je nach Zuständigkeits- und Aufgabenbereich;
(3) Diskretion in den Praxisräumlichkeiten (z. B. Anmeldung getrennt zum Wartebereich, Diskretionszone vor dem Anmeldetresen);
(4) sichere Verwahrung von physischen Patientenakten in verschlossenem Stahlschrank, außerhalb der Sichtweite oder Zugänglichkeit unbefugter Personen (z. B. andere Patienten, auch wenn Therapeut kurzfristig das Sprechzimmer verlässt);
(5) vertrauliche Therapeut-Patient-Gespräche in geschlossenen Räumen und ausreichendem Schallschutz nach außen;
(6) bei Auskünften am Telefon zur Wahrung der Verschwiegenheitspflicht: Sicherung der Identität des Anrufers und dessen Legitimierung für die erfragten Informationen (z. B. durch Identifizierungsmerkmale oder Rückruf); keine Auskünfte an Unbefugte oder nicht eindeutig identifizierbare Personen (inkl. entsprechende Instruktion aller Mitarbeiter);
(7) Festlegung des Löschungsprozederes von Daten nach Ablauf der Aufbewahrungsfrist (Zuständigkeit, technische und organisatorische Durchführung, Zeitplanung);
(8) technisch einwandfreie und vollständige Vernichtung von Patientenakten nach DIN-Normen;
(9) Festlegung der Zuständigkeit und des Prozederes der Meldung bei Datenpannen und Datenschutzverstößen an die zuständige Aufsichtsbehörde innerhalb von 72 Stunden;
(10) Informierung und Verpflichtung aller Mitarbeiter über die Einhaltung von Schweigepflicht und Datenschutz.

Sofern *externe Dienstleister* mit der Installation oder Wartung der Praxissoftware oder der Archivierung oder Vernichtung von Akten und Datenträgern beauftragt werden, in deren Rahmen sie Zugriff auf Patienten- oder Mitarbeiterdaten erhalten, ist der Abschluss eines *Vertrages zur Auftragsverarbeitung* vorgeschrieben. Dabei ist der Praxisbetreiber dafür verantwortlich zu prüfen, ob die beauftragte Firma ein Datenschutzsiegel oder eine Zertifizierung (z. B. ISO/IEC 27001) besitzt, die Vorschriften des Datenschutzes tatsächlich einhält und entsprechende technische und organisatorische Maßnahmen durchführt.

Ein *Datenschutzbeauftragter* muss bei mindestens zehn Mitarbeitern mit Datenverarbeitungstätigkeit oder bei Vorliegen der Datenschutzfolgeabschätzungsvoraussetzungen vorhanden sein. Der DS-Beauftragte hat die Aufgabe, die Einhaltung des Datenschutzes und der Datensicherheit in der Praxis zu kontrollieren und zu gewährleisten. Diese Aufgabe kann von einem fachlich qualifizierten Mitarbeiter wahrgenommen werden, dessen Name und Kontaktdaten dem Landesdatenschutzbeauftragten mitzuteilen sind. Wird eine *Datenschutz-Folgenabschätzung* erforderlich, sollte ein DS-Experte hinzugezogen werden (z. B. Landesdatenschutzbeauftragte).

Werden *Einwilligungserklärungen* (z. B. bei Einbeziehung einer privatärztlichen Verrechnungsstelle) ausgestellt, müssen diese um die Einwilligung zur Datenverarbeitung und die Widerspruchsrechte ergänzt werden.

Es wird empfohlen, die Datenschutzerklärung und die Patienteninformation zum Datenschutz in der Praxis auf der Praxiswebsite bzw. auf dem Praxisauftritt in sozialen Netzwerken allgemein zugänglich zu veröffentlichen. In der *Datenschutzerklärung* sollte darauf hingewiesen werden (md. Nach KBV), dass

- personenbezogene Daten (Name, Postanschrift, E-Mail-Adresse, Telefonnummer oder Geburtsdatum) ausschließlich in Übereinstimmung mit dem jeweils geltenden Datenschutzrecht erhoben und genutzt werden,
- nur gespeichert werden, wenn sie aktiv übermittelt werden und
- die Daten nur zweckgebunden (z. B. zur Beantwortung von Anfragen oder zur Zusendung von Informationsmaterial, E-Mail-Adressen für Newsletter, Kontaktdaten nur für die Korrespondenz) verwendet werden.

II Therapieablauf

4 Erstkontakt

4.1 Der telefonische Erstkontakt: Hintergrund

Meist entsteht der psychotherapeutische Erstkontakt zu Patienten in Form eines Telefonats. Ziel des Gesprächs ist immer eine Absprache bzw. Vereinbarung. Patienten sollte möglichst innerhalb von 1 bis 2 Wochen die Möglichkeit für einen Sprechstundentermin gegeben werden. Wichtige Informationen können bereits vor dem Erstgespräch über einen Erstauskunftsbogen (AB 12) erfragt werden. Der konkrete Hinweis, wann der Fragebogen in der Praxis eingehen sollte (bspw. eine Woche vor dem Erstgespräch) ist sinnvoll. Bei Bedarf kann bereits hier eine Einverständniserklärung zur Aufzeichnung von Gesprächen beigelegt werden (AB 13).

Steht kein Therapieplatz zur Verfügung, erfolgt eine andere Vereinbarung, wie die Aufnahme in die Warteliste (AB 11) oder erneute Anfrage des Patienten zu einem späteren Zeitpunkt.

Der kurze Gesprächsleitfaden auf AB 10 unterstützt den Therapeuten im telefonischen Erstkontakt und zeigt die Interessen von Therapeut und Patient auf. Der Leitfaden erleichtert die Strukturierung des Telefonats und bereitet auf relevante Fragen der Patienten vor.

4.2 Verbindlichkeit erhöhen

Anmeldung: Die psychotherapeutische Sprechstunde kann als offene Sprechstunde ohne Anmeldung (wie in der Arztpraxis) oder mit Terminvergabe durchgeführt werden. Der Erstkontakt erfolgt in den meisten Fällen telefonisch oder per elektronischem Anmeldeformular auf der Website der Praxis/Ambulanz. Bei diesem Erstkontakt wird ein Termin für die erste Sprechstunde vergeben, wo die erste persönliche Face-to-face-Begegnung zwischen Therapeut und Patient stattfindet. Danach werden weitere Termine direkt miteinander vereinbart, wobei es den Beteiligten freisteht, feste Termine für einen längeren Zeitraum zu vereinbaren oder nur den jeweiligen Folgetermin festzulegen. Werden Termine nicht oder sehr kurzfristig abgesagt, können diese Termine möglicherweise nicht neu vergeben werden und führen zu Einnahmeverlusten für die Praxis. Um die Verbindlichkeit auf Seiten des Patienten zu erhöhen, kann deshalb auch schon zum Erstkontakt eine Regelung über ein Ausfallhonorar (bei Nichterscheinen zum Erstgespräch) vereinbart werden. Für den Fall, dass der Patient einen Platz auf der Warteliste erhält, ist eine größere Verbindlichkeit in Form eines Fragebogens möglich.

Ausfallhonorar: »Wir möchten Sie darüber informieren, dass beim Erstgespräch ein Honorarausfall von € 50,– berechnet wird, wenn Sie nicht 48 Stunden vor dem vereinbarten Termin absagen. Dafür reicht eine Nachricht auf dem Anrufbeantworter aus.«

Achtung! Schweigepflicht

Schon mit dem telefonischen Erstkontakt unterliegen Psychotherapeuten der Schweigepflicht, das heißt, alle Informationen werden absolut vertraulich behandelt, inklusive des Kontaktes und (späteren) Behandlungsverhältnisses an sich. Personen außerhalb der Psychotherapie darf also keine Auskunft erteilt werden, nicht einmal darüber, dass ein Kontakt stattgefunden hat. Eine Ausnahme liegt vor, sobald akute und erhebliche Gefährdungslage für Leib und Leben besteht (Psych KG, Strafgesetzbuch), insbesondere wenn im Kontakt eine Selbst- oder Fremdgefährdung des Patienten deutlich wird oder der Patient damit droht, eine Straftat zu begehen.

Für Kontakte, die über das Internet in Form von E-Mail-Anfragen zustande kommen, gilt das Gleiche wie für telefonische Erstkontakte. Fragebögen können dabei auf jeden Fall per E-Mail verschickt werden.

4.3 Arbeitsmaterialien

AB 10 *Der telefonische Erstkontakt*
Auf diesem Arbeitsblatt kann sich der Therapeut Notizen zu den wichtigsten Informationen für ihn selbst und den Patienten machen.

AB 11 *Aufnahme in die Warteliste*
Dieses Formular ist vom Patienten auszufüllen, der sich zur Psychotherapie anmelden möchte. Es enthält Fragen zu den Patientendaten sowie zu Vorbehandlungen.

AB 12 *Erstauskunftsbogen*
Der Patient füllt diesen Bogen mit allen für die Therapieaufnahme relevanten Daten aus, z. B. Angaben zur Person, erste Skizzierung der Probleme, Belastungseinschätzung etc.

AB 13 *Einverständniserklärung zur Aufzeichnung von Gesprächen*
Mit seiner Unterschrift auf diesem Formular erklärt sich der Patient damit einverstanden, dass therapeutische Sitzungen mittels Ton- oder Videoaufnahmen dokumentiert werden.

AB 10 Der telefonische Erstkontakt

Beim telefonischen Erstkontakt können folgende Punkte zum Thema werden:

Informationen für den Therapeuten

Wie ist der Patient auf die Praxis aufmerksam geworden?

....

....

....

Gibt es einen Zuweiser und wer ist das?

....

....

....

Hat der Patient schon Behandlungsversuche hinter sich?

....

....

....

....

Informationen für den Patienten

- Ist zurzeit ein Therapieplatz frei?
- Wenn kein Platz frei ist, wie lange wird die Wartezeit voraussichtlich dauern?
- Hat der Therapeut Erfahrung in der Behandlung des Problems?
- Wie verhält es sich mit der Kostenübernahme durch die Krankenkasse?

Anmeldung zur Psychotherapie bzw. zu einem psychotherapeutischen Erstgespräch

Sehr geehrte Patientin, sehr geehrter Patient,

Sie wünschen eine Psychotherapie in meiner Praxis bzw. einen Termin für ein Erstgespräch. Wie bereits (telefonisch) besprochen, beträgt die momentane Wartezeit .... Wochen. Um Ihnen einen Therapieplatz zusichern zu können, möchte ich Sie bitten, die untenstehenden Fragen zu beantworten und an mich zurückzuschicken. Ich werde mich dann in der .... Kalenderwoche mit Ihnen in Verbindung setzen, um einen Termin für ein Erstgespräch zu vereinbaren. Selbstverständlich werden diese Angaben absolut vertraulich behandelt.

Bei akutem Bedarf rate ich Ihnen, Ihren Hausarzt, einen niedergelassenen psychiatrischen Arzt oder die psychiatrische Ambulanz des für Ihren Wohnbereich zuständigen Klinikums aufzusuchen. Ich danke Ihnen für Ihre Angaben.

Datum: ....

Name, Vorname: ....   Geburtsdatum: ....

Straße: ....   Ort: ....

Telefon-Nr.: ....

E-Mail: ....

Hausarzt: ....

Krankenversicherung: ....

Waren Sie bereits in psychotherapeutischer Behandlung? Wann?

....

....

....

Welche Beschwerden, welches Anliegen (evtl. Auslösesituation) haben Sie (in Stichworten)?

....

....

....

....

An welchen Wochentagen, zu welchen Tageszeiten können Sie Therapiesitzungen wahrnehmen?

....

....

....

....

Angaben zur Person

Bitte tragen Sie die folgenden Informationen ein.

Heutiges Datum: ....

Geburtsdatum: ....

Name, Vorname: ....

Anschrift:

....

....

....

Telefon ....

mobil: ....

Wann sind Sie telefonisch am besten erreichbar? ....

E-Mail: ....

Krankenkasse: ....

Familienstand:
- ☐ ledig
- ☐ feste Partnerbeziehung
- ☐ unverheiratet mit Partner/in zusammenlebend
- ☐ verheiratet
- ☐ alleinerziehend
- ☐ keine feste Partnerbeziehung
- ☐ getrennt lebend
- ☐ geschieden
- ☐ verwitwet

Haben Sie Kinder? ☐ nein ☐ ja, ...

Ausbildung:
- ❑ kein Schulabschluss
- ❑ Hauptschulabschluss
- ❑ Realschulabschluss
- ❑ Fachabitur
- ❑ Abitur
- ❑ abgeschlossenes Fachhochschul- oder Hochschulstudium
- ❑ andere: ....

erlernter Beruf: ....

derzeitig ausgeübter Beruf: ....

Sind Sie zurzeit krankgeschrieben? ❑ nein ❑ ja

Wenn ja: Seit wann sind Sie krankgeschrieben? ....

Besteht eine Berentung? ❑ nein ❑ ja, seit ....

Besteht ein Antrag auf Rente bzw. Erwerbsminderung? ❑ nein ❑ ja

Bitte schildern Sie in Stichworten die Probleme, wegen denen ein Behandlungswunsch besteht:

....

....

....

....

....

Seit wann bestehen diese Probleme?

....

....

Waren Sie deswegen schon in medizinischer und/oder psychotherapeutischer Behandlung?

Wo? ....

Wann? ....

Wie stark fühlen Sie sich zurzeit durch Ihr Problem belastet?
❐ sehr stark
❐ stark
❐ mittelmäßig
❐ wenig
❐ gar nicht

In welchen Lebensbereichen fühlen Sie sich durch Ihr Problem besonders beeinträchtigt?
❐ Partnerschaft/Familie
❐ Ausbildung/Beruf
❐ Freizeit
❐ Finanzen
❐ Körperliche Gesundheit
❐ Soziale Kontakte
❐ Sonstiges: ....

Wann sind Sie das letzte Mal von einem Arzt gründlich untersucht worden?

....

Haben Sie zurzeit ernsthafte Probleme mit Ihrer Gesundheit?
❐ nein ❐ ja

Wenn ja: Welcher Art sind diese Gesundheitsprobleme?

....

....

Seit wann haben Sie diese Probleme?

....

Im Folgenden ist Platz für Anmerkungen oder Fragen, die im Erstgespräch geklärt werden sollen.

....

....

....

....

....

Einverständniserklärung

Hiermit erkläre ich, ..., mich damit einverstanden, dass zur Qualitätssicherung psychotherapeutische Sitzungen mittels Ton- oder Videoaufnahmen dokumentiert werden. Ich bin darüber aufgeklärt worden, dass die Bandaufnahmen lediglich zu Aus- und Weiterbildungszwecken unter Wahrung des Arztgeheimnisses verwandt werden. Auf Wunsch kann dieses Einverständnis jederzeit widerrufen werden, alle Aufnahmen werden dann gelöscht.

....

Ort, Datum

....

Unterschrift

5 Erstgespräch

Das Erstgespräch findet in der Regel im Rahmen der psychotherapeutischen Sprechstunde statt. Dabei können pro Patientin insgesamt sechs Sprechstunden á 25 Minuten oder drei Sprechstunden á 50 Minuten genutzt werden. Mindestens ein Sprechstundentermin ist bei neuen Fällen zwingend vorgeschrieben.

Die psychotherapeutische Sprechstunde soll einen schnellen Therapeutenkontakt ohne lange Wartezeiten für jede hilfesuchende Patientin gewährleisten und dient zur ersten Indikationsentscheidung. Mittels PTV-11-Formular wird festgestellt und dokumentiert, ob Anhaltspunkte für eine psychische Störung gem. Psych-RL festgestellt werden können, eine Vordiagnose besteht oder eine Verdachtsdiagnose (ICD-Code) gegeben werden kann. Zudem sollen Empfehlungen zum weiteren Vorgehen (Behandlungssetting, Psychotherapieverfahren, ärztliche Abklärung etc.) gegeben werden. Abschließend wird festgelegt, ob die psychotherapeutische Behandlung in der eigenen Praxis durchgeführt werden kann und wann der Folgetermin geplant wird. Falls der Patient nicht aufgenommen werden kann, soll er an alternative Behandlungsangebote ver- oder überwiesen werden (z. B. Beratungsstellen, psychiatrische oder neurologische Fachärzte, stationäre Behandlung, medizinische Rehabilitation, Selbsthilfeeinrichtungen).

Mit dem Erstgespräch beginnt eine sehr wichtige Phase im Therapieprozess: Es ist die Eingangsphase, in der günstige Ausgangsbedingungen für die weitere Therapie geschaffen werden. Die Rollenverteilung zwischen Therapeutin und Patientin ist noch nicht etabliert, es ist sozusagen »noch alles offen«.

5.1 Mit den Augen des Patienten

Der Gang zum Psychotherapeuten ist für Patienten oft von widersprüchlichen Gedanken und Gefühlen geprägt. Zum Aufbau eines tragfähigen Arbeitsbündnisses ist es für die Behandlerin von Bedeutung, sich dieses Zustands der Patienten bewusst zu sein.

Zielstellungen von Patientin und Therapeutin

Für Patientin und Therapeutin dient das Erstgespräch der Orientierung und dem gegenseitigen Kennenlernen. Für beide ist es von Bedeutung, Informationen zu sammeln, um die Situation und deren Perspektiven einzuschätzen. Außerdem bietet das Erstgespräch für die Therapeutin die Gelegenheit zur ersten Beantwortung verschiedener Fragen, die im Zusammenhang mit der Aufnahme einer Behandlung stehen. Hierzu gehören Fragen zur Person der Patientin, zum sozialen Umfeld ebenso wie erste Fragen zur aktuellen Symptomatik sowie zur Entstehung und Aufrechterhaltung der Problematik.

Die Patienten sollen zu diesem Zeitpunkt über die Rahmenbedingungen, den Ablauf, die Erfolgschancen und Grenzen sowie evtl. Risiken der ambulanten Psychotherapie aufgeklärt werden (informed consent). Für diesen Zweck wird Patienten das PTV 10 »Ambulante Psychotherapie in der gesetzlichen Krankenversicherung« ausgehändigt und mit ihnen besprochen. Insbesondere bei Minderjährigen, Patienten mit Intelligenzminderung oder älteren oder neurologisch erkrankten Patienten mit kognitiven Beeinträchtigungen müssen die Aufklärungsinformationen individuell angepasst vermittelt werden.

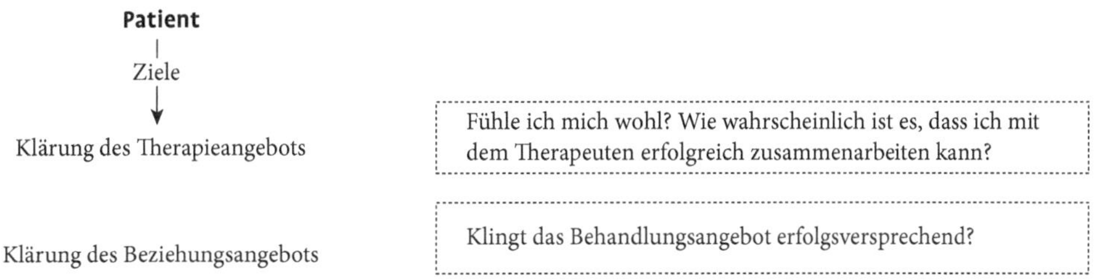

Abbildung 5.1 Zielstellungen des Patienten im Erstgespräch

Therapeut

Ziele

Klärung der Zuweisung	Kommt der Patient aufgrund eigener Entscheidung oder wurde er zur Therapie verwiesen (Bewährungsauflage, Drängen der Familie)?
Klärung der Indikation	Sind die Voraussetzungen für eine psychotherapeutische Behandlung im jeweiligen Setting gegeben?
Klärung der Beschwerden	Um welche Symptomatik handelt es sich?
Klärung der diagnostischen Instrumente	Welche weiteren Informationen müssen erhoben werden und wie werden sie gewichtet?
Klärung der Qualitätssicherung	Welche Basisdaten müssen erhoben werden?

Abbildung 5.2 Zielstellungen des Therapeuten im Erstgespräch

Die erste Begegnung

Für die Patientin ist das Erstgespräch möglicherweise die erste Begegnung mit Psychotherapie bzw. einem Psychotherapeuten. Ängste, Unsicherheiten und Befürchtungen können eine Rolle spielen.

Hoffnung und Scham

Für die Patienten geht es im Erstgespräch nicht nur darum, ein Behandlungsangebot hinsichtlich ihrer Problematik zu erhalten, sondern auch um die Möglichkeit einer offenen Darstellung ihrer persönlichen Probleme. Für die Patienten besteht die Hoffnung, endlich Hilfe und Unterstützung zu erhalten, gleichzeitig haben Patienten aber auch Angst, als verrückt zu gelten, schämen sich dafür, Hilfe in Anspruch zu nehmen, befürchten, nicht ernst genommen zu werden und sind unsicher, an der richtigen Stelle zu sein.

Ergebnisse der Psychotherapieforschung belegen, dass die anfängliche Therapieerfolgserwartung des Patienten den besten Prädiktor für den tatsächlichen Erfolg am Ende der Therapie darstellt. Daraus folgt, dass von Beginn an darauf geachtet werden sollte, eine angemessene Zuversicht zu induzieren – ohne andererseits unrealistische Erwartungen zu erzeugen. Im Sinne eines systemimmanenten Vorgehens in der Gesprächsführung und Haltung ist eine angemessene positive Therapieerfolgserwartung wiederum wahrscheinlich, wenn eine gute Therapiebeziehung besteht, die Therapie in einem formalisierten Setting mit professioneller Ausstattung und erwartungskongruenten Ritualen stattfindet, ein überzeugendes Therapierational (Interventionen mit störungsspezifischen Wirkmechanismen) vermittelt und während der Therapie auch erkennbar umgesetzt wird. Professionelles und kompetentes Auftreten des Psychotherapeuten ist also ein wichtiger unspezifischer Wirkfaktor, der auch durch den ersten Eindruck der Person des Therapeuten beim Patienten bestimmt wird.

! In der Arzneimitteltherapie macht die reine Therapieerwartung, der Placeboeffekt, durchschnittlich mindestens 30 Prozent der Gesamtwirkung aus. Diese Macht der Erwartungen sollte auch in der Psychotherapie nicht verschenkt, sondern viel gezielter genutzt werden.

Drei Beziehungstypen

Nach Steve de Shazer (1988) gibt es drei Beziehungstypen, welche die Nachfrage nach therapeutischer Unterstützung charakterisieren (s. Tab. 5.1). Diese Unterscheidung gibt Auskunft darüber, mit welchen Erwartungen hinsichtlich des Aufbaus einer Beziehung der Therapeut in ein Erstgespräch gehen kann. Dabei handelt es sich um eine heuristische Beschreibung, keinesfalls um eine diagnostische oder klassifikatorische Festlegung. Ist die Erwartung des Patienten an den Therapeuten bzw. an die Therapie zu hoch, so wird dem Therapeuten schnell eine Rolle als »Medizinmann« oder »Wunderheiler« zugeschrieben. Ist die Erwartung sehr niedrig, so kann sich das in offen oder verdeckt feindseligem Verhalten äußern.

Tabelle 5.1 Drei Beziehungstypen nach Steve de Shazer

Besucher/Besucherin	▶ keine Beschwerden ▶ keine Ziele ▶ von jemandem geschickt ▶ von jemandem mitgenommen
Klagender/Klagende	▶ es gibt Beschwerden ▶ es gibt eventuell Ziele ▶ sieht sich als Teil des Problems, aber nicht als Teil der Lösung ▶ erwartet, dass andere geändert werden
Kunde/Kundin	▶ es gibt Beschwerden ▶ es gibt Ziele ▶ sieht sich als Teil der Lösung ▶ will etwas gegen sein/ihr Problem tun

Dokumentation

»Da ist endlich einmal jemand, der mir zuhört.« Insbesondere die hohe Kunst des Paraphrasierens vermittelt den Patienten nicht nur, dass der Therapeut seinen Ausführungen aufmerksam folgt, sondern dass er sie in tiefgründiger Weise empathisch versteht und manchmal in passenderen Formulierungen wiedergeben kann als der Patient selbst in der Lage war. Wenn ein solches Paraphrasieren gelingt, fühlt sich der Patient in außerordentlicher Weise tief verstanden und beim Gegenüber sicher aufgehoben. Es kann durchaus sein, dass Patienten im Erstgespräch wesentlich offener berichten als in späteren Sitzungen. Im weiteren Therapieverlauf können die ersten Sitzungen daher eine wichtige Informationsquelle sein. Aus diesem Grund ist es empfehlenswert, das Erstgespräch in Bild und Ton aufzuzeichnen. Dazu wird selbstverständlich eine Einverständniserklärung (AB 13 »Einverständniserklärung zur Aufzeichnung von Gesprächen«, s. Kap. 3) des Patienten benötigt. Je transparenter und selbstverständlicher diese Regelung dargestellt wird, desto eher sind Patienten bereit, einzuwilligen. Lehnt ein Patient jedoch ab, sollte das Besprochene in möglichst genauen schriftlichen Aufzeichnungen festgehalten werden.

5.2 Struktur und Ablauf eines Erstgesprächs

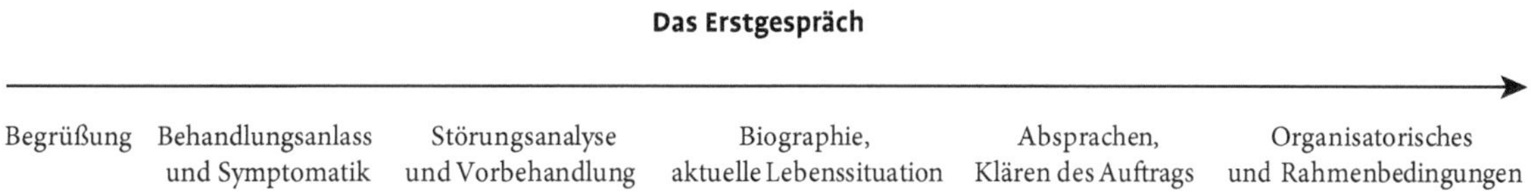

Abbildung 5.3 Das Erstgespräch

5.2.1 Begrüßung

Zu Beginn des Gesprächs stellt sich der Behandler zunächst vor und gibt einen Überblick über den Rahmen und die möglichen Ziele des Erstgesprächs:

Rahmen

▶ »Wir haben jetzt erst einmal 50 Minuten Zeit, um uns kennenzulernen.«

Ziele

- »Ich kann mir ein Bild von Ihrer Problematik machen und Ihnen gegen Ende der Sitzung einen groben Behandlungsplan skizzieren.«
- »Sie haben Gelegenheit, von sich und Ihren Schwierigkeiten zu berichten, Fragen zu stellen und so einen ersten Eindruck von meiner Person und Arbeitsweise zu bekommen.«

Auch wenn das Gespräch per Bild oder Ton aufgezeichnet wird, können sich einige handschriftliche Notizen später als sinnvoll erweisen.

> **!** Um die »Servicehaltung« gegenüber der Patientin deutlich zu machen, ist es schon bei der Begrüßung möglich, einen Fokus auf ihre Eigenverantwortung zu legen, z. B. durch die Frage: »Was kann ich für Sie tun?« Durch die Haltung, die in dieser Frage zum Ausdruck kommt, signalisiert die Therapeutin, dass sie die Aufträge und Bedürfnisse der Patientin ernstnimmt. Es geht um eine erste, grob skizzierte Formulierung eines Auftrags an das Erstgespräch und vielleicht auch an die Therapie.

5.2.2 Behandlungsanlass und Symptomatik

In der Regel sprechen Patienten nun von ihrer individuellen Situation, von den erlebten Gefühlen und Schwierigkeiten.

Interne und externe Faktoren

In dieser Phase des Erstgesprächs ist es wichtig, dass Therapeutinnen die internen Faktoren, die mit den wahrgenommenen Schwierigkeiten in Verbindung stehen, ansprechen. Der Überblick über die Problematik gelingt dann am besten, wenn die Therapeutin den Patienten motiviert, externe und interne Bereiche gleichermaßen zu beschreiben (»Wenn Sie von Ihrem Chef so behandelt werden, was bedeutet das für Sie? Welche Konsequenzen hat das für Ihr Erleben, wie fühlen Sie sich dann? Gibt es Konsequenzen für den Körper?«).

Patiententypen

Immer wieder wird die Therapeutin bereits in dieser frühen Phase des Erstgesprächs auf Problemfälle stoßen, hier zwei Beispiele:

»Der Schweiger«. Spricht ein Patient nur wenig oder schweigt gar, so sollte die Therapeutin auf der Handlungsebene (interaktional) Verständnis signalisieren. »Ich weiß, dass es eine sehr ungewohnte Situation ist. Mit einem fremden Menschen über persönliche Probleme zu sprechen ist nicht einfach.«

»Der Vielredner«. Im Erstgespräch ist es wichtig, dem Patienten Raum zum Reden und zur Darstellung der eigenen Person und der Probleme zu geben. Es ist in Ordnung, wenn der Patient die ersten 15 Minuten ohne Unterbrechung über Dinge spricht, die für die Diagnostik zunächst nicht hilfreich sind. Zur differenzierten Diagnostik steht noch ausreichend Zeit zur Verfügung. Die Therapeutin sollte dennoch bereits im Erstgespräch darauf aufmerksam machen, dass dies nicht die Regel sein kann.

Ziel ist es, vom Patienten die Erlaubnis zu erhalten, unterbrechen zu dürfen. Die Erklärung liegt nahe: Im psychotherapeutischen Gespräch muss die Therapeutin die Struktur vorgeben, sie weiß, welche Fragen zielführend sind. Auch wenn das Unterbrechen des Interaktionspartners generell als unhöflich gilt, im psychotherapeutischen Gespräch gehört es dazu und ist teilweise unerlässlich. Diese Erklärung sollte möglichst schon im Erstgespräch gegeben werden. Zu den zentralen Klärungsfragen der Therapeutin schon im Erstgespräch gehören:

- Konkretisieren (Begriffsvalidierung): »Was genau meinen Sie mit dem Begriff, wenn Sie sagen, dass …?«
- Präzisieren (Quantifizierung): »Wie oft? … wie lange? … wie intensiv? … in welcher Frequenz? … tritt ein Problem/Symptom auf?
- Spezifizieren (Kontextualität): »In welchen Situationen/Umständen … bei welchen Personen? … tritt die Symptomatik auf?

5.2.3 Störungsanalyse und Vorbehandlung

Klärung der Symptomatik

Im inhaltlichen Fokus des Erstgesprächs steht die Klärung der Symptomatik.

- Welche Beschwerden gibt es aktuell?
- Auf welchen Ebenen werden die Probleme erlebt?
- In welchen Lebensbereichen ist der Patient eingeschränkt?
- Wo gibt es Verhaltensdefizite, wo gibt es Exzesse?
- Wie weit ist das Umfeld des Patienten mit einbezogen?

Indikation

Hinsichtlich der Symptomatik soll abgewogen werden, ob eine ambulante Behandlung zurzeit überhaupt in Frage kommt oder ob möglicherweise ein stationärer Aufenthalt (Psychiatrie, Psychosomatische Klinik, Reha-Klinik) indiziert ist.

Vorbehandlung

Hat der Patient schon Therapieerfahrung, ist es wichtig, erste Informationen über diese Vorbehandlung zu erhalten. Die zuverlässigste Quelle stellt dabei der direkte Kontakt mit dem Vorbehandler dar. Hier ist wiederum eine Schweigepflichtentbindung (AB 15) notwendig. Besonders hilfreich sind Informationen über das in der Vorbehandlung erarbeitete Störungsbild und das subjektive Krankheitsmodell. Dieses Wissen ist unter dem Gesichtspunkt der Perspektivität der Behandlung sowie der Kompatibilität des Erklärungsmodells des Therapeuten mit dem des Patienten von Relevanz. Zu den Vorbehandlungen zählen auch Bewältigungsversuche außerhalb psychotherapeutischer Behandlungen (Sport, Information aus Büchern oder dem Internet, esoterische Methoden wie Schamanismus, Wahrsagen oder Wunderheiler) sowie über psychopharmakologische Behandlungsversuche.

Keine Mikroanalyse

Im Erstgespräch muss keine ausführliche Mikroanalyse des Verhaltens erfolgen, dafür bleibt in den meisten Fällen ohnehin keine Zeit. Es ist ausreichend, einen Hinweis auf konkretes Verhalten in konkreten Situationen zu erhalten, um dann im nächsten Gespräch detaillierter und gründlicher die Mikroanalyse zu erstellen.

> ! **Der Blick zurück.** Es ist zu bedenken, dass Patienten, deren abgeschlossene Therapie bereits mehrere Monate oder Jahre zurückliegt, ganz natürlich ein subjektives bzw. auch verzerrtes Bild von ihrer Vorbehandlung berichten. Kann ein Patient sich nicht daran erinnern, dass eine Diagnose mitgeteilt wurde, so bedeutet dies lediglich, dass der Patient sich nicht daran erinnert, ob ein solches Gespräch stattgefunden hat. Der Kontakt mit dem Vorbehandler ist demzufolge unerlässlich.

5.2.4 Biografie, aktuelle Lebenssituation

Bezug zur Problematik

Das Erstgespräch dient auch der Erhebung von ersten Informationen über die Biographie des Patienten, die aktuelle psychosoziale und gegebenenfalls auch finanzielle Situation. Während der späteren biographischen Anamnese werden die gesammelten Informationen erweitert und vertieft – die Therapeutin sollte sich jedoch schon im Erstgespräch ein ungefähres Bild über die Bezüge der Biographie und Lebenssituation zur Problematik bzw. zum Behandlungsanlass machen (s. dazu Fallbeispiel auf INFO 11).

Perspektivisches Denken

Obwohl die Entstehungsbedingungen für die Aufrechterhaltung der Störung und für das verhaltenstherapeutische Vorgehen keine entscheidende Rolle spielen, ist es wichtig, Informationen über den Störungsbeginn und Verlauf in Bezug über die Lebensgeschichte der Patientin zu erhalten. Informationen zu aufrechterhaltenden Bedingungen und Auslösern dienen der Rückfallprophylaxe und der ressourcenstärkenden Prävention: Die Analyse der Auslöser gibt zudem Hinweise auf nützliche Bewältigungsmöglichkeiten bei Rückfällen oder besonderer Stressbelastung. Diese adaptiven und neuen Strategien können dann bereits innerhalb der Therapie erlernt werden.

! Neben der aktuellen Symptomatik ist auch hinsichtlich der Lebenssituation abzuwägen, inwieweit eine ambulante psychotherapeutische Behandlung indiziert ist. Sozial prekäre Situationen können einen entscheidenden Einfluss auf die Aufrechterhaltung von Problemen haben. Der Blick über den Tellerrand der Einzeltherapie in das Lebenssystem des Patienten ist sinnvoll. Gerade Anfänger dürfen sich hier aber nicht zur »Systemanalyse« hinreißen lassen. Dies ist hinsichtlich des Behandlungsauftrags innerhalb der kassenärztlichen Versorgungsstruktur eher verwirrend als hilfreich. Vielmehr sollten erste konkrete Angaben über primäre und sekundäre Verstärker und mögliche Ressourcen in der Lebensumwelt und Biografie des Patienten gemacht werden.

5.2.5 Absprachen, Klären des Auftrags

Zusammenfassung

Am Ende des Erstgesprächs steht eine Gesamtzusammenfassung des Besprochenen durch den Therapeuten. Sie umfasst

- die wichtigsten Beschwerden und Symptome,
- Informationen über die Kontextbedingungen und Lebensumstände,
- biografische Einflüsse und Koinzidenzen zur Entstehung bzw. Erstmanifestation der Störung.

Der Patient bekommt anschließend immer die Möglichkeit, diese Zusammenfassung zu ergänzen.

Verdachtsdiagnose

Anschließend kann eine erste Verdachtsdiagnose gestellt werden – immer mit dem Hinweis, dass es noch mehr Informationen und Daten bedarf, um eine Diagnose zu sichern, die möglichst genau und zutreffend ist. (»Nachdem wir uns jetzt unterhalten haben, vermute ich aufgrund Ihrer Beschwerden und Erzählung aus Ihrer aktuellen Lebenssituation, dass Sie an einer depressiven Störung leiden. Mehr als diese grobe Einschätzung ist momentan leider noch nicht möglich und die genaue Diagnose kann ich erst stellen, wenn mir alle Details bekannt sind.«)

Ausblick

Um das Vorgehen der Therapie zu verdeutlichen, gibt die Behandlerin einen Überblick über den möglichen Behandlungsablauf bzw. über das Behandlungskonzept. Sie erläutert dabei kurz die Inhalte

- der Probatorik (Verhaltensanalyse, biographische Anamnese, diagnostische Verfahren [psychometrische Tests, klinische Interviews und/oder Screenings]),
- des Auswertungsgesprächs (Kommunikation der Diagnose),
- der Psychoedukation und kognitiven Vorbereitung (Informationen über die Natur der Störung, Modell der Entstehung und Aufrechterhaltung der Störung),
- der Veränderungsphase der Therapie,
- und des Therapieabschlusses mit der Transferphase.

Prognose

Der Therapeut sollte eine Behandlungsoptimismus und eine angemessen positive Perspektive vermitteln. Der Patient erkennt dadurch, dass er an der richtigen Adresse angekommen ist und seine Problematik mit den psychotherapeutischen Methoden und Interventionen erfolgreich zu behandeln ist.

> Manche Patienten sind zu Beginn einer Behandlung sehr ungeduldig. Sie wollen schon eine endgültige Diagnose und möglichst genau wissen, wie sich Inhalt und Dauer der Behandlung gestalten. Es ist ratsam, im Erstgespräch darauf zu verweisen, dass zunächst ein erstes Bild vom Patienten und der Problematik angestrebt wird. Aufgrund mangelnder Informationen ist es zu diesem Zeitpunkt nicht möglich, etwas Seriöses zur genauen Diagnostik zu sagen. Auch der Inhalt der Behandlung kann nur grob angerissen werden. Bitten Sie die Patienten um Verständnis und Zeit.
>
> Die Dauer einer Behandlung? So lange wie nötig, so kurz wie möglich!

Anliegen und Auftrag

Die Therapeutin bittet die Patientin explizit, einen Auftrag an die Behandlung zu formulieren. Ist das der Patientin möglich, so wird der Auftrag im Regelfall angenommen, sofern er der Indikation entspricht und ethisch unproblematisch ist. Die Auseinandersetzung mit dem Wunsch der Patientin durch Konkretisierung oder Umformulierung ist das Ziel späterer Gespräche. Ist der Patient nicht in der Lage, einen Auftrag zu formulieren, so kann dies die erste Hausaufgabe sein. Diese sollte, wenn nicht in dieser Form, dann in einer anderen, auf jeden Fall gestellt werden. Über den Auftrag an die Behandlung lernt die Patientin schon im Erstgespräch, dass seine persönliche Beteiligung für den Therapieprozess von entscheidender Bedeutung ist.

5.2.6 Organisatorisches und Rahmenbedingungen

Mit der Besprechung und Einleitung wichtiger organisatorischer Aspekte endet das Erstgespräch.

- Aufgrund einer Verdachtsdiagnose können Protokollbögen wie Depressions-/Schmerz-/Angsttagebücher mitgegeben werden. Eine detaillierte Instruktion ist für die erfolgreiche Anwendung der Bögen unerlässlich. Erlaubt der zeitliche Rahmen diese Einführung nicht, ist die Vergabe der Protokollbögen zum Folgetermin sinnvoller.
- Die Patienten erhalten – vorausgesetzt, sie entscheiden sich dafür, die Probatorik fortzuführen – einen Fragebogen (AB 18) und psychometrische Tests. Diese nehmen sie mit nach Hause und bringen sie zur zweiten Sitzung ausgefüllt mit.
- Die Patienten erhalten den Konsiliarbericht, der von Haus- oder Facharzt ausgefüllt wird und Teil des Antrags auf Genehmigung der Kostenübernahme der Behandlung ist.
- Falls notwendig, sollten weitere ärztliche Konsile und/oder Mitbehandlungen eingeleitet werden (Schilddrüsendiagnose, EKG, psychopharmakologische Behandlung etc.).
- Die Patienten erhalten eine vom Therapeuten unterschriebene Erklärung zum Datenschutz (AB 19).
- Die folgenden Termine werden vereinbart.
- Verabschiedung.

5.3 Gesprächsführung auf der Ebene des Patienten

Therapeuten müssen die Gesprächsführung so gestalten, dass das Gespräch für den Patienten einerseits angenehm, offen und ohne äußeren Druck erlebt wird, aber andererseits möglichst viele und präzise Informationen erhoben werden. In diesem Abschnitt werden einige Hinweise zusammengefasst, wie diese Balance im Erstgespräch erreicht und eine »Frage-Antwort-Stunde« vermieden werden kann.

Therapeuten sollten schon im Erstgespräch auf der Basis der subjektiven Beschreibungen der Patienten in Alltagssprache und unter Beachtung der therapeutischen Beziehung die relevanten diagnostischen Informationen erheben. Dies sollte erreicht werden, ohne insistierende Fragen im Verhörstil zu stellen. Es ist wichtig, den Patienten Verständnis für ihre Situation und ihre Schilderung der Problematik zu signalisieren. Gleichzeitig soll vorab die Erlaubnis eingeholt werden, über die geschilderten Probleme noch Genaueres zu erfahren und darum an einigen Stellen auch detaillierter nachzufragen.

Therapeuten sollten
- eine klare Kontaktaufnahme und Gesprächseröffnung vornehmen,
- dem Patienten Raum zum Reden lassen,
- den Patienten beim Reden unterstützen, gezielte Fragen stellen,
- Zusammenfassungen geben und Rückfragen stellen,
- dem Patienten Gelegenheit zu Fragen an den Therapeuten geben.

Die folgenden Fragetypen sollten im Erstgespräch eher sparsam und nicht zeitlich gehäuft verwendet werden:
- Symptombefragungen mit sogenannten Katalogfragen: »Ist der Schmerz stechend, ziehend, bohrend, pochend?«
- dichotome Fragen, also solche, die mit Ja oder Nein zu beantworten sind: »Hatten Sie heute schon einen Essanfall?«
- zeit-, ort-, situationspräzisierende Fragen: »Wo waren Sie beim letzten Angstanfall, was machten Sie unmittelbar davor?«
- NIE sollten Suggestivfragen gestellt werden: »Und dann bekamen Sie sicher große Angst?«

Die Rolle des Erstgesprächs in der Beziehungsgestaltung. Zu Beginn des Erstgesprächs liegt der therapeutische Fokus auf der Beziehungsgestaltung, im Verlauf des Gesprächs verschiebt sich der Schwerpunkt zu den inhaltlichen Problemen. Patienten sind zu Therapiebeginn oftmals demoralisiert, leiden lange Zeit an ihren Problemen, sind frustriert und fühlen sich von ihrer Umwelt unverstanden. Deshalb ist in der Kennenlernphase ein besonders empathisches, unterstützendes und emotional warmes Therapeutenverhalten angezeigt (Remoralisierungsphase).

Grundlegend ist dafür zunächst die Schaffung einer angenehmen – angstfreien – Atmosphäre, in der schrittweise die diagnostischen Informationen erhoben werden.

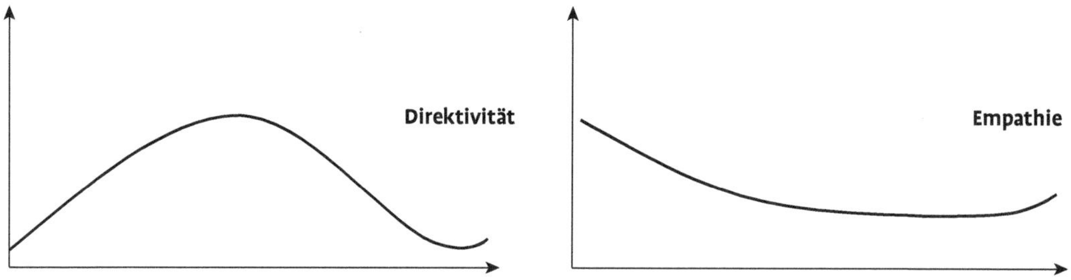

Abbildung 5.4 Ein günstiger Gesprächsverlauf für den Erstkontakt

5.4 Arbeitsmaterialien

INFO 10 *Informationssuche und -weitergabe*
Dieses Infoblatt bietet eine Checkliste zur Gesprächsstrukturierung und -vorbereitung hinsichtlich des beiderseitig vorhandenen Informationsbedürfnisses.
AB 14 *Erstgespräch: Akut-Checkliste*
Die Akut-Checkliste unterstützt dabei, beim Erstgespräch den Blick auf relevante Fragen nicht zu verlieren.
AB 15 *Schweigepflichtentbindung Vorbehandler*
Dies ist ein Formular, auf dem der Patient mit seiner Unterschrift bestätigt, dass die Therapeutin ihre Schweigepflicht gegenüber definierten Personen brechen darf.
AB 16 *Lebensvertrag*
Auf diesem Formular versichert der Patient durch seine Unterschrift, dass er sich bis zum Ende der Therapie weder selbst verletzen noch suizidieren wird. Der Vertrag sollte nur als Patientenexemplar vorhanden sein, das heißt, der Therapeut besitzt kein Exemplar. Dies fördert die Verantwortlichkeit des Patienten sich selbst gegenüber.

AB 17 *Abstinenzvertrag*
Der Patient erklärt im Abstinenzvertrag, dass er auf Drogen jeglicher Art verzichtet und kein selbstschädigendes Verhalten zeigt.
INFO 11 *Fallbeispiel: Aufnahme der Biografie und aktuellen Lebenssituation*
Das hier dargestellte Fallbeispiel verdeutlicht die Relevanz der Einbindung der aktuellen Lebenssituation und Biografie.
AB 18 *Nach dem Erstgespräch: Fragebogen zur Symptomatik und Anamnese*
Auf diesem Fragebogen notiert der Patient ausführlich Angaben zur Person, zu seinen Beschwerden, zu seinem aktuellen und vergangenen Verhalten, zu Vorbehandlungen, Wünschen, Erwartungen, Ängsten etc.
AB 19 *Datenschutzerklärung*
Dieses Formular bekommt der Patient ausgehändigt. Darauf versichert der Therapeut mit seiner Unterschrift, dass alle Informationen der Therapie vertraulich behandelt werden.
AB 20 *Zusammenfassung nach dem Erstgespräch*
Nach dem Erstgespräch sind viele Informationen zu ordnen. Damit die Eindrücke, die jetzt noch ganz frisch sind, nicht in Vergessenheit geraten, lohnt es sich, dieses Arbeitsblatt zu bearbeiten.
AB 21 *Protokollbogen Erstgespräch: Anorexie*
AB 22 *Protokollbogen Erstgespräch: Bulimie*
AB 23 *Protokollbogen Erstgespräch: Depression*
AB 24 *Protokollbogen Erstgespräch: PTBS*
AB 25 *Protokollbogen Erstgespräch: Schmerz*
AB 26 *Protokollbogen Erstgespräch: Zwänge*
AB 27 *Protokollbogen Erstgespräch: Ängste*
AB 28 *Protokollbogen Erstgespräch: Funktionelle Diagnostik Ängste*
Die Checklisten AB 21 bis 28 zu Anorexie, Bulimie, Depression, PTBS, Schmerz, Zwängen und Ängsten sind hilfreich, um Symptome einer Verdachtsdiagnose strukturiert zu erheben, einzuordnen und zu dokumentieren.
AB 29 *Selbstreflexion nach dem Erstgespräch*
Dieser Fragebogen gibt dem Therapeuten die Möglichkeit, sein Verhalten und den Verlauf des Erstgespräch zu hinterfragen und Weichen für die weitere Behandlung zu stellen.
AB 30 Der *Therapeut als Dolmetscher – vom »Etwa« zum »Genau«*
Dieses Arbeitsblatt hilft dem Therapeuten, auf Formulierungen der Alltagssprache aufmerksam zu werde, die Angaben zu hinterfragen und gemeinsam mit dem Patienten zu explorieren.

INFO 10 Informationssuche und -weitergabe

T

Neben der Schaffung günstiger Rahmenbedingungen gehören im Erstgespräch besonders die Punkte »Informationssuche und Informationsweitergabe« zu den Aufgaben des Psychotherapeuten.

(1) Informationssuche

- Was ist der Anlass der Behandlung?
- Verdachtsdiagnose erstellen
- Behandlungsmöglichkeit klären
- allgemeine und problemspezifische Konzepte, Überzeugungen und Ziele des Patienten erfassen
- vorhandene Ressourcen und Kompetenzen des Patienten erfassen

Folgende allgemeine Fragen sind zur Erhebung diagnostischer Information geeignet:

- Welche konkreten Symptome treten wann, wie lange und wie stark auf?
- Gibt es bestimmte Kognitionen, die mit dem problematischen Verhalten verbunden sind?
- Wann haben die Probleme begonnen?
- Wodurch werden sie aufrechterhalten?
- Medizinische Untersuchungsergebnisse?
- Beeinträchtigung der Patienten durch die Störung?
- Konkrete Veränderungswünsche der Patienten?

(2) Informationsweitergabe an die Patienten

- Informationen zur Symptomatik und Verlauf der Störung
- Informationen über allgemeine Prinzipien der Behandlung
- Informationen zu den Rahmenbedingungen

AB 14 | **Akut-Checkliste** | T

Diese drei Punkte sollten Sie im Erstgespräch grundsätzlich abklären, um die Indikation und die Durchführbarkeit einer Therapie zu beurteilen. In der Checkliste finden Sie Verweise auf weiterführende Arbeitsblätter.

☐ **Stabilität des Patienten:**
Wie steht es um das psychische Funktionsniveau des Patienten?

....

....

☐ **Suizidalität:**
Liegt eine aktuelle psychische Krise vor?
Kann sich der Patient glaubhaft von Suizidgedanken bzw. Absichten distanzieren?
Welche Absprachen müssen getroffen werden?

....

....

....

> ! **Lebensvertrag.** Sollte vor dem Hintergrund eines einmaligen oder mehrmaligen Suizidversuchs die Distanzierung von Absichten und Gedanken möglich sein, so kann mit dem Patienten ein Lebensvertrag geschlossen werden (Arbeitsblatt 16 »Lebensvertrag«). Diese Selbstverpflichtung entbindet keinesfalls davon, das Thema immer wieder anzusprechen!

☐ **Psychosoziale Bedingungen:**
Besteht die Notwendigkeit der Kontaktaufnahme zu Dritten?
Wie ist es um die familiären und sozialen Beziehungen des Patienten bestellt?

....

....

> ! **Drogen-Suchtmittelgebrauch.** Bei akuter Suchtmittelabhängigkeit sehen die Krankenkassen vor, keine Kostenübernahme für eine psychotherapeutische Behandlung zu genehmigen. Besteht ein »schädlicher Gebrauch« von Alkohol oder anderen Substanzen, so ist ein Abstinenzvertrag (Arbeitsblatt 17 »Abstinenzvertrag«) mit regelmäßiger ärztlicher Kontrolle die Voraussetzung für eine Behandlung.

Schweigepflichtentbindung Vorbehandler

P

Hiermit entbinde ich Herrn/Frau .... von seiner/ihrer

Schweigepflicht gegenüber Herrn/Frau ....

....

Ort und Datum

....

Unterschrift

Ich verspreche, mich bis zum Abschluss der ambulanten Therapie nicht selbst zu verletzen und nichts zu unternehmen, was mein eigenes Leben in Gefahr bringen könnte. Wenn meine Gedanken vermehrt um den Tod kreisen oder ich das Gefühl habe, nicht mehr weiterleben zu können, rufe ich meinen Therapeuten / meine Therapeutin an oder weise mich selbst in eine stationäre psychiatrische Einrichtung ein und bitte um ein unterstützendes Gespräch.

....

Ort und Datum

....

Unterschrift

Ich .... werde bis zum nächsten Termin, der am .... stattfindet, weder Alkohol trinken, noch andere Drogen nehmen, noch mir selbst etwas antun oder selbstschädigendes Verhalten zeigen.

....
Ort und Datum

....
Unterschrift

Oftmals sind Symptome und die aktuelle Lebenssituation der Patienten eng miteinander verwoben. Die bestehenden Einschränkungen des Handlungsspielraums durch die Symptome im Lebensalltag sind wichtig und sollten in der Behandlung erkannt werden. Auch die individuelle Biografie der Patienten gibt Hinweise, die für die Behandlung von Bedeutung sind. Das folgende Fallbeispiel verdeutlicht die Relevanz der Einbindung der aktuellen Lebenssituation und der Biografie.

Beschwerden, Zeitpunkt und Anlass der Symptombildung

Die Patientin Frau N., Lehrerin, berichtet von Ängsten, die besonders in Situationen auftreten, in denen sie subjektiv das Gefühl hat, sich vor anderen Menschen zu blamieren bzw. gedemütigt oder kritisiert zu werden. Weiterhin habe sie Befürchtungen, dass sie solche Situationen nicht aushalten könne, weil es ihr zu eng würde und sie dann die Kontrolle verlieren könne. Körperlich gingen diese Ängste einher mit vermehrtem Schwitzen, Herzrasen, Atemnot und Schwindel. Sie habe dann das Gefühl, alle würden sie anstarren und sie sei der Situation völlig ausgeliefert. Sie kenne diese Probleme bereits seit ihrer Kindheit. Sie habe damals schon das Gefühl gekannt, dass sie eine Situation verlassen musste, weil sie es nicht mehr aushielt. Irgendwie habe sie die Situationen zwar überstanden, sei aber danach völlig fertig gewesen. So vermeide sie, wenn möglich, in der Lehrerkonferenz das Wort zu ergreifen und bereite sich übermäßig genau und lange auf Elternabende vor, aus Angst, bloßgestellt zu werden oder zu versagen. Weiterhin berichtet die Patientin über Angstanfälle, während derer sie das Gefühl von Atemnot und Ersticken habe. Diese Angstanfälle hätten keinen Bezug zur Situation, auch nachts wache sie aus dem Schlaf auf und dann beginne es innerhalb von Minuten schlimmer zu werden. Schließlich klagt Frau N. über Antriebslosigkeit, Stimmungsschwankungen und dem Gefühl, überfordert zu sein, das sie seit Beginn dieses Jahres habe. Sie sei deswegen seit einigen Wochen krankgeschrieben. Die Probleme hätten im letzten Jahr begonnen. Sie arbeite als Grundschullehrerin und ein schwieriger Schüler habe die ohnehin schon schwierige Situation im Klassenverband, in dem sie unterrichte, eskalieren lassen. Es habe Vorwürfe von dessen Mutter gegeben und Frau N. habe bemerkt, dass sie dem Ganzen nicht gewachsen sei.

Problemrelevante Angaben zur Vorgeschichte

Frau N. ist gemeinsam mit ihrer Schwester (3 Jahre jünger) und ihrem Bruder (10 Jahre jünger) bei ihren Eltern in einer dörflich-ländlichen Gegend aufgewachsen. Die Eltern hätten in der Landwirtschaft gearbeitet. Die wirtschaftlichen und finanziellen Verhältnisse seien geordnet gewesen.

Ihren Vater beschreibt die Patientin als weltoffen, selbstbewusst und sympathisch. Zu ihm habe sie ein enges Verhältnis gehabt und sie hätten in der Kindheit viel unternommen. Die Mutter wird von der Patientin als ängstlich, schüchtern und zurückhaltend beschrieben. Sie habe ihre eigenen vier Wände nur ungern verlassen und sei so gut wie nie außerhalb des Dorfes gewesen.

Die Kindheit beschreibt Frau N. als behütet. Sie sei naturverbunden und habe viel Zeit mit ihrer Schwester und Spielkameraden draußen verbracht. Zu ihrer Schwester habe sie früher ein schwieriges, durch Konkurrenz geprägtes Verhältnis gehabt. Heute sei die Beziehung sehr gut und es gebe regen Kontakt. Zu ihrem Bruder habe sie kein im eigentlichen Sinne geschwisterliches Verhältnis, dazu sei der Altersunterschied zu groß. Sie erinnere sich, dass sie mit 18 Jahren die Elternabende in der Grundschule anstelle ihrer Mutter wahrgenommen habe. Wahrscheinlich habe sich ihre Mutter nicht getraut, dorthin zu gehen, meist sei deshalb sie oder der Vater zu solchen Treffen gegangen.

Einschulung und Schulzeit seien unproblematisch verlaufen. Sie sei eine durchschnittliche Schülerin gewesen. Frau N. schildert sich als ein ruhiges Kind, eher ängstlich. Besonders hätten ihr Veränderungen des Gewohnten und neue Situationen Probleme bereitet. Sie habe sich dann schnell schlecht gefühlt, es sei manchmal gar nicht auszuhalten gewesen und dann habe sie geschrien und getobt. So seien auch die auf dem heimischen Hof gängigen Hausschlachtungen abgeschafft worden, weil sie es nicht habe ertragen können.

Nach dem erfolgreichen Abitur studierte Frau N. das Fach Grundschullehramt, weil sie gern etwas mit Kindern habe machen wollen. Ihren Ehemann habe sie vor dem Studium auf einer Feier kennen gelernt, man sei dann, als beide mit dem Studieren begonnen hätten, zusammengezogen.

Frau N. hat das Studium erfolgreich absolviert, die Referendariatszeit beendet und an einer Grundschule unweit ihres Heimatdorfes die Arbeit aufgenommen. Dann ist sie schwanger geworden und hat sechs Jahre pausiert. In der Zeit sind zwei ihrer Kinder geboren worden. Als sie 2002 ihre Arbeit wieder aufnahm, sei es erstmals zu Angstanfällen gekommen. Sie habe, ohne dass sie eine Verbindung mit der Situation gesehen habe, plötzlich Herzrasen und Atemnot bekommen. Dagegen habe sie eine Zeitlang Medikamente genommen und als sie gut eingearbeitet war, hätte sie diese nicht mehr gebraucht. Die sozialen Ängste kenne sie schon seit der Kindheit. Es sei ihr immer sehr schwergefallen, vor anderen zu reden und auch in der Interaktion gebe es Situationen (wie Nein sagen), die sie, wenn möglich, vermeide. Nach der Geburt ihrer dritten Tochter sei sie wieder zwei Jahre zuhause geblieben. Der Einstieg danach sei nicht schwergefallen.

Ihre jetzigen Probleme hätten vor ca. einem Jahr mit Schlafstörungen begonnen. Sie habe bemerkt, dass sie sich immer aufwendiger auf den Unterricht vorbereiten musste, um erwartete Konflikte im Klassenverband zu unterbinden. Sie habe gedacht, »je besser du dich vorbereitest, desto weniger Ärger hast du«. Das sei immer anstrengender geworden, die Klasse immer unruhiger. Sie habe dann Angst im Klassenzimmer gehabt und als die Mutter eines neuen Schülers, der sehr aufsässig und schwierig war, ihr den Vorwurf gemacht habe, dass sie an all dem schuld sei, da habe sie einen Zusammenbruch erlebt. Seitdem sei sie krankgeschrieben.

Frau N. lebt zusammen mit ihrem Ehemann und ihrer jüngsten Tochter (12 Jahre) in einem Eigenheim. Die beiden anderen Kinder (W = 19, W = 23) sind bereits ausgezogen und studieren. Ihre Ehe sei glücklich, die wirtschaftlichen Verhältnisse geordnet. Frau N. pflegt ihre Mutter (86 Jahre), die, so die Patientin, an Demenz leide. Zeit für Freunde gebe es wenig. Hobbys und besondere Interessen gebe es keine. Ihre Ehe, die seit über 30 Jahren andauere, schildert die Patientin als eher glücklich.

Nach dem Erstgespräch: Fragebogen zur Symptomatik und Anamnese

Praxis: ....

....

....

Telefon: ....

E-Mail: ....

Name: ....

Datum: ....

Um die Behandlung individuell auf Sie abzustimmen, bitte ich Sie, den vorliegenden Fragebogen zu bearbeiten.

Ich möchte zunächst einen Überblick über Ihre lebensgeschichtliche sowie über Ihre aktuelle persönliche und soziale Situation bekommen. Wir werden uns dann im persönlichen Gespräch eingehender mit den verschiedenen Lebensbereichen beschäftigen. Aus diesem Grund reicht es aus, wenn Sie die Fragen in Stichworten beantworten. Bitte beantworten Sie alle Fragen selbst und bitten Sie niemanden (Partner/in, Freunde), Ihnen bei der Beantwortung behilflich zu sein. Die sorgfältige Bearbeitung der Fragen erleichtert es, die Behandlung zu planen.

Bei Schwierigkeiten helfe ich Ihnen gern weiter.

Adresse: ....

....

....

Telefon: ....

E-Mail: ....

Geburtsdatum: .... Geburtsort: ....

Wie groß sind Sie? .... Wie viel wiegen Sie? ....

Beschreiben Sie bitte Ihre wichtigsten aktuellen Beschwerden.

....

....

....

....

....

....

....

....

Beschreiben Sie bitte, wann diese Beschwerden erstmals auftraten und wie sie sich entwickelt haben.

....

....

....

....

....

....

....

Bitte schätzen Sie auf der folgenden Skala ein, wie belastend Sie Ihre Beschwerden erleben:

leicht belastend	mäßig belastend	stark belastend	sehr stark belastend
1	2	3	4

Beschreiben Sie bitte, in welchen Lebensbereichen Ihre Beschwerden Sie beeinträchtigen.

....

....

....

....

....

....

Wann und wie häufig treten die Beschwerden zurzeit auf?

....

....

....

....

....

Gab seit Beginn der Problematik Zeiten, in denen Ihre Beschwerden nicht oder nur selten auftraten?

....

....

....

....

....

....

....

Waren oder sind Sie wegen Ihrer Beschwerden in ambulanter oder stationärer ärztlicher/psychiatrischer/psychotherapeutischer Behandlung?

....

....

....

....

....

....

Nehmen Sie zurzeit Medikamente ein? Wenn ja: was, welche Dosis und von wem verschrieben?

....

....

....

....

....

Trinken Sie Alkohol?	Ja / Nein
Wenn Ja, schätzen Sie die durchschnittliche Trinkmenge pro Woche.	....
Rauchen Sie?	Ja / Nein
Wenn Ja, schätzen Sie die Anzahl der Zigaretten pro Tag.	....
Nehmen Sie andere Drogen?	Ja / Nein
Wenn Ja, welche?	....

Können Sie die Stärke/Dauer der Beschwerden beeinflussen? Was haben Sie bisher versucht, gegen Ihre Beschwerden zu unternehmen?

....

....

....

....

Welche Erklärung haben Sie für Ihre Beschwerden?

....

....

....

....

Was würde sich in Ihrem Leben Wesentliches verändern, wenn die Beschwerden weg wären?

....

....

....

....

....

Kennen Sie jemanden, der ähnliche Beschwerden hat?

....

....

Schreiben Sie Ihre drei größten Ängste auf:

(1) ....

(2) ....

(3) ....

Schreiben Sie Ihre drei größten Wünsche auf:

(1) ....

(2) ....

(3) ....

Wie wurden Sie auf unsere/meine Praxis aufmerksam? Wurden Sie von einer ärztlichen Kollegin / einem ärztlichen Kollegen überwiesen? Wenn ja, von wem?

....

....

....

Bitte schätzen Sie die Stärke ihres Behandlungswunsches ein.

wenn nötig, ginge es auch ohne Behandlung	mäßig	groß	sehr groß
1	2	3	4

Was an Ihrem momentanen Verhalten würden Sie gerne ändern?

....

....

....

....

Welches sind Ihre persönlichen Erwartungen an die Therapie?

....

....

....

....

Was sollte in der Therapie auf keinen Fall geschehen?

....

....

....

....

Was kennzeichnet Ihrer Ansicht nach eine gute Beziehung zwischen Therapeut/in und Patient/in?

....

....

....

Bitte formulieren Sie einen Auftrag an die Behandlung. Was möchten Sie erreichen? (Bitte so konkret wie möglich).

....

....

....

....

....

....

Beschreiben Sie bitte in Stichworten einen »normalen« Tagesablauf:

Vormittag ....

....

Nachmittag ....

....

Abend ....

....

Würden Sie Ihre Kindheit als glücklich oder unglücklich bezeichnen?

....

....

....

Gab es irgendwelche Auffälligkeiten in Ihrer Kindheit oder Ihnen zugeschriebene typische Verhaltensweisen?

....

....

....

Schließen Sie schnell Freundschaften? Halten Ihre Freundschaften lange an?

....

....

Wie war der Kontakt zu Ihren Mitschülern?

....

....

Wie war der allgemeine Gesundheitszustand während der Kinder- und Jugendzeit?

....

....

Bitte tragen Sie schwere Erkrankungen, längere Krankenhausaufenthalte oder Unfälle während der Kindheit ein.

....

....

Beschreiben Sie bitte, wie Sie sich rückblickend als Kind sehen.

....

....

....

Beschreiben Sie bitte, wie Sie sich rückblickend als Jugendlicher sehen.

Positiv:

....

....

Negativ:

....

....

Beschreiben Sie bitte, wie Sie sich heute als Erwachsener sehen.

Positiv:

....

....

Negativ:

....

....

Mit wem verbringen Sie Ihre Freizeit vorwiegend (bitte ankreuzen)?

	eher viel … eher wenig
allein	
mit Partner/in	
mit Verwandten	
mit eigenen Freunden	
mit gemeinsamen Freunden von Ihnen und Ihrem/r Partner/in	

Gibt es berufliche oder persönliche Ziele, die Sie erreichen möchten?

....

....

....

....

Mit wem leben Sie zurzeit zusammen?

....

....

Familienstand (Mehrfachangaben möglich):

- ☐ ledig
- ☐ verlobt
- ☐ verheiratet
- ☐ wiederverheiratet
- ☐ getrennt lebend
- ☐ geschieden
- ☐ verwitwet
- ☐ unverheiratet, mit Partner zusammenlebend
- ☐ feste Partnerbeziehung, aber in getrennten Haushalten lebend
- ☐ keine feste Partnerbeziehung, aber sexuelle Kontakte
- ☐ weder feste Partnerschaft noch sexuelle Kontakte

Wie wohnen Sie?

- ☐ Haus
- ☐ Wohnung
- ☐ Untermiete
- ☐ anderes: ....

....

....

....

Wie viele Kinder haben Sie? Bitte zählen Sie in zeitlicher Reihenfolge auf: (ggf. die Rückseite benutzen)			Zutreffendes bitte ankreuzen
(1) Name:	Alter:	Jahre	☐ Junge ☐ Mädchen ☐ entstammt einer früheren Partnerschaft
(2) Name:	Alter:	Jahre	☐ Junge ☐ Mädchen ☐ entstammt einer früheren Partnerschaft
(3) Name:	Alter:	Jahre	☐ Junge ☐ Mädchen ☐ entstammt einer früheren Partnerschaft

Bitte geben Sie Informationen zu Ihrem familiären Hintergrund an.

	Mutter		Vater
Name:	....	Name:	....
Alter:	.... Jahre	Alter:	.... Jahre ....
Beruf:	....	Beruf:	....
Gesundheit:	....	Gesundheit:	....
falls verstorben: Ursache:	....	Ursache:	....
Wie alt waren Sie zu diesem Zeitpunkt?	....	Wie alt waren Sie zu diesem Zeitpunkt?	....

Leben Ihre Eltern zusammen oder gab es eine Trennung/Scheidung?

....

....

....

Wo sind Sie aufgewachsen? Gab es Umzüge? Bitte notieren Sie chronologisch.

....

....

....

....

....

....

....

Beschreiben Sie, wie Sie Ihre Mutter während Ihrer Kindheit und Jugend erlebten.

....

....

....

....

....

....

Beschreiben Sie, wie Sie Ihren Vater während Ihrer Kindheit und Jugend erlebten.

....

....

....

....

....

....

Wie ist die Beziehung zu Ihrer Mutter / Ihrem Vater aktuell?

Mutter:

....

....

Vater:

....

....

Falls Sie Geschwister haben, geben Sie bitte das Alter Ihrer Geschwister an und beschreiben Sie kurz, welche Beziehung Sie zu diesen in Ihrer Kindheit hatten bzw. heute haben. (ggf. die Rückseite benutzen)	Zutreffendes bitte ankreuzen

(1) Name: Alter: Jahre

☐ nur gemeinsamer Vater
☐ nur gemeinsame Mutter

Beziehung früher: ....

Beziehung heute: ....

(2) Name: Alter: Jahre

☐ nur gemeinsamer Vater
☐ nur gemeinsame Mutter

Beziehung früher: ....

Beziehung heute: ....

(3) Name: Alter: Jahre

☐ nur gemeinsamer Vater
☐ nur gemeinsame Mutter

Beziehung früher: ....

Beziehung heute: ....

Beschreiben Sie bitte, wie Sie Ihre Familie während Ihrer Kindheit und Jugend erlebten.

....

....

....

....

Beschreiben Sie bitte den Erziehungsstil in der Familie.

....

....

....

....

....

Gab es wichtige Ereignisse oder Erlebnisse während Ihrer Kindheit, die für die Therapie von Bedeutung sein könnten?

....

....

....

....

Religion/Konfession: ....

Inwiefern fühlen Sie sich derzeit einer Religionsgemeinschaft innerlich verbunden?
(bitte ankreuzen)

gar nicht							sehr
1	2	3	4	5	6	7	8

Konnten Sie sich in Ihrer Familie sicher und geborgen fühlen?

....

Wie war die Beziehung Ihrer Eltern zueinander?

....

....

Haben Sie eine/n Stiefvater/Stiefmutter? Wie alt waren Sie bei der Wiederheirat?

....

....

Gibt es wichtige Krankheiten, psychische Störungen oder sonstige Auffälligkeiten in Ihrer Familie?

....

....

....

....

Bitte nennen Sie hier weitere bedeutsame Erfahrungen, die Sie noch nicht erwähnt haben, von denen Sie aber glauben, dass sie für die Therapie von Bedeutung sein könnten.

....

....

....

....

Wie wurden Sie sexuell aufgeklärt, in welcher Form? Wurde zu Hause über sexuelle Themen gesprochen?

....

....

....

....

Wann wurden Ihnen Ihre eigenen sexuellen Gefühle das erste Mal bewusst?

....

....

....

Wann und mit wem hatten Sie erste sexuelle Kontakte?

....

....

....

Können Sie Ihre Sexualität genießen? (bitte auf der Linie ankreuzen)

überwiegend ja ______________________________ überwiegend nein

Gab oder gibt es für Sie unangenehme sexuelle Erlebnisse? War Sexualität (auch Selbstbefriedigung) für Sie jemals mit Angst oder Schuldgefühlen verbunden?

....

....

....

....

Nur für Frauen:

Alter bei der ersten Periode: .... Sind die Perioden regelmäßig? ....

Dauer der Periode: .... Haben Sie Schmerzen? ....

Beeinflusst die Periode Ihre Stimmung? ....

Waren Sie aufgeklärt worden oder traf Sie das Eintreten wie ein Schock? ....

Machen Sie ggf. Angaben über <u>frühere</u> Ehen oder Partnerschaften, die Sie für wichtig halten.

....

....

....

....

Falls Sie im Augenblick keinen festen Partner haben, machen Sie bitte hier ein Kreuz: ☐ und gehen zum nächsten Punkt (Schullaufbahn).

Angaben zu Ihrem/Ihrer gegenwärtigen Partner/Partnerin:

Alter: Jahre Beruf/Beschäftigung:

Dauer der Partnerschaft: Jahre Monate

Was sehen Sie positiv an der Beziehung, was negativ?

Positiv:

....

....

....

Negativ:

....

....

....

Weiß Ihr Partner / Ihre Partnerin über Ihre Beschwerden Bescheid? Wenn ja, wie geht er/sie damit um?

....

....

....

....

Schullaufbahn

Alter bei Schulbeginn: .... Jahre Alter beim Verlassen der Schule: .... Jahre

Welcher Schulabschluss? ....

Wo lagen Ihre Stärken in der Schule? ....

....

Wo lagen Ihre Schwächen in der Schule? ....

....

Alter bei Berufsbeginn: .... Jahre

Bitte listen Sie Ihre wichtigsten beruflichen Tätigkeiten und Ausbildungen auf.

....

....

....

....

....

....

....

....

Sind Sie mit der Arbeit, die Sie zurzeit ausüben, zufrieden?
Wenn nicht, warum sind Sie unzufrieden?

....

....

....

....

....

Haben Sie materielle Probleme (Schulden)?

....

....

Lebenslauf
Bitte tragen Sie in die folgende Tabelle neben Ihrem Alter wichtige Ereignisse Ihres Lebens stichwortartig ein (z. B. Geburt von Geschwistern, Schuleintritt, Beginn und Ende von Freundschaften, Arbeitswechsel, Erkrankungen, Tod nahestehender Personen etc.).

	Alter	Ereignis
Kindheit bis zum Schulbeginn		
Grundschulzeit		
Pubertät		
16.–25. Lebensjahr		
Erwachsenenalter		

AB 19 | **Datenschutzerklärung** P

Hiermit erkläre ich, dass alle Informationen, die ich von Ihnen während der diagnostischen Untersuchung und der Therapie erhalte, absolut vertraulich behandelt werden. Ich versichere, dass ich keine personenbezogenen Daten an Dritte weitergegeben werde. Die Weitergabe von Informationen, die therapeutische Gespräche oder diagnostische Untersuchungen betreffen, ist mir ebenso untersagt. Diese Weitergabe ist nur aufgrund einer von Ihnen unterschriebenen Erklärung zur Entbindung der Schweigepflicht möglich.

...., den ....

....

Therapeut/in

Zusammenfassung nach dem Erstgespräch

Nach dem Erstgespräch sind viele Informationen zu ordnen. Damit die Eindrücke, die jetzt noch ganz frisch sind, nicht in Vergessenheit geraten, lohnt es sich, dieses Arbeitsblatt zu bearbeiten.

Offene Fragen zur Symptomatik:

....

....

....

....

Offene Fragen zur Entstehung:

....

....

....

....

Offene Fragen zur Aufrechterhaltung:

....

....

....

....

Offene Fragen zur Lebens-/Lerngeschichte:

....

....

....

....

Offene Fragen zur Motivation:

....

....

....

....

Erste Überlegungen zu einer Mikroanalyse:

....

....

....

....

Erste Überlegungen zu makroanalytischen Gesichtspunkten:

....

....

....

....

Vorläufiges Störungsmodell:

....

....

....

....

Symptomatik:

....

....

....

....

Körperliche Erkrankungen:

....

....

....

....

Vulnerabilitäten:

....

....

....

....

Krisenhafte Situationen:

....

....

....

....

....

Schwierigkeiten im emotionalen Bereich:

....

....

....

....

Problematische Denkmuster:

....

....

....

....

Problematische Verhaltensweisen:

....

....

....

....

Interaktionsverhalten:

....

....

....

....

....

Psychische Stabilität:

....

....

....

....

Vorläufige Zielbestimmung:

....

....

....

....

Vorläufige Behandlungsvorschläge/Methoden:

....

....

....

....

Datum: .... Uhrzeit: ....

Patient/in: ....

Aktuelle Symptomatik

Körpergröße: ....

Körpergewicht: ....

BMI: ....

Essverhalten:

....

....

....

....

....

Sport:

....

....

....

....

Körperwahrnehmung:

....

....

....

....

Körperliche Folgeschäden:

....

....

....

....

Heißhungerattacken:

....

....

....

....

Subjektives Erklärungsmodell

....

....

....

....

....

Therapieerfahrung

....

....

....

....

Medikation

....

....

....

....

....

Vorläufige Diagnose/Psychischer Befund/Interaktionsstil

....

....

....

....

....

Datum: .... Uhrzeit: ....

Patient/in: ....

Aktuelle Symptomatik

Körpergröße: ....

Körpergewicht: ....

BMI: ....

Essverhalten:

....

....

....

....

....

Diäten:

....

....

....

Körperwahrnehmung:

....

....

....

....

Heißhungerattacken:
Wenn ja, auslösende Reize:

intern:

....

....

....

extern:

....

....

....

essanfallbezogene Kognitionen:

....

....

....

körperliche Symptome:

....

....

....

anschließende Gegenmaßnahmen:

....

....

....

Subjektives Erklärungsmodell

....

....

....

....

Therapieerfahrung

....

....

....

....

Medikation

....

....

....

Vorläufige Diagnose/Psychischer Befund/Interaktionsstil

....

....

....

....

....

Protokollbogen Erstgespräch: Depression

Datum: .... Uhrzeit: ....

Patient/in: ....

Aktuelle Symptomatik

Stimmung: ....

Stimmungsschwankungen: ....

....

Somatische Symptome: ....

....

Appetit: ....

Schlaf: ....

....

Sexualität: ....

....

Aktivität: ....

....

....

Kognitive Symptome: ....

....

....

Formale Störungen: ....

....

Inhaltliche Störungen:

Emotionalität:

Erlebte Hilf-/Hoffnungslosigkeit:

Assoziierte Lebensereignisse:

Rezidiv:

Subjektives Erklärungsmodell

Therapieerfahrung

Medikation

....

....

....

Vorläufige Diagnose/Psychischer Befund/Interaktionsstil

....

....

....

....

Datum: .... Uhrzeit: ....

Patient/in: ....

Beschreibung des Traumas

Typ I: ....

Typ II: ....

Auslösende Reize

Orte/Situationen: ....

....

Personen: ....

....

Erinnerungen: ....

....

....

Vorstellungen/Bilder: ....

....

....

Gedanken: ....

....

....

Aktuelle Symptomatik

Körperliche Symptome: ....

....

....

Vermeidungs-/Sicherheitsverhalten: ....

....

....

Befürchtete Konsequenzen: ....

....

....

Subjektives Erklärungsmodell

....

....

Therapieerfahrung

....

....

....

Medikation

....

....

....

Vorläufige Diagnose/Psychischer Befund/Interaktionsstil

....

....

....

....

Datum: .... Uhrzeit: ....

Patient/in: ....

Aktuelle Symptomatik

Schmerzlokalisation: ....

....

....

Beschriebene Schmerzqualität: ....

....

Beschriebene Schmerzintensität: ....

....

Oszillationen: ....

....

....

Assoziierte Lebensereignisse: ....

....

....

Berichtete Symptome: ....

....

....

Vermeidungsverhalten: ....

....

....

Subjektiv erlebte Einschränkung: ....

....

....

Medikamentengebrauch: ....

....

....

Subjektives Erklärungsmodell

....

....

....

Therapieerfahrung

....

....

....

Medikation

....

....

....

Vorläufige Diagnose/Psychischer Befund/Interaktionsstil

....

....

....

Protokollbogen Erstgespräch: Zwänge

Datum: .... Uhrzeit: ....

Patient/in: ....

Aktuelle Symptomatik

Gedanken:

....

....

....

....

Verhalten:

....

....

....

....

Auslösende Reize

intern:

....

....

....

extern:

....

....

Zwanghafte Kognitionen

Verantwortung: ....

....

Schuld: ....

....

Sicherheit: ....

....

Körperliche Symptome: ....

....

Neutralisierendes Verhalten

Verhalten Rituale: ....

....

....

Frequenz und Stärke: ....

....

Kognitives Neutralisieren: ....

....

Befürchtete Konsequenzen

....

....

....

....

Subjektives Erklärungsmodell

....

....

....

....

Therapieerfahrung

....

....

....

....

Medikation

....

....

....

....

Vorläufige Diagnose/Psychischer Befund/Interaktionsstil

....

....

....

....

....

Datum: .... Uhrzeit: ....

Patient/in: ....

Aktuelle Symptomatik

Auslösende Reize

intern: ....

....

....

extern: ....

....

....

angstbezogene Kognitionen: ....

....

....

Körperliche Symptome

kardiovaskulär: ....

....

....

respiratorisch: ....

....

....

vestibulär: ....

....

....

sonstige: ....

....

....

Vermeidung/Sicherheitsverhalten:

....

....

....

Befürchtete Konsequenzen

....

....

....

Subjektives Erklärungsmodell

....

....

....

Therapieerfahrung

....

....

....

Medikation

....

....

....

Vorläufige Diagnose/Psychischer Befund/Interaktionsstil

....

....

....

....

....

Protokollbogen Erstgespräch: Funktionelle Diagnostik Ängste

Dieses Arbeitsblatt kann bei all den Störungen eingesetzt werden, bei denen aus Angst vor verschiedenen Konsequenzen Situationen, Gedanken, Gefühle oder körperliche Empfindungen vermieden werden.

Was sind angstrelevante Stimuli? ....

....

....

Externale Situationen und Reize: ....

....

....

Internale Situationen und Reize: ....

....

....

Körpersignale und Empfindungen: ....

....

....

Intrusive Gedanken: ....

....

....

Ideen: ....

....

....

Zweifel: ....

....

....

Vorstellungen: ....

....

....

Erinnerungen: ....

....

....

Was sind befürchtete Konsequenzen?

....

....

....

Überschätzen der Wahrscheinlichkeit und Sicherheit der Gefahr:

....

....

....

Intoleranz von Unsicherheit:

....

....

....

Was sind die Überzeugungen des Patienten bezüglich der Angst?

....

....

....

Was ist das Sicherheitsverhalten des Patienten?

....

....

....

Passive Vermeidung: ....

....

....

Checking und Rückversicherung: ....

....

....

....

Rituale (offene/verdeckte), »Mini-Rituale«: ....

....

....

....

Sicherheitssignale: ....

....

....

Welche Überzeugungen bzgl. der Wirksamkeit des Vermeidungsverhaltens gibt es?

....

....

....

Selbstreflexion nach dem Erstgespräch

Wie habe ich mich im Gespräch erlebt?

Aufmerksamkeit/Konzentration: ....

....

....

Gesprächsführung: ....

....

....

Kommunikationsverhalten

- verbal: ....

....

- nonverbal: ....

....

Welche Gefühle löst der Patient bei mir aus?

....

....

....

....

An wen erinnert mich der Patient?

....

....

....

Welche Beziehungstests sind vom Patienten zu erwarten?

....

....

....

Wie sollte ich mich auf keinen Fall gegenüber dem Patienten verhalten?

....

....

....

Was erwarte ich von der Behandlung?

....

....

....

....

Welche Probleme sehe ich der Behandlung auf mich zukommen?

....

....

....

....

Welche weiteren Personen aus dem Umfeld des Patienten sollten möglicherweise mit einbezogen werden?

....

....

....

Im Gespräch werden die umgangssprachlichen Angaben des Patienten in präzise, für die Diagnostik relevante Informationen übersetzt. Dieses Arbeitsblatt hilft Ihnen, auf Formulierungen der Alltagssprache aufmerksam zu werden, die Angaben zu hinterfragen und gemeinsam mit dem Patienten zu explorieren.

Achtung! Patienten sprechen Alltagssprache.
- »Ich bin mit allem unzufrieden.«
- »Ich weiß nicht mehr weiter, zurzeit geht alles schief.«
- »Ich komme nicht mehr klar.«
- »Ich kriege nichts mehr so hin wie früher.«
- »Mir geht es einfach nur schlecht.«
- »Ich weiß auch nicht, was mit mir los ist.«

Nur wenn Sie das Problem Ihrer Patienten konkret verstehen, können Sie eine konkrete Intervention wählen. Allgemeine Probleme lassen sich nur allgemein besprechen und nur allgemein lösen.

Ein Patient berichtet, er habe Angst, alleine in Supermärkte zu gehen. Ausgehend von diesem Problem könnte sich folgende Fragenkette des Therapeuten ergeben:
- Macht es einen Unterschied, ob der Supermarkt in Ihrer näheren Umgebung ist oder sich weit weg befindet?
- Macht es einen Unterschied, ob der Supermarkt groß oder eher klein ist?
- Wie genau bemerken Sie die Unterschiede, woran stellen Sie das fest?
- Was genau macht es – Situation aufgreifen – schlimmer?
- Haben Sie bestimmte Befürchtungen?
- Manche Patienten berichten auch über – Symptome nennen – kennen Sie das auch?
- Was tun Sie, wenn es nicht anders geht und Sie im Supermarkt einkaufen müssen?
- Erinnern Sie sich daran, wann Sie zum ersten Mal nicht in einen Supermarkt gehen konnten?

Überlegen Sie sich zu den folgenden Schilderungen Fragen:

Ein Patient berichtet, er habe zu nichts mehr Lust und könne sich zu nichts mehr aufraffen.

....

....

....

....

Eine Patientin berichtet, keine Kontrolle über ihr Essverhalten zu haben. Sie halte meist strikte Diät, habe aber mitunter Essanfälle.

....

....

Ein Patient berichtet, ständig unter Strom zu stehen und sich über alles Gedanken zu machen. Es ließe ihn nicht mehr los, er könne kein Ende finden.

Eine Patientin berichtet, sie komme zu fast nichts mehr, da sie große Probleme habe, das Haus zu verlassen, ohne ganz sicher zu sein, dass alle Geräte, Wasserhahn, Licht etc. ausgeschaltet seien.

6 Probatorik

Der Begriff »Probatorik« bezeichnet die *Klärungsphase* zwischen dem Erstkontakt mit einem potenziellen Patienten und dem eigentlichen Beginn einer ambulanten Psychotherapie. Nach den Psychotherapierichtlinien (§ 23a) sind vor der ersten Antragstellung zwischen zwei und vier probatorische Sitzungen á 50 Minuten zur Indikationsprüfung vorgesehen. Diese sind als nicht-genehmigungspflichtige Leistungen mit jedem Patienten durchführbar und können zu einem reduzierten Satz mit der GKV abgerechnet werden, ohne dass ein Antrag gestellt bzw. eine Bewilligung vorliegen muss. »Probatorische Sitzungen dienen ausschließlich dem Zweck festzustellen, ob ein Antrag und ggf. welcher auf Psychotherapie gestellt werden soll. Sie werden nicht auf die für die Therapie genehmigten Behandlungsstunden angerechnet.« (§ 11 (12) Psychotherapievereinbarungen). Gegebenenfalls können die vier Probesitzungen auch mit mehreren Therapeuten nacheinander in Anspruch genommen und von diesen abgerechnet werden. Eine Obergrenze für die Anzahl von konsultierten Therapeuten für diese Probesitzungen besteht für Patienten nicht.

In der Praxis werden mit den probatorischen Sitzungen im Wesentlichen mehrere zentrale Zwecke verfolgt:

(1) Zunächst fungieren die »Kennenlern«-Sitzungen (psychotherapeutische Sprechstunde; möglich bis zu 6-mal 25 min oder 3-mal 50 min, dann bis zu 4 probatorische Sitzungen á 50 min) als Entscheidungsgrundlage für beide Seiten, ob Therapeut und Patient persönlich zusammenpassen und miteinander arbeiten können und wollen (Verbraucherschutzaspekt). Ist dies nicht der Fall, kann der Patient bei einem anderen Therapeuten erneut die Probatorik in Anspruch nehmen. Entscheiden sich beide Seiten für eine Zusammenarbeit, kommt diesen ersten Therapeut-Patienten-Kontakten eine entscheidende Bedeutung für den Aufbau einer tragfähigen therapeutischen Beziehung zu.

(2) Inhaltlich dienen sie – nach der ersten Abklärung der Problematik und des Anliegens des Patienten im Erstgespräch – primär dazu, das Vorliegen einer behandlungsbedürftigen psychischen Störung nach den Psychotherapie-Richtlinien zu prüfen (allgemeine Indikationsprüfung), weitere diagnostische und anamnestische Informationen zu sammeln, das Bedingungsgefüge der Störung zu analysieren, Therapieziele zu eruieren und aus diesen Informationen ein funktionales Bedingungsmodell und letztlich eine individuelle Fallkonzeption zu entwickeln.

(3) Zugleich werden im Rahmen der Probatorik Aufklärungsinformationen über die inhaltlichen und formalen Aspekte der ambulanten Psychotherapie (vgl. Teil I *Rahmenbedingungen*) sowie erste psychoedukative Informationen über die Störung vermittelt.

(4) Formal dienen diese vorgeschalteten Sitzungen der Indikationsentscheidung über das Vorliegen der Voraussetzungen für ambulante Psychotherapie (für den Antrag auf Feststellung der Leistungspflicht für Psychotherapie bei der GKV), über die Indikation für Kurz- vs. Langzeittherapie sowie zur Informationserhebung für die Vorbereitung der Antragstellung und der Ausarbeitung des Berichtes an den Gutachter (s. Kap. 2 *Antragstellung*), sofern die Indikation für eine ambulante Langzeit-Psychotherapie gegeben ist. Für diesen Bericht an den Gutachter sind im Falle der Verhaltenstherapie ausreichende Informationen zu folgenden Aspekten zu erheben:
    (1) Soziodemografische Daten
    (2) Symptomatik und psychischer Befund
    (3) Somatischer Befund (Konsiliarbericht)
    (4) Behandlungsrelevante Angaben zur Lebensgeschichte, verhaltensanalytisches Bedingungsmodell
    (5) Diagnose (zum Zeitpunkt der Antragsstellung)
    (6) Behandlungsplan und Prognose
    (7) Zusätzlich erforderliche Angaben bei einem Umwandlungsbericht

Im Rahmen der probatorischen Sitzungen sind Informationen über die Symptomatik und die Problembereiche des Patienten, seine lebensgeschichtliche Entwicklung (Lebensereignisse, Bezugspersonen, soziale Netzwerke), die Entstehungs- und Performanzbedingungen seiner Störung, personale Bedingungen (Persönlichkeit, Intellekt, Kompetenzen), individuelle Ressourcen (Risiko- und Schutzfaktoren), somatische Einflussfaktoren und die psycho-soziale Lebenssituation zu eruieren. Im Falle der Verhaltenstherapie sind die Probleme des Patienten durch eine Verhaltensanalyse auf der Makroebene (situationsübergreifende Gesamtkonstellation) und der Mikroebene (exemplarisch: spezifische und konkrete Problemsituation) zu exemplifizieren bzw. zu analysieren. All diese Informationen müssen dann in eine individuelle Fallkonzeption integriert und in eine (vorläufige) Störungsdiagnose übersetzt werden. Gemeinsam mit den Patienten sind dann die einzelnen (konkreten und operationalisierbaren) Therapieziele festzulegen und zu hierarchisieren. Schließlich ist daraus und mit direkter Bezugnahme auf die Diagnose und die Verhaltensanalyse ein individueller Therapieplan zu entwickeln, der die Besonderheiten des vorliegenden Einzelfalles ebenso berücksichtigt wie die Auswahl möglichst evidenzbasierter und störungsspezifischer Interventionsmethoden.

6.1 Initiale Problemexploration

Im Erstgespräch, der psychotherapeutischen Sprechstunde (s. Kap. 4) sowie den in den folgenden Probatoriksitzungen geht es immer wieder um eine möglichst präzise Orientierung über die vorliegende Problematik des Patienten (Symptome, Problembereiche), die schrittweise um eine Problembeschreibung, Problemanalyse (Bedingungsgefüge, Mako-/Mikroanalyse, lebensgeschichtliche Entwicklung) und Problemdefinition (Diagnose) erweitert und letztlich um die Zielfindung, Zielanalyse und Zielentscheidung komplettiert wird. Parallel wird dabei bereits eine wechselseitige Strukturierung von Erwartungen und Verantwortlichkeiten vorgenommen und damit die Arbeitsbeziehung definiert.

Problemorientierung. In der ersten Phase (im Regelfall im Erstgespräch) geht es um eine möglichst ungefilterte Beschreibung der Probleme und Problemkonstellationen durch den Patienten. Im Rahmen dieser spontan berichteten Symptomatik soll der Patient mit eigenen Worten und unbeeinflusst vom Therapeuten in einer offenen, wertneutralen und akzeptierenden Atmosphäre seine Beschwerden und Probleme schildern. Diese Beschreibung sollte exemplarisch in wörtlicher Rede im Bericht an den Gutachter zitiert werden. Die Aufgabe des Therapeuten in dieser Phase besteht darin, den Patienten in seiner Selbstexploration anzuregen und zu unterstützen, ohne mit voreiligen Interpretationen, Bewertungen oder diagnostischen Einordnungen selbst Einfluss zu nehmen. Dies dient einer ersten Orientierung an die Gesamtproblemlage, das Schlüsselproblem des Patienten und sein Anliegen an die Therapie. Zugleich kann im Rahmen dieser ersten Problemstrukturierung das Problembewusstsein des Patienten vertieft und seine Therapiemotivation gestärkt werden.

Problembeschreibung. Im weiteren Gesprächsverlauf sollten die Symptome und Probleme des Patienten systematisiert (»Sortieren«), konkretisiert (»Was tritt genau auf?« »Worin äußert sich das?« »Was genau heißt …?«), präzisiert (»Wie oft …?« »Wie lange …?« »Wie ausgeprägt …?«) und spezifiziert (»In welcher Situation …?« »Wann zuletzt?«) werden. In dieser Phase stehen die Strukturierung und eine möglichst genaue Beschreibung der Problematik im Mittelpunkt, um deren Phänomenologie (Qualität und Quantität der Beschwerden/Problemsituationen) und Bedeutung (Belastungsgrad, Auswirkungen, Risiken) deskriptiv genau und umfassend zu erfassen. Der Therapeut sollte in seiner Exploration also vor allem detailliert nachfragen und die Aussagen des Patienten auf faktische Merkmale abklären sowie den Bedeutungsgehalt verwendeter Begriffe (»immer«, »unerträglich«, »vollkommen neben der Spur«) hinterfragen. Am Ende dieser Phase sollte eine vorläufige Eingrenzung, Identifikation und Beschreibung aktuell zentraler Probleme und Einflussfaktoren stehen, die möglichst in eine konsensuale Problemdefinition durch Therapeut und Patient mündet.

Problemanalyse. In der dritten Phase der Problemklärung werden erste vorläufige Hypothesen über (mit-)verursachende oder auslösende Bedingungen der Symptome, Beschwerden oder Problemverhaltensweisen formuliert. Der Therapeut sollte darauf achten, dass hier zunächst lediglich zeitliche oder situative Zusammenhänge (Koinzidenzen, Chronologien) gesammelt werden, ohne voreilige kausale Interpretationen vorzunehmen. Ungeprüfte Annahmen des Patienten sollten als Hypothesen gekennzeichnet und entsprechend umformuliert werden (»Sie halten also für möglich, dass …«; »Aha, Sie denken, dass es hier einen Zusammenhang gibt«), die im weiteren Therapieverlauf zu überprüfen sind. Außerdem ist es wichtig, die subjektiven Erklärungskonzepte des Patienten (»Laientheorien«) zu erfragen und ggfs. zu korrigieren.

Problemdefinition. Die letzte Phase zielt darauf ab, die zunächst rein deskriptive und verhaltensnahe Umschreibung der Problemlage und Beschwerden in eine fachlich fundierte Problemdefinition und Terminologie zu übersetzen. Dazu ist es u. U. zunächst erforderlich, die geschilderte Gesamtproblemlage in Teilprobleme zu strukturieren und diese zu systematisieren (z. B. in Problemanteile der äußeren Lebenssituation und Anteile mit Symptomqualität auf Patientenseite). Die konkrete Benennung eines Zustandsbildes mit einem Fachbegriff (z. B. Störungsdiagnose) wirkt auf die meisten Patienten entlastend, da sie erfahren, dass es sich um ein bekanntes und wissenschaftlich untersuchtes Phänomen handelt, von dem sie nicht allein betroffen sind und zu dessen Behandlung wirksame Interventionsmethoden bzw. Lösungsansätze zur Verfügung stehen. Die Verdachtsdiagnose ermöglicht dem Therapeuten wiederum, gezielter auf das Repertoire diagnostischer und therapeutischer Maßnahmen zuzugreifen, sich an Behandlungsmanualen oder Therapieleitlinien zu orientieren oder auch selbst eine Literaturrecherche zu aktuellen Ergebnissen der Psychotherapieforschung zu diesem Problem anzustellen.

6.2 Anamnese

Die Anamnese innerhalb einer Verhaltenstherapie dient im Wesentlichen der Informationssammlung zu den Entstehungsbedingungen (Akquisition) und aufrechterhaltenden Bedingungen (Performanz). Die Akquisitionsbedingungen umfassen die individuellen Risikofaktoren (Vulnerabilitäten, Prädispositionen, Stressoren) bzw. Schutzfaktoren (Resilienzen, protektive Umwelteinflüsse, Ressourcen), die die Entstehung der individuellen Störung/Problematik in Form eines Vulnerabilitäts-Stress-Modelles (mit)erklären können. Obwohl die retrospektive Rekonstruktion der vergangenen Verursachungsbedingungen einer aktuellen Störung sich naturgemäß immer im Bereich der Spekulation bewegt, macht ein individuelles Ätiologiemodell die Entstehung der Problematik (für den Patienten) häufig plausibel (und damit akzeptierbarer) und bietet möglicherweise Ansatzpunkte für therapeutische Interventionen in der aktuellen Lebenssituation (z. B. Auslösebedingungen oder Ressourcen). Der Fokus der Verhaltensanalyse liegt aber auf den Performanzbedingungen, d. h. auf Informationen zum Störungsverlauf, der akuten Auslöserkonstellation (Schwellensituation) und den kontextualen und situativen Bedingungen (Verstärkerbedingungen) des aktuellen Problemverhaltens bzw. der akuten Symptomatik.

Störungsanamnese

Zentraler Bestandteil der Anamneseerhebung ist die möglichst exakte Rekonstruktion der Störungsentwicklung, die ggfs. von ersten Unregelmäßigkeiten und Auffälligkeiten im Erleben und Verhalten über unspezifische Vorboten- und Prodromalsymptome bis zur Erstmanifestation der spezifischen Störungssymptomatik reicht und den weiteren Störungsverlauf bis zum aktuellen Zustand einschließt. Dazu gehören auch Verlaufscharakteristika der aktuellen Störung (statisch, episodisch-rezidivierend, remittierend, progedient, Exazerbationen, beschwerdefreie Intervalle, längere euthyme Phasen) sowie die Lebenszeitprävalenz anderer psychischer Komorbiditäten, somatischer Erkrankungen und Behandlungsepisoden in der Vergangenheit. Letztere sind nicht zu vernachlässigen, da viele medikamentöse Therapien gegen organische Krankheiten gravierende psychopathologische Nebenwirkungen aufweisen können (z. B. Kortison, Bronchialerweiterer in der Asthmatherapie, Zytostatika).

Behandlungs- und Selbstbehandlungsanamnese

Eng verbunden mit der Störungsentwicklung sind die bisherigen Versuche des Patienten zur Bewältigung seiner Beschwerden, Symptome und Probleme. Dabei sollten vor allem in der Vergangenheit ggfs. erfolgte psychotherapeutische oder psychiatrisch-pharmakologische Vorbehandlungen im stationären oder ambulanten Setting sowie andere Therapievorerfahrungen bzgl. der aktuellen oder früheren Störungen einschließlich deren Erfolge oder Misserfolge exploriert werden. Sofern vorhanden und der Patient seine Einwilligung dafür erteilt, sollte nicht versäumt werden, die entsprechenden Patientenunterlagen (Diagnosen, Untersuchungsergebnisse, Befunde, Epikrisen, Entlassungsberichte) anzufordern und für die eigene Therapieplanung einzubeziehen. Selbstverständlich müssen auch aktuelle Begleitbehandlungen (z. B. medikamentöse Therapien durch den Hausarzt oder behandelnde Fachärzte für Psychiatrie, Neurologie oder Nervenheilkunde oder Behandlungen durch nicht-ärztliche Therapeuten wie Heilpraktiker) eruiert und durch Patientenunterlagen transparent gemacht werden. Im Vorfeld oder ergänzend zur Inanspruchnahme professioneller Hilfsangebote versuchen Patienten in aller Regel, ihre Probleme zunächst selbst zu bewältigen und ihre Beschwerden durch mehr oder weniger geeignete Maßnahmen zu lindern. Diese Selbstbehandlungsversuche des Patienten sowie deren Ergebnisse sollten ebenfalls ausreichend erfragt werden, um geeignete bzw. ungeeignete Ansatzpunkte für die Interventionsplanung zu identifizieren. Nicht selten setzen Patienten dysfunktionale oder kontraproduktive Maßnahmen zur (kurzfristigen) Symptomlinderung ein, die (langfristig) gravierende Folgeprobleme verursachen und damit ebenfalls zum Gegenstand der Therapie werden können. So kann der Gebrauch psychoaktiver Substanzen zum Zwecke der Symptomreduktion und Problembewältigung schnell in Substanzmissbrauch und -abhängigkeit münden und die Therapie der Primärstörung massiv behindern. Die Suchtmittelanamnese sollte dabei legale »Genussmittel« (Alkohol, Medikamente und Tabak) wie illegale Drogen (Cannabis, Amphetamine, Opioide) einschließen.

Familienanamnese

Für die Identifizierung möglicher genetischer Prädispositionen oder auch (ungünstiger) familiärer Modelle und Verstärkerkonstellationen sind familiäre Häufungen psychischer Störungen (auch subklinische Auffälligkeiten), psychiatrische Vorbehandlungen oder Suizide in der Familie von Relevanz. Zur Familienanamnese gehören auch Krankheiten, Hospitalisierungen, Tod von Angehörigen, Unfälle, kritische Lebensereignisse von Angehörigen, anhaltende Stressoren oder Belastungen (materielle Not, Berufsstress, innerfamiliäre Konflikte), die möglicherweise einen Bezug zur aktuellen Störung des Patienten aufweisen. Informationen zur Familienstruktur und Wohnsituation (Zusammenleben mit einem oder beiden Elternteilen, Großeltern, anderen Verwandten oder Pflegeeltern, Anzahl der Geschwister, Stellung in der Geschwisterreihe) können ebenfalls Anhaltspunkte für Risiko- und Schutzfaktoren liefern. Außerdem interessieren in diesem Zusammenhang familiäre Wert- und Normvorstellungen, vermittelte Lebenspläne und Verhaltensregeln, induzierte Erwartungs- und Anspruchshaltungen sowie die familiäre Atmosphäre (z. B. expressed emotions) und der Erziehungsstil der Eltern.

Biografische Anamnese

Im Rahmen der lebensgeschichtlichen Anamnese gilt es abzuklären, inwieweit der Patient bislang einen normalen Entwicklungsverlauf genommen und die altersgemäßen Entwicklungsaufgaben adäquat gemeistert hat bzw. welche Ereignisse und Einflüsse sich in Bezug auf seine Störung vulnerabilisierend ausgewirkt haben könnten. Über die gesamte Lebensspanne hinweg sollten besondere Lebensereignisse, Krankheiten, Krisen oder Belastungsphasen erhoben werden (z. B. mittels der »Lebenslinie«-Technik, bei der die bisherigen Lebensjahre mit einer »Fieberkurve« des psychischen Wohlbefindens und Funktionsstatus dargestellt und besondere Ereignisse in ihrem zeitlichen Zusammenhang gekennzeichnet werden können). Für Modellerneinflüsse bei der Entwicklung psychischer Störungen sind die wichtigsten Bezugspersonen in den einzelnen Lebensabschnitten möglicherweise von Bedeutung (Mutter, Vater, Großeltern, Geschwister, Lehrer, Peers). Zu den erworbenen Prädispositionen für eine bestimmte Störung gehören auch pränatale Einflüsse (Tabak-, Alkohol- oder Drogenkonsum, Erkrankungen, Unfälle und Medikamenteneinnahme oder psychische Stressoren und Belastungen der Mutter während der Schwangerschaft) sowie Geburtskomplikationen (Sauerstoffunterversorgung, Medikation, Verletzungen). In der Frühphase der Entwicklung sind die Einflüsse der Eltern-Kind-Bindung von besonderer Bedeutung. In diesem Zusammenhang könnten schwere Erkrankungen des Säuglings, medikamentöse Behandlungen, Hospitalisierungen, Trennungs-, Verlust oder Deprivationsereignisse, äußere Stressoren, Vernachlässigung, Verwahrlosung oder Gewalterfahrungen wichtige Hinweise auf frühkindliche Stressoren, Bindungsstörungen oder Traumata geben. Für die Entwicklung im Kleinkind- und Vorschulalter sind primär die familiären Verhältnisse (An-/Abwesenheit und Berufstätigkeit der Eltern, eheliche Konflikte, Trennungserlebnisse, Erziehungsstil) sowie die Bedingungen in Kinderkrippe und -garten von Bedeutung. Im Kindergarten- und Grundschulalter gewinnen Sozialisationsprozesse wie die Integration in die Gruppe der Gleichaltrigen zunehmende Bedeutung. Tendenzen zur *Behavioral Inhibition* oder sozialer Unsicherheit und Isolierung sind häufig prädiktiv für die spätere Entwicklung psychischer Störungen im Erwachsenenalter. Auch Persönlichkeitsstörungen können sich durch spezifische Verhaltensauffälligkeiten in frühen Lebensphasen abzeichnen. Im Schulalter können Qualität und Größe des sozialen Netzwerkes, der Status in der Gruppe der Peers (Klassensprecher, Außenseiter, Mobbing-Opfer) sowie Ausmaß und Konstanz schulischer Leistungen Indizien für Risikofaktoren oder Ressourcen in Bezug auf die Störungsentstehung und -bewältigung liefern. Außerdem spielen erzwungene Orts- oder Schulwechsel (Verlust des Freundeskreises) eine Rolle. In der weiteren Entwicklung geht es um jegliche Besonderheiten in der beruflichen (Ausbildung, Berufseinstieg, Erwerbstätigkeit, Arbeitsplatzwechsel, Karriere, Arbeitslosigkeit), privaten (soziales Netz, sexuelle Entwicklung) und familiären Entwicklung (Partnerschaften, Ehe, Kinder) sowie um die adäquate Meisterung der jeweiligen Entwicklungsaufgaben bzw. möglicher Sozialisations- oder Reifungsdefizite.

Aktuelle Lebenssituation

Zur fundierten Einschätzung genereller aufrechterhaltender oder problemverschärfender Rahmenbedingungen sowie verfügbarer Ressourcen ist es wichtig, auch die aktuelle Lebenssituation des Patienten in die Fallkonzeption einzubeziehen. Dazu gehören seine allgemeine Lebenszufriedenheit und Funktionsfähigkeit in verschiedenen Lebensbereichen und der Grad an sozialer Integration und Partizipation. Für die Prognose sind neben intrapersonalen Potenzialen (Problemlösekompetenzen, Bewältigungskapazität, Lebenseinstellung, kognitiver Stil) vor allem soziale Ressourcen von Bedeutung. Im Privatleben stellen eine stabile Partnerschaft, eine intakte Familie, ein kleiner Kreis verlässlicher Freunde (Confidents) und ein größeres informelles Netzwerk aus lockeren Bekanntschaften wirksame Resilienzfaktoren gegen psychische Störungen dar, wohingegen soziale Isolation oder konflikthafte zwischenmenschliche Beziehungen die Vulnerabilität deutlich erhöhen. Im Erwerbsleben sind Arbeitszufriedenheit, kollegiale Arbeitsatmosphäre und Planungssicherheit gesundheitsprotektive Faktoren, während Arbeitslosigkeit, prekäre Arbeitsverhältnisse, Mobbing und Konflikte am Arbeitsplatz oder Arbeitsüber- bzw. Fehlbelastung (z. B. Schichtdienst) das Störungsrisiko erhöhen. Auch eine ungünstige Wohnsituation (Lärmbelastung, räumliche Enge) oder andere belastende sozialökologische Lebensbedingungen (Armut, Schulden) beeinflussen Entstehung und Verlauf psychischer Störungen tendenziell negativ. Diese Bedingungen der aktuellen Lebenssituation geben Aufschluss über aufrechterhaltende Einflüsse der aktuellen Störung und Probleme, können aber darüber hinaus ggfs. gezielt verändert werden, um die Therapieerfolgswahrscheinlichkeit und Prognose zu verbessern.

6.3 Kategoriale Diagnostik

Die *kategoriale* oder *klassifikatorische Diagnostik* dient der individuellen Diagnosestellung auf Basis der international anerkannten diagnostischen Klassifikationssysteme (ICD-11, DSM-5) mittels Zuordnung der berichteten oder festgestellten Symptome bzw. Syndrome des Patienten zu diagnostischen Einheiten mittels expliziter oder impliziter Zuordnungsregeln. In der für das deutsche Abrechnungswesen maßgeblichen ICD-11 sind im Unterkapitel F die definierten psychischen Störungen katalogisiert, die sich jeweils auf sechs Klassifikationsebenen kodieren lassen: Die erste Ebene repräsentiert die Krankheitsklasse (hier: F = psychische Störungen), auf der zweiten Ebene wird der Störungsbereich kodiert (z. B. F3x = Affektive Störungen), auf der dritten Ebene die konkrete psychische Störungsdiagnose (z. B. F31 = Bipolare Störung), auf der vierten Ebene die Subkategorie (F31.1 = gegenwärtig manische Episode ohne psychotische Symptome) sowie ggfs. auf Ebene 5 und 6 weitere Zusatzspezifikationen.

Selbstverständlich ist eine fundierte kategoriale Diagnostik nicht nur wichtig, um die formalen Antragserfordernisse zu erfüllen, sondern stellt eine elementare Voraussetzung für die evidenzbasierte Psychotherapie dar, indem sie eine gezielte Nutzung von Leitlinien und Therapiemanualen, aber auch die eigene Literaturrecherche überhaupt erst ermöglicht.

Da nach den Befunden epidemiologischer Studien in der ambulanten Versorgungspraxis in Deutschland etwa zwei Drittel bis drei Viertel aller Psychotherapiepatienten die Kriterien für mehr als eine psychische Diagnose erfüllen, sollte die mögliche psychische (aber auch somatische) Komorbidität angemessen untersucht werden. Dies sollte nach Möglichkeit bereits während der Probatorik geschehen, da es erfahrungsgemäß die Therapieeffektivität erheblich behindern kann, wenn (sekundäre) komorbide Störungen erst im späteren Therapieverlauf erkannt werden.

Für eine fundierte Breitbanddiagnostik sind die strukturierten/standardisierten Klinischen Interview-Verfahren (CIDI, SKID, Wittchen & Pfister, 1997; Wittchen et al., 1997; DIPS, Schneider & Margraf, 2006) sehr zu empfehlen. Um den nicht unerheblichen Zeitaufwand zu minimieren, können neben der ausführlichen Exploration der Primärstörung zumindest die Eingangsfragen aller übrigen Sektoren abgefragt werden, wobei übrige Störungen nur bei klaren Indizien vertieft untersucht werden müssen. Als Kurz-Screening eignen sich auch das Patient Health Questionnaire (PHQ, Löwe et al, 2002) oder ICD-10-Diagnosechecklisten (Hiller et al., 1997).

6.4 Dimensionale Diagnostik

Die sogenannte *dimensionale Diagnostik* beinhaltet die Messung der Ausprägungsgrade von Symptomen, Beschwerden, Belastungen oder anderen Dimensionen psychischer Beeinträchtigungen und Funktionsfähigkeit mittels (psychometrischer) Fragebögen oder Testverfahren. Sie dient damit im Wesentlichen der exakteren Bestimmung des Schweregrades einer Störung bzw. einer Symptomatik. Ist die Messung auf den aktuellen Zustand bezogen (kurzes Zeitfenster), eignen sich dimensionale Maße zur Veränderungsmessung, also insbesondere zur begleitenden Verlaufsmessung und zur Erfolgskontrolle am Ende der Behandlung.

! Obwohl nach den Psychotherapierichtlinien Maßnahmen zur Qualitätssicherung in der ambulanten Psychotherapie bislang nicht ausdrücklich vorgesehen sind, ist nach den allgemeinen Vorgaben des Sozialgesetzbuches sowie nach berufsethischen Standards die Gewährleistung einer qualitativ hochwertigen Versorgung in diesem Bereich eine unbestreitbare Handlungsmaxime für jeden Anbieter von Gesundheitsdienstleistungen. Insofern sollte für Verhaltenstherapeuten die Qualitätskontrolle ihrer Arbeit in Form von Therapieerfolgsmessung mittels standardisierter Verfahren zur dimensionalen Diagnostik zum Standard gehören.

In der Verhaltenstherapie werden zur Schweregradbestimmung vor allem störungsspezifische klinische Fragebögen und Symptomchecklisten eingesetzt. In der tabellarischen Übersicht sind exemplarisch einige der gebräuchlichen Erhebungsverfahren mit ihren Vor- und Nachteilen dargestellt. In der Psychotherapiepraxis empfiehlt es sich sehr, zur initialen Symptommessung sowie zur Verlaufs- und Ergebniskontrolle zumindest für die Leitdiagnose dimensionale Messverfahren einzusetzen. Diese können darüber hinaus zur objektivierten Rückmeldung von Therapiefortschritten an den Patienten genutzt werden. Sie enthalten aber auch auf Itemebene häufig wertvolle Zusatzinformationen zu den besonderen Schwerpunkten der Problematik und individuellen Ansatzpunkten für die Therapie.

Ergänzend kommen bei spezieller Indikation in Einzelfällen auch Funktionsskalen, psychometrische Testverfahren (z. B. Intelligenztests) oder neuropsychologische Funktionstests zum Einsatz, deren Nutzen bei Verdacht auf eine neuropsychologische Grundstörung (z. B. Demenz) zu berücksichtigen wäre.

Die noch aus dem DSM-IV stammende *Global Assessment of Functioning-Skala* (GAF, AB 34) ist eine psychologische Skala zur Erfassung des allgemeinen Funktionsniveaus einer Person, die sich mit minimalem Aufwand zu Beginn, im Verlauf und zum Ende der Therapie abfragen lässt. Die psychischen, sozialen und beruflichen Funktionen werden dabei auf einem hypothetischen Kontinuum von psychischer Gesundheit bis Krankheit gedacht (0–100), die bezogen auf ein Zeitfenster der letzten Woche abgefragt werden können. Mithilfe der GAF lässt sich der Grad der Beeinträchtigung im psychosozialen Kontext (Funktionsfähigkeit und Partizipation) sowie der Grad der Zielerreichung in der Therapie jenseits der rein störungs- und symptomorientierten Parameter valide erheben.

6.5 Verhaltensanalyse

Verhaltensanalysen sind Grundstein und Begleiter in der Behandlung psychischer Störungen. Sie geben ein Explorationsraster vor, das die diagnostische Arbeit strukturiert und auf dieser Basis Therapieziele erarbeitet. Diese Ziele können mittels eines geeigneten Behandlungsplans fortlaufend erweitert bzw. modifiziert werden.

Dieser Abschnitt stellt die Notwendigkeit und den Nutzen der Entwicklung einer verhaltensanalytischen Einzelfalldiagnostik dar. Das Vorgehen der Mikroanalyse mit der Erweiterung zur Problemanalyse wird dargestellt, gefolgt von der Makroanalyse, mit detailliertem Blick auf den Teilaspekt der Plananalyse. Die anschließenden Arbeitsmaterialien, welche die Übung und Umsetzung der Verhaltensanalyse unterstützen, werden kurz erläutert.

6.5.1 Warum verhaltensanalytische Modelle?

Aufgaben der Diagnostik
Aufgaben der Diagnostik im psychotherapeutischen Prozess umfassen die Klärung von Fragen zur Indikation der Therapie sowie Fragen zu der Modifikation von Verhalten, der Prognose und der Qualitätskontrolle.

- *Therapiebezogene* Diagnostik betrachtet jene Entscheidungsprozesse, die vor und im Verlauf der Therapie zur selektiven bzw. adaptiven Indikation und zur Messung von Veränderungen und Therapieerfolg eingesetzt werden.
- *Einzelfallbezogene* Diagnostik bemüht sich, die Effekte praktischen Handelns so gut wie möglich zu erfassen, klinisches Handeln begründbar und gegenüber Dritten legitimierbar, d. h. transparent und nachvollziehbar, zu gestalten.

Verhaltensanalytische Einzelfalldiagnostik
Im Gegensatz zum operationalisierten Ansatz bzw. dem Eigenschaftsansatz (Trait-Ansatz) geht die verhaltensanalytische Einzelfalldiagnostik nicht davon aus, dass ein konkretes Verhalten ein Zeichen einer »dahinterliegenden« Eigenschaft darstellt (Zeichenansatz). Stattdessen wird angenommen, dass ein konkretes Verhalten einer Stichprobe aus einem Pool verschiedener möglicher Verhaltensweisen entspricht (Stichprobenansatz).

Quantitative Abweichung. Aus der Perspektive der verhaltensanalytischen Diagnostik unterliegt abweichendes Verhalten den gleichen Gesetzmäßigkeiten wie gesundes (normales) Verhalten – und kann in beiden Fällen auch mit diesen Gesetzmäßigkeiten erklärt werden. Bei einer psychischen Störung liegt also kein qualitativ anderes Verhalten, sondern eine quantitative Abweichung (Exzess oder Defizit) vor.

Verhaltensanalyse im Therapieprozess. Verhaltensanalytische Arbeit spielt während des gesamten Therapieprozesses eine wichtige Rolle: Zum einen können neue Erkenntnisse jederzeit in die bestehenden Modelle eingebaut werden und zum anderen bieten sich Verhaltensanalysen auch als therapeutische Interventionen an.

Die Kernfrage. Verhaltensanalytische Modelle wenden sich der Klärung der folgenden Kernfrage zu: Wie kann man lernpsychologische Erkenntnisse anwenden, um die Bedingungen und Wirkungen von Verhalten systematisch zu analysieren, sodass gezielt Möglichkeiten der Verhaltensmodifikation abgeleitet werden können?

6.5.2 Mikro- und Makroanalyse im Überblick

Im diagnostischen Prozess unterscheiden wir die Mikro- und die Makroanalyse. Gängige Bezeichnungen sind auch horizontale und vertikale Verhaltensanalyse.

Mikroanalyse/horizontale Verhaltensanalyse. In der Mikroanalyse wird das symptomatische Verhalten (z. B. Panikattacken) genau beschrieben. Dazu zählen Angaben zu Auslösern, Konsequenzen und die Häufigkeit, Dauer und Intensität des Problems.

Makroanalyse/vertikale Verhaltensanalyse. In der Makroanalyse analysiert der Therapeut die Entstehungsbedingungen und das Erstauftreten der Störung unter lerntheoretischen Gesichtspunkten. Des Weiteren werden die aktuell aufrechterhaltenden Bedingungen der Symptome und die Funktionalität der Störung untersucht.

Die Makroanalyse stellt ein *individualisiertes* Ätiologie- und Störungsmodell, also ein übergreifendes theoretisches Erklärungsmodell zur Entstehung und Aufrechterhaltung der vorliegenden psychischen Störung bei diesem individuellen Patienten dar. Der Therapeut konzipiert also ein plausibles und faktenbasiertes – aber immer *hypothetisches* – funktionales Bedingungsmodell auf Grundlage des Vulnerabilitäts-Stress-Konzeptes bzw. des Risiko-Schutzfaktoren-Modells, unter Verwendung der relevanten Informationen aus Exploration, Anamnese, somatischem und psychischem Befund, Diagnostik und Problembeschreibung. Die Makroanalyse umfasst inhaltlich u. a. und integriert diese zu einem kohärenten Erklärungsmodell des vorliegenden Einzellfalles:

▶ Entstehungsbedingungen: Prädisponierende Einflüsse, genetische und erworbene Vulnerabilität, familiäre Beeinflussung und Lernmodelle, entwicklungspsychopathologische Risiko-/Schutzfaktoren, innere und äußere Ressourcen, mobilisierbare protektive Einflüsse
▶ Auslösebedingungen (Schwellensituation): Trigger, aktuell auslösende Faktoren, Störungsbelastungen und -folgen: Lebensumstände/Situation vor der Erstmanifestation der Störungssymptomatik
▶ Aufrechterhaltende Bedingungen (Performanz): intraindividuelle und interaktionelle Funktionalität (Verlust und Gewinn durch die Erkrankung); operante Einflüsse der aktuellen Lebenssituation/Kontextualität
▶ Bewältigungsansätze: Einstellungsmuster und subjektives Krankheitsverständnis des Patienten; Copingstrategien, Selbstbehandlungsversuche, Hilfesuchverhalten, soziale Unterstützung, evtl. Vorbehandlungen; aktueller Therapieanlass

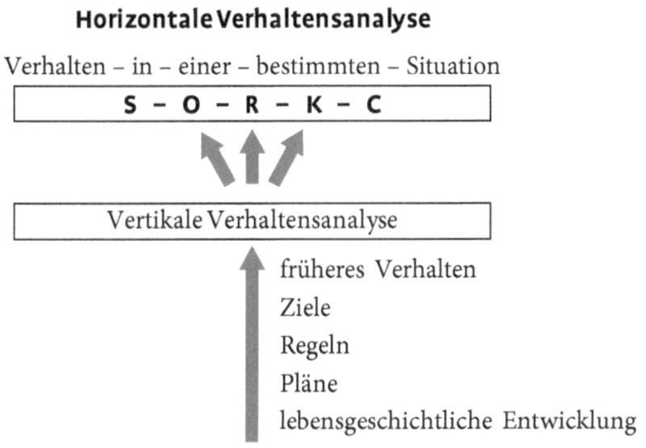

Abbildung 6.1 Überblick über die horizontale und vertikale Verhaltensanalyse

Grundlage für das Handeln. Das resultierende hypothetische Bedingungsmodell (Mikro- und Makroanalyse) bildet die Grundlage für das konkrete Handeln in der Therapie. Das Bedingungsmodell enthält Hypothesen über Zusammenhänge von Bedingungen und Verhalten, die auf Beobachtungen und Theorien aufbauen. Diese Hypothesen sollten einer wiederholten empirischen Überprüfung unterzogen werden.

Gemeinsam mit dem Patienten werden die Therapieziele (»Was genau soll erreicht werden?«) und der Therapieplan (»Mit welchen Methoden wollen wir die Ziele erreichen?«) besprochen und aus dem individuellen Modell abgeleitet.

Beide Modelle beinhalten gemeinsam alle notwendigen Informationen, die, zum *hypothetischen Bedingungsmodell* zusammengefasst, für eine Fallkonzeption benötigt werden.

6.5.3 Mikroanalyse: das SORKC-Modell

Das Verhalten in einer Situation folgt zwei verschiedenen Lern-Paradigmen: der klassischen Konditionierung und dem operanten Lernen.

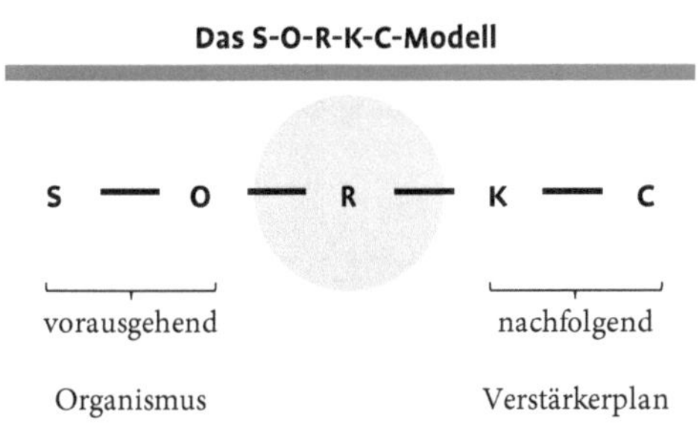

Abbildung 6.2 Überblick über die horizontale und vertikale Verhaltensanalyse sowie über das SORKC-Modell

Für die situationsspezifische Analyse wird das Verhalten Schritt für Schritt betrachtet: Trifft ein spezifischer Reiz »S« auf einen Organismus »O«, kommt es zu einer Reaktion »R« (respondenter Anteil). Auf eine Reaktion »R« folgt in unterschiedlicher Häufigkeit (Kontingenz »K«) eine Konsequenz »C« (instrumenteller Anteil). Für die Analyse des Verhaltens in speziellen Situationen gilt also: Zuerst kommt Pawlow, dann Skinner.

Das in den 1960er Jahren von Frederick Kanfer und George Saslow entwickelte SORKC-Modell wurde in den folgenden Jahren weiterentwickelt und modifiziert. Die einzelnen Komponenten des Modells werden im Folgenden genauer beschrieben.

S – Stimuluskomponente

Alle externen und internen Reizbedingungen, die dem Verhalten vorausgehen und in systematischen, funktionalen Zusammenhang zu diesem Verhalten stehen, werden zur Stimuluskomponente zusammengefasst. Dieser Zusammenhang kann unkonditioniert sein (ohne einen Lernprozess unmittelbar vorhanden, bspw. Orientierungsreaktion), klassisch konditioniert oder durch Reizdiskriminationslernen vermittelt.

Extern: Umweltreize, Konsequenzen vorangegangenen Verhaltens oder Reaktion auf Verhalten anderer
BEISPIEL: Fahrt in einer vollen Straßenbahn, ein Bekannter grüßt nicht auf Straße

Intern: Gedanken, Gefühle, Erinnerungen, Ziele, Wünsche

BEISPIEL: Erinnerung an frühere Beziehung, intrusiver Gedanke, körperliche Veränderungen (wie Hunger, Änderungen im Hormonhaushalt, Substanzwirkungen)

S → Momentan wirkende, für die Analyse des Problems relevante Variablen

O – Organismuskomponente
Die Organismuskomponente umfasst alle biologisch-physiologischen und psychosozialen Faktoren, die im Sinne von Persönlichkeitsvariablen wirken. Dazu zählen Intelligenz, Selbstkonzept, Kontrollüberzeugungen und körperliche Krankheiten bzw. Einschränkungen. (Detaillierte Informationen zur Organismusvariable können in der vertikalen Verhaltensanalyse gewonnen werden.)

BEISPIEL: »Ich muss perfekt sein!«, »Wer Schwäche zeigt, ist nichts wert!«

O → Überdauernde, für die Analyse des Problems relevante Variablen

R – Unerwünschte Reaktion
Ziel ist die möglichst präzise Beschreibung der
(a) *behavioralen* (Zeitpunkt, Dauer, Intensität und Auftretenshäufigkeit),
(b) *kognitiven* (subjektive Bewertungen, Erwartungen, soziale Informationsverarbeitungsprozesse),
(c) *emotionalen* (begleitende Gefühle und Empfindungen) und
(d) *physiologischen* (körperliche Begleiterscheinungen)
Aspekte in einer Situation.

! Erwünschtes Zielverhalten möglichst präzise zu beschreiben und zu operationalisieren, ist nicht Aufgabe der Verhaltensanalyse.

K – Kontingenzkomponente
Der Therapeut untersucht, wie konsequent und systematisch das Problemverhalten mit bestimmten Verhaltenskonsequenzen und -antezedenten, situativen Bedingungen verknüpft ist. Es werden die Kontingenz und die Kontiguität der Konsequenzen bewertet.

Definition

Kontingenz beschreibt die Struktur, Regelmäßigkeit und Vorhersagbarkeit des Zusammentreffens von Verhalten, seinen antezedenten Bedingungen und/oder seinen Verhaltenskonsequenzen.

geringe Kontingenz	**hohe Kontingenz**
liegt vor, wenn nur auf jede zweite, dritte oder x-te Äußerung des Verhaltens die Konsequenz folgt.	liegt vor, wenn auf ein Verhalten immer eine bestimmte Konsequenz folgt (= Kontingenz 1:1).

Kontiguität spezifiziert den räumlich-zeitlichen Abstand zwischen dem Verhalten, seinen antezedenten Bedingungen und/oder seinen Verhaltenskonsequenzen.

geringe Kontiguität	**hohe Kontiguität**
Konsequenz tritt verzögert auf.	Auf ein Verhalten folgt unmittelbar die Konsequenz.

Der Zusammenhang zwischen dem Verhalten und der Verstärkung charakterisiert deren Stabilität, die sich in der Löschungsresistenz ausdrückt.

Eine hohe Kontiguität und hohe Kontingenz (das heißt, auf ein bestimmtes Verhalten folgt immer unmittelbar eine bestimmte Konsequenz) wird als *kontinuierliche Verstärkung* bezeichnet. Diese Form der Verstärkung resultiert zwar in einer schnellen Änderung der Verhaltensrate, jedoch auch in einer geringen Stabilität (wenig Löschungswiderstand).

Eine langsame Änderung der Verhaltensrate, die aber mit einer hohen Stabilität (viel Löschungswiderstand) einhergeht, wird durch eine geringe Kontiguität, geringe Kontingenz oder Kombination der beiden erreicht. Dieser Zusammenhang wird als *intermittierende Verstärkung* bezeichnet.

C – Verhaltenskonsequenzen

Die Verhaltenskonsequenzen beeinflussen den Zeitpunkt, die Frequenz, die Intensität, die Dauer und die Stabilität des Problemverhaltens. Dieses Wirken geht zurück auf operante Lernprozesse, die Aufbau, Abbau oder Stabilisierung des Verhaltens beeinflussen.

Ziel ist die Identifizierung der unmittelbar oder auch verzögert auf das Verhalten folgenden Ereignisse. Das gelingt bspw. mittels operationaler Klassifizierung von Verhaltenskonsequenzen nach Skinner:

Positive Verstärkung: Zuführen eines angenehmen Zustands
Negative Verstärkung: Beendigung eines aversiven Zustands
Direkte Bestrafung: Zuführen eines aversiven Zustands
Indirekte Bestrafung: Entfernen eines angenehmen Zustands

> Mikroanalytische Modelle
> - beschreiben das problematische Verhalten,
> - erfassen vorausgehende und nachfolgende Reizbedingungen,
> - erfassen relevante Organismusvariablen,
> - beschreiben die Selbstkontrolle des Systems.

6.5.4 Mikroanalyse: das Modell der Problemanalyse

Erweiterung der Modelle

Ein weiteres Modell, das an vielen Weiterbildungseinrichtungen im deutschsprachigen Raum vermittelt wird, ist das Modell der Problemanalyse (Bartling et al., 2008). Bartling versteht den Therapieprozess als Problemlöseprozess in Anlehnung an das Modell von Goldfried und D`Zurilla (1971). Steht das SORKC-Modell für die klassische Verhaltenstherapie, so vertritt das Problemanalysemodell die verhaltenstherapeutische Ausrichtung im Rahmen der sogenannten »Kognitiven Wende«. Es werden vorrangig innere Verarbeitungsprozesse in die Analyse einbezogen, die Ansatzpunkte für das therapeutische Vorgehen aufzeigen.

Die klassischen verhaltensanalytischen Modelle werden um folgende Aspekte erweitert:

- erweiterter Verhaltensbegriff (Regeln, Pläne der Patienten und des Systems),
- Therapeut-Patient-Beziehung als Quelle diagnostischer Information.

ViS – Verhalten in Situationen. Die Problemanalyse des Verhaltens auf der Mikroebene nennen Bartling et al. »Verhalten in Situationen«. Die Komponenten des Modells werden im Folgenden mit ihren Abkürzungen aufgeführt.

S – Situation

Umfasst länger- oder kurzfristig existierende, aber immer aktuell bedeutsame *interne* und *externe* Bedingungen und Ereignisse, die dem Verhalten vorausgehen.

- problemrelevante kritische Situationen
- räumliche, zeitliche, materielle Bedingungen (Setting)
- Verhalten anderer Personen, eigenes Verhalten

- Stimmung, Bedürfnislage des Handelnden
- körperliches Befinden
- Vorstellungen, Gedanken und Vorhaben

WP – Wahrnehmungsprozess
Ziel ist die Analyse des Selektionsprozesses mit den Anteilen Orientierung, Aufnehmen und Kodieren von Informationen. Hintergrund: Vorerfahrung, Bedürfnisse, aktuelle Zielsetzung (z. B. Differenziertheit, Lage- und Handlungsorientierung).

IV – innere Verarbeitung
Die Komponente der inneren Verarbeitung beinhaltet die Interpretation der Situation, Bewertung der Situation und Handlungsvorbereitung.

- Interpretation der Situation: Kausalattribuierung, Bedeutungszuschreibung, Erwartungen, Schlussfolgerungen.
- Bewertung der Situation in Bezug auf eigene Bedürfnisse, Ziele und Ansprüche.
- Persönlicher Bedeutungsgehalt der aktuellen Situation (Vergleich zwischen Ist und Soll)
- Handlungsvorbereitung: Wünsche, (eigene und fremde) Standards, Ziele bzw. Konflikte zwischen den genannten Komponenten, Strategien/Handlungspläne, Selbstwirksamkeitseinschätzungen, d. h. Einschätzung der eigenen Kompetenz und Effizienz, Konsequenzeinschätzung, Entscheidung und Selbstmotivierung (z. B. durch Selbstinstruktionen).

V – Handeln/Erleben/Verhalten
Die Komponente des Handelns/Erlebens/Verhaltens untersucht beobachtbare Verhaltensäußerungen:

- Affect (Erleben)
- Sensation (Körperempfindungen)
- Imagery (begleitende Vorstellungen)
- Cognition (Gedanken)

K – Konsequenzen
Die dem Problemverhalten nachfolgenden Konsequenzen werden im Modell von Bartling et al. auf vier Dimensionen beschrieben.

- Eintreten/Wegfall bzw. Vermeidung
- intern/extern
- kurz- und langfristig
- positiv/negativ

Die Konsequenzen werden nach drei Gesichtspunkten unterteilt und symbolhaft dargestellt (s. Tab. 6.1).

Tabelle 6.1 Verschiedene Eigenschaften von Konsequenzen und Abkürzungen

Zeitpunkt	kurzfristige Konsequenzen langfristige Konsequenzen	Ck Cl
Entstehungsort	extern: aus der Umwelt, durch andere Personen intern: Selbstbewertung, Erleben, physiologische Reaktionen	Ce Ci
Qualität	Eintreten einer positiven Konsequenz (Belohnung, positive Verstärkung)	C+
	Wegfall einer antizipierten negativen Konsequenz oder Wegfall eines vorher bestehenden aversiven Zustandes (negative Verstärkung)	C– /
	Eintreten einer negativen Konsequenz (Bestrafung)	C–
	Wegfall einer antizipierten positiven Konsequenz oder Wegfall eines vorher bestehenden positiven Zustandes (Löschung)	C+/

Des Weiteren können positive Konsequenzen (Verstärker, C+) nach folgenden Gesichtspunkten unterschieden werden:

- primäre Verstärker: Nahrung, Zärtlichkeit, Stolz
- sekundäre Verstärker: klassisch konditionierte Verstärker (Süßigkeiten)
- intrinsische/extrinsische Verstärker: unmittelbar beim Handeln erlebt (Stolz)
- materielle oder soziale Verstärker: Geld, Lächeln, Zuwendung etc.

6.5.5 Makroanalyse

Ziel der Makroanalyse ist die Beantwortung der Fragen »Wie ist das aktuelle Verhalten entstanden?« und »Wie hat es sich vor dem Hintergrund der Lebensgeschichte entwickelt?«

Es wird eine Analyse von Zusammenhängen auf vertikaler Ebene durchgeführt, die sowohl aktuelle als auch biografische Aspekte einbezieht. Wie schon in der Mikroanalyse bildet die »O«-Komponente der horizontalen Analyse einen Schnittpunkt mit der Makroanalyse. Es werden die prädisponierenden, auslösenden und aufrechterhaltenden Bedingungen der Problematik berücksichtigt.

Die Makroanalyse versucht einen Gesamteindruck von relevanten Problem- und Lebensbereichen von Patienten zu gewinnen, indem der Fokus auf den größeren Kontext von Faktoren gerichtet wird, die mit bestimmten Problemfeldern in Zusammenhang stehen.

- Biographisch wirksame Hintergrundbedingungen, z. B. Familienmuster: Welche Rollen hat der Patient erlebt? Gab es bestimmte Rollenmuster in der Familieninteraktion? Welches waren positive, welches negative Modelle?
- Liegt ein Verhalten vor, das sich über mehrere Generationen zeigt (Mehrgenerationenmuster)? Welche Muster der Lebens- und/oder Beziehungsgestaltung im Leben des Patienten gibt es? Übernimmt der Patient die Krankenrolle und wie sieht diese aus?
- Bestehen kognitive/soziale Defizite?
- Welche Schemata/Grundannahmen/Oberpläne/Verhaltensregeln sind relevant?
- Bestehen motivationale Konflikte bzw. Annäherungs- und Vermeidungsziele?
- Welche Ressourcen stehen zur Verfügung? Welche entlastenden Kognitionen, Verhaltenskompetenzen und Unterstützungsmöglichkeiten der Umwelt bieten sich an?

Biografie und Familienanamnese

Eine zentrale Bedeutung kommt der Biografie und Familiengeschichte der Patienten zu. Ziel ist die Sammlung umfassender Informationen über den individuellen biografischen Hintergrund, auf dem die Störung basiert (für einzelne Aspekte s. Tab. 6.2).

Tabelle 6.2 Aspekte der Biografie und Familienanamnese

Biografie	Familienanamnese
▶ Besonderheiten bei der Geburt ▶ frühkindliche Entwicklung ▶ frühneurotische Zeichen ▶ Beziehung zu Eltern/Geschwistern ▶ schulische/berufliche Entwicklung ▶ sexuelle Entwicklung ▶ Ehe und Familie ▶ Lebensgewohnheiten, Werthaltungen ▶ Persönlichkeitszüge ▶ aktuelle Lebenssituation	▶ psychosoziale Situation der Eltern ▶ Familiengröße und Familienmilieu ▶ Erziehungsstil der Eltern ▶ familiäre Belastungsfaktoren ▶ psychische Auffälligkeiten/Erkrankungen bei Verwandten 1. und 2. Grades

Funktionalität

Weiterhin ist es für eine erfolgreiche Behandlung von Relevanz, Fragen zur Funktionalität der Symptomatik zu stellen.

- **Intraindividuelle Funktionalität:** Wird durch die Störung irgendetwas für das eigene Erleben vermieden? Wird durch die Störung irgendetwas für das eigene Erleben erreicht?
- **Interaktionelle Funktionalität:** Wird durch die Störung irgendetwas im sozialen Kontext erreicht? Wird durch die Störung irgendetwas im sozialen Kontext vermieden?

In seinem Modell zur Funktionsanalyse des Verhaltens beschreibt Hand (1986) folgende Gesichtspunkte, die in die Überlegungen einbezogen werden sollten:

(1) intraindividuell:

- Stellt das Symptom eine direkt zu behebende Behinderung dar?
- Ist das Symptom Ausdruck einer verhaltenstherapeutisch nicht behandelbaren psychiatrischen oder somatischen Erkrankung?
- Ist das Symptom ein Kompensationsversuch für eine höhergradige Störung (z. B. Zwänge bei Depression oder bei Schizophrenie)?
- Ist das Symptom Signal für gravierende Fehler in der Lebensführung?

(2) interaktionell:

- Dient das Symptom als Machtinstrument?
- Dient das Symptom als Ausdruck hilflosen Protests?
- Dient das Symptom als Alibi in der Familie?
- Dient das Symptom als Appell an das engere soziale Umfeld, Änderungen herbeizuführen?
- Verhindert das Symptom Veränderungen in der Familie (Systemstabilisierung)?

Zielverhalten

Mash und Terdal (1988) schlagen folgende Fragen zur Spezifizierung des neuen Zielverhaltens, welches in die Behandlung implementiert werden soll, vor:

(1) Ist das Verhalten für den Patienten oder andere körperlich gefährdend oder gefährlich?
(2) Ist das Verhalten aversiv für andere Menschen?
(3) Wird das Verhalten nach der Behandlung durch andere aufrechterhalten?
(4) Fällt das Verhalten in das Behandlungsrepertoire des Therapeuten?
(5) Ist das Verhalten relativ leicht zu ändern?
(6) Wird das Verhalten eine therapeutisch hilfreiche Generalisierung entfalten?
(7) Ist das Verhalten ein frühes Element komplexerer Verhaltensketten?
(8) Vermeidet das Verhalten einen Problemfokus in der Behandlung?
(9) Verschafft das Verhalten einen Zugang zu natürlicher Verstärkung in der sozialen Umwelt des Patienten?
(10) Ist das Verhalten grundlegend für die körperliche und psychische Entwicklung eines Menschen?

Für die Makroanalyse ist die Berücksichtigung der individuellen Geschichte, also eine Analyse der Entstehung und Aufrechterhaltung, ebenso wie die Darstellung von Selbstheilungsversuchen von großer Relevanz.

Auch frühere Therapieversuche und Erklärungsmodelle, die Einbeziehung des psychosozialen Kontexts sowie Kompetenzen und Emotionen während der Entwicklung sind als Informationsquellen wichtig. Das Zusammenspiel zwischen diesen Faktoren ist bei der Entstehung und Aufrechterhaltung von Störungen mit zu berücksichtigen.

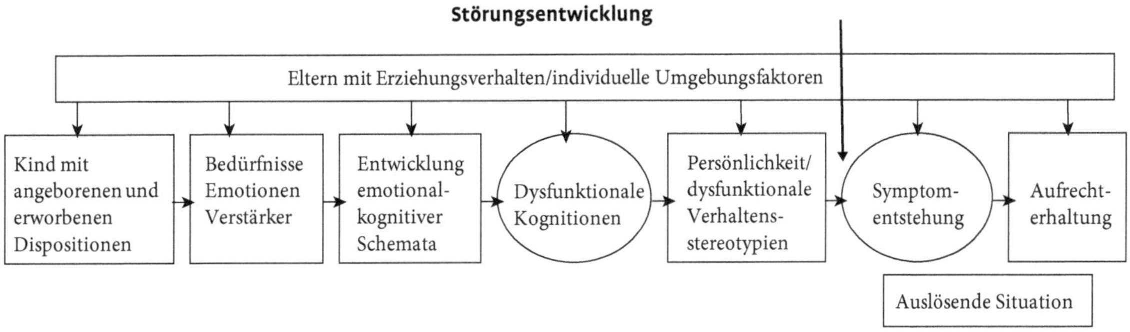

Abbildung 6.3 Modell zur Entstehung von psychischen Störungen

Systemdiagnostik

Mit der Analyse der Systembedingungen (Bartling et al., 2008) sollen innerhalb der Makroanalyse Fragen zur Struktur und Dynamik von Systemen beantwortet werden. Ziel ist es, die problem- und systemstabilisierenden Regeln und Regelkonflikte innerhalb und zwischen Systemen zu identifizieren. Die Systemdiagnostik dient dazu, in der Therapieplanung umfangreiche Information über Systeme und Konstellationen in der Behandlung zugänglich machen. Um die Komplexität von Systemen, in denen menschliches Verhalten stattfindet, abzubilden oder ihr näherzukommen, ist eine mehrdimensionale Makro- bzw. Systemanalyse notwendig. Dabei ist es für die Praxis von Bedeutung, dass die Modelle übersichtlich und somit für die therapeutische Arbeit nützlich bleiben.

6.5.6 Plananalyse als Teil der Makroanalyse

Die Plananalyse (Caspar, 1996, 2007) ist ein Teil der vertikalen Verhaltensanalyse und bezweckt das Verstehen problematischer Verhaltensmuster in ihrer instrumentellen Funktion für wichtige, übergeordnete Ziele der Person. Es sollen Inkongruenzen zwischen den Zielen und dem konkreten Verhalten aufgedeckt werden (= wichtige ursächliche Bedeutung für psychische Störungen). Mithilfe der Plananalyse werden Rückschlüsse auf die Funktion des Verhaltens für übergeordnete Ziele und Bedürfnisse der Person gezogen, um damit die Wahlmöglichkeiten von Patienten zu erhöhen.

Aus dem plananalytischen Ansatz ergibt sich eine wichtige Regel für die Beziehungsgestaltung in der Therapie: Der Therapeut sollte sich vor allem zu Beginn der Behandlung nicht konträr zu den Plänen des Patienten verhalten.

> **!** **Implikationen für Indikation:** kognitive Verfahren immer dann betonen, wenn unrealistische Pläne im Vordergrund stehen bzw. eher übende Verfahren, wenn Verhaltensdefizite die Inkongruenz bedingen.

- Ein Plan wird definiert: Jeder Plan besteht aus einer Ziel-Komponente und den Mitteln, dieses Ziel zu erreichen, der sogenannten Operations-Komponente.
- Eine Planstruktur ist hierarchisch: Ein Plan kann als Mittel einem anderen Plan »dienen«, das heißt, er ist ihm dann hierarchisch untergeordnet.
- Es besteht eine mehrfache Mittel-Ziel-Verknüpfung: Für die Verwirklichung eines Ziels stehen für gewöhnlich mehrere strategische Möglichkeiten zur Auswahl.

Tabelle 6.3 Arten von Plänen

Oberplan	Allgemeine, umfassende Strategie, ausgerichtet auf ein übergeordnetes Ziel des Menschen.	»Ich mache alles, um von allen Menschen geliebt zu werden.«
Verhaltensplan	Verhaltensstrategie für bestimmte Klassen von Situationen, ausgerichtet auf ein Teilziel, das zur Erreichung des übergeordneten Ziels dient.	Teilziel: Arbeitseifer zeigen. Patient nimmt am Wochenende Arbeit mit nach Hause.
Verhaltensregel	Vorschrift für konkretes Verhalten in gleichen Situationen.	Patient fragt jeden Freitag, ob über das Wochenende noch etwas zu erledigen sei.

Kriterien für Pläne

- **Bewusstheit und Transparenz** der Ziele und Strategien: Liegen tatsächlich andere Pläne als die angegebenen vor?

Beispiel

Frau M. hat an allen Freundinnen ihres Sohnes etwas auszusetzen, keine ist gut genug. Explizites Ziel: »Ich will ja nur dein Bestes«. Implizites Ziel: Sie will verhindern, dass ihr Sohn aus der gemeinsamen Wohnung auszieht.

- **Rationalität und Erreichbarkeit** der Zielsetzung: Gibt es unrealistische Forderungen wie »Ich muss unbedingt«?

Beispiel

Schüchterner Patient wartet seit Jahren, dass ihn eine schöne, intelligente Frau anspricht.

- **Widerspruchsfreiheit** zwischen den verschiedenen Plänen und Zielen: Probleme entstehen dann, wenn keine klare Rangordnung der Pläne besteht.

Beispiel

Patient möchte eine offene Beziehung führen, hat aber ein starkes Bedürfnis nach Sicherheit und eine geringe Selbstsicherheit, die sich besonders in starker Eifersucht zeigt.

- **Sinnvolle Ableitung:** Probleme entstehen, wenn die übergeordneten Pläne nicht in einem sinnvollen Zusammenhang mit den niedrigeren Plänen stehen.

Beispiel

Patient möchte von allen geliebt werden, sich aber auch gegenüber einem Mitarbeiter unbedingt durchsetzen.

- **Effizienz** der gewählten Strategien zur Erreichung der übergeordneten Ziele: Die Beurteilung ist auf jeder Planebene möglich.

Beispiel

Patient mit geringer sozialer Kompetenz möchte Frauen ansprechen; er begibt sich in eine Situation, wartet ab und schweigt.

- **Verhaltenskompetenz** des Betroffenen: Kann der Patient zur Erreichung des Ziels/Plans das nötige Verhalten zeigen? Gibt es Hindernisse?

Beispiel

Ein mittelmäßiger Chorsänger möchte Solist an einem großen Theater sein.

Störungsanfälligkeit

In Hinsicht auf die Entwicklung von Schwierigkeiten aufgrund von problematischen Planstrukturen oder Einstellungen gelten als besonders störungsanfällig:
- Strukturen, deren positive Ziele sehr beschränkt sind.
- Strukturen, die viele negative Ziele (Vermeidungspläne) enthalten.
- Menschen, die Schwierigkeiten haben, negative Konsequenzen auszuhalten.
- Strukturen, denen ein angemessenes Strategie- oder Verhaltensrepertoire fehlt.
- Menschen, die ihre Ansprüche schwer regulieren können.

6.6 Prognose

Im Bereich der Medizin oder Klinischen Psychologie versteht man unter dem Begriff *Prognose* die möglichst durch empirisch-epidemiologische Daten begründete Vorhersage des weiteren Störungsverlaufes nach der Erstdiagnose einer Krankheit oder psychischen Störung. Bei psychischen Störungen mit komplexer Genese und multifaktorieller Ätiologie sind psychologisch-diagnostische Aussagen über den Störungsverlauf lediglich probabilistisch zu treffen, wobei im Einzelfall eine hohe Irrtumswahrscheinlichkeit besteht. Wichtig für die Therapieplanung sind prognostische Einschätzungen nicht nur bei rezidivierend verlaufenden Störungen (Major Depression, Bipolare Störung, Psychose) zur Erhaltungstherapie und Rückfallprävention, sondern ebenso bei chronischen bzw. lang anhaltenden Störungsformen wie Anorexie oder Substanzstörungen, um Mortalitätsrisiken und drohende Komplikationen systematischer antizipieren zu können. Bei chronisch-rezidivierenden Störungen lassen sich unterschiedliche *Verlaufstypen* unterscheiden, die im Individualfall zugeordnet werden können:
- einmalige Episode mit Vollremission,
- episodisch-rezidivierender Verlauf mit
  - Vollremission,
  - Teilremission oder
  - progedienter Tendenz,
- chronische-statische Verläufe mit
  - konstanter Symptomatik,
  - stabilem Residuum oder
  - progredienter Tendenz.

Prognostische Urteile sollten sich auf die Ergebnisse epidemiologischer Längsschnittstudien und Studien zur Prädiktorenforschung stützen und unter Heranziehung klinisch-psychologischer Testverfahren vorgenommen werden. Die Validität prognostischer Aussagen sinkt allerdings mit dem Prognosezeitraum. Die individuelle Prognose muss auf einer Gesamtwürdigung der Risiko- und Schutzfaktoren eines Patienten beruhen. Dazu ist es unbedingt notwendig, nicht nur die pathogenetischen Einflussfaktoren aus der Makroanalyse heranzuziehen, sondern auch aus der salutogenetischen Perspektive die Resilienzen und Ressourcen des Patienten zu identifizieren. Zu den wichtigsten Prädiktoren für den Störungsverlauf zählen sozialmedizinische Variablen (Partnerschafts-/Familienstatus, Erwerbsstatus, soziales Netz), Morbiditätscharakteristika (somatische und psychische Komorbidität, Schweregrad, genetische Prädisposition) und Behandlungsmerkmale (Verfügbarkeit, Qualität der Versorgung, Compliance). Personale Ressourcen und Stärken umfassen bspw. ungestörte/gesunde Verhaltensbereiche, Bewältigungskapazitäten, kognitiv-emotionale Copingstrategien oder bereits praktizierte Selbsthilfestrategien.

6.7 Psychopathologischer Befund

Der *psychopathologische Befund* soll neben äußerem Erscheinungsbild und Interaktionsverhalten in der Therapiesituation die wesentlichen für die Diagnosestellung relevanten ICD-11-Kriterien beschreiben: Affektivität, Antrieb, formale und inhaltliche Denkstörungen, Ängste und Zwänge, Aufmerksamkeit und Gedächtnis, Intelligenz, Ich-Störungen, Sinnestäuschungen, Wahnsymptomatik; dazu weitere Symptombereiche wie Aggressivität, vegetative Symptome, Körperschemastörungen, Suchtverhalten, suizidale Tendenzen und Symptome einer Persönlichkeitsstörung.

Zur systematisierten und standardisierten Erfassung des psychopathologischen Befundes entwickelte die Arbeitsgemeinschaft für Methodik und Dokumentation in der Psychiatrie das AMDP-System, das aus einem Glossar psychopathologischer Symptome (dem AMDP-Manual) sowie mehreren Rating-Bögen (psychischer Befund, somatischer Befund, Anamnese) und einem Leitfaden zur Anwendung des Systems in der klinischen Praxis und in der Forschung besteht. Mittels AMPD-System können 100 Merkmale des psychischen Befundes in zwölf Kategorien und 40 Merkmale des somatischen Befundes in sieben Kategorien unterschieden werden (AMDP, 2018, s. Tab. 6.4).

Tabelle 6.4 Kategorien des psychischen und somatischen Befundes

Psychischer Befund	Somatischer Befund
▶ Bewusstseinsstörungen ▶ Orientierungsstörungen ▶ Aufmerksamkeits- und Gedächtnisstörungen ▶ formale Denkstörungen ▶ Befürchtungen und Zwänge ▶ Wahn ▶ Sinnestäuschungen ▶ Ich-Störungen ▶ Störungen der Affektivität ▶ Antriebs- und psychomotorische Störungen ▶ circadiane Besonderheiten ▶ andere Störungen	▶ Schlaf- und Vigilanzstörungen ▶ Appetenzstörungen ▶ gastrointestinale Störungen ▶ kardio-respiratorische Störungen ▶ andere vegetative Störungen ▶ weitere Störungen ▶ neurologische Störungen

Jedes dieser Merkmale wird im AMDP-Manual definiert, anhand von Beispielen erläutert und mit Graduierungsregeln (leicht, mittel, schwer) spezifiziert. Zusätzlich wird die erforderliche Datenquelle (Patient, Beobachter, objektiver Befund) und Erhebungsmethode (Selbstangaben, Fremdbeobachtung, Test, apparative Messung) vorgegeben.

6.8 Zielfindung

Nach einer gründlichen kategorialen und dimensionalen Diagnostik und der Entscheidung über die allgemeine Indikation besteht der nächste wesentliche Schritt der Probatorik in der Identifizierung und Festlegung der Therapieziele. Von diesen hängt nicht nur die differenzielle Indikationsstellung und die konkrete Therapieplanung ab, sondern auch die Entscheidung über den Therapieumfang (Kurz- vs. Langzeittherapie).

Die Ziele der Therapie werden primär vom Patienten selbst bestimmt. Nach der allgemein anerkannten Prinzipienethik der Klinischen Psychologie (z. B. Beauchamp & Childress, 2009) rangiert das Recht auf Autonomie und Selbstbestimmung von Patienten ganz oben in der Hierarchie der ethischen Berufsprinzipien. Dies schließt ein, dass über die Ziele einer Therapie nicht der Arzt oder der Psychotherapeut entscheiden, sondern der Patient. Die Aufgabe der Behandler besteht darin, die Patienten möglichst (wissenschaftlich) fundiert, wahrheitsgemäß und

verständlich aufzuklären, zu beraten und ihn mit ihrer Expertise bei der Entscheidungsfindung zu unterstützen. Patientenformulierte Therapieziele können und müssen vom Therapeuten auf ihre ethische Unbedenklichkeit, Realisierbarkeit, Widerspruchsfreiheit sowie auf mögliche Folgewirkungen geprüft werden. In der Praxis wird meist eine konsensuale Therapiezielbestimmung (*shared decision making*) angestrebt, die auch das Recht des Therapeuten einschließt, in begründeten Fällen einzelne Therapieziele des Patienten abzulehnen. Meistens lässt sich aber ein eventualer Dissens durch Zielmodifikationen lösen.
Im Rahmen einer Verhaltenstherapie lassen sich auf der Relevanz- und Zeitdimension vier Zielebenen unterscheiden:

(1) **Mikroziele:** Kurzfristige konkrete Zielstellungen für die einzelne Behandlungseinheit (z. B. Vermittlung eines bestimmten Störungsmodells in der Psychoedukation, kognitive Vorbereitung zur Expositionstherapie, Durchführung einer Exposition).
(2) **Mesoziele:** Mittelfristige Ziele, die sich auf Prozessmerkmale der Therapie beziehen (= Prozessziele wie Beziehungsaufbau, Anregung zur Selbstexploration, Herstellung und Förderung von Therapiemotivation und -mitarbeit, Stärkung von Selbstwirksamkeit und Commitment) oder inhaltliche Teil- und Zwischenziele in Bezug auf die störungs- bzw. problembezogenen Zielbereiche (z. B. schrittweiser Aktivitätsaufbau in einer Depressionsbehandlung, Trainingseinheiten und Übungen zur sozialen Kompetenz, Reizkonfrontation in sensu).
(3) **Makroziele:** Primär- und Sekundärziele der Gesamttherapie, die sich sowohl auf die Störung und deren konkrete Symptomatik als auch auf individuelle Ziele des Patienten richten können. In der Regel formulieren Patienten nicht nur einfache, eindimensionale und symptombezogene Therapieziele, sondern komplexe Änderungswünsche, die sich auf mehrere biopsychosoziale Dimensionen beziehen können.
(4) **Metaziele:** Allgemeine und übergreifende Lebensziele und Pläne des Patienten, die über den Zeitrahmen der Therapie hinausreichen, aber unmittelbar auf seine aktuelle Situation und Problemlage (z. B. Bewertung von kurzfristigen Zielen vor dem Hintergrund des angestrebten Endzieles »Karriere«) sowie seine kurz- und mittelfristig angestrebten Therapieziele zurückwirken.

Mikroziele. Mikroziele für die einzelne Behandlungseinheit (»Agenda«) sollten vor jeder Therapiestunde geplant und zu deren Ende unmittelbar ausgewertet werden (z. B. Psychoedukation zum Angst-Spannungs-Zirkel mittels geleiteten Entdeckens und grafischer Veranschaulichung). Im Protokollbogen jeder Stunde können die wichtigsten Stundenziele für die darauffolgende Einheit notiert und für die Sitzungsvorbereitung später genutzt werden. Nach Beendigung der Einzelstunde sollte dann geprüft und vermerkt werden, ob bzw. inwieweit die Mikroziele erreicht wurden und in welchen Aspekten Modifikationen, Fortführungen oder Ergänzungen notwendig werden.

Mesoziele. Auf der Ebene der Mesoziele werden Zwischenschritte oder Teilziele festgelegt, deren Erreichen eine (notwendige) Voraussetzung für die Therapieendziele am Schluss der Therapie darstellt und die die Grundlage für die Beurteilung des Therapieerfolges bilden. Diese Zwischenziele und -schritte sollten vorab sogfältig geplant, strukturiert und dem Patienten transparent gemacht werden.

Die erfolgreiche Durchführung einer Psychotherapie setzt zunächst eine Reihe von Bedingungen auf der Prozessebene voraus. Psychotherapeutische Interventionen werden in aller Regel durch zwischenmenschliche Kommunikation vermittelt und entfalten ihre Wirksamkeit im Rahmen einer funktionierenden Arbeitsallianz zwischen Therapeut und Patient. Dies setzt voraus, dass in der Anfangsphase einer psychotherapeutischen Behandlung die erforderlichen kommunikativen und sozialpsychologischen Grundlagen für therapeutische Veränderungsprozesse hergestellt bzw. optimiert werden. Die daraus ableitbaren *Prozessziele* stellen somit obligatorische Zwischenziele im Therapieprozess dar, die neben und parallel zu den inhaltlichen Zwischenzielen zu erreichen sind. Diese Prozessziele beziehen sich u. a. auf den Aufbau einer hilfreichen therapeutischen Beziehung auf der Basis von gegenseitigem Vertrauen, Wertschätzung, Empathie und Respekt sowie der Wahrnehmung fachlicher Kompetenz des Therapeuten durch den Patienten. Die therapeutische Beziehungsgestaltung schließt die konkrete Definition der Arbeitsbeziehung mitsamt den damit verbundenen Erwartungen, Abmachungen, Rechten und Pflichten ein. Erst auf Basis einer vertrauensvollen zwischenmenschlichen Beziehung und im Rahmen einer geschützten kommunikativen Atmosphäre lassen sich weitere Prozessziele auf Seiten der Patientin (z. B. Bereitschaft und Fähigkeit zu Selbstöffnung, -reflexion und -exploration) erreichen, ohne die eine Psychotherapie im Regelfall nicht funktioniert. Ein wesentliches Prozessziel für die erfolgreiche Durchführung einer

Psychotherapie stellt die Herstellung und Förderung von Therapiemotivation und -mitarbeit, die Stärkung von Selbstwirksamkeit und Veränderungsoptimismus sowie die Etablierung einer ausreichenden Verbindlichkeit in der therapeutischen Zusammenarbeit (Commitment) dar.

Auf der Ebene der *therapeutischen Handlungsplanung* wird der Therapieplan in Interventionszwischenziele untergliedert, die in einer bestimmten Abfolge zu erreichen sind, bevor der nächste Schritt initiiert werden kann. Im Falle einer Expositionstherapie bspw. wird zunächst in einer Sitzung das Therapierational im Rahmen der kognitiven Vorbereitung psychoedukativ erläutert (Wirkprinzipien, technischer und zeitlicher Ablauf, Erfolgsaussichten und Risiken, erforderliche Durchführungsbedingungen), mit dem Zwischenziel 1, dass der Patient die Interventionsmethode verstehen lernt. In einer zweiten Sitzung werden konkrete Auslösesituationen gesammelt und hierarchisiert, die sich für eine Reizkonfrontation zweckmäßig und geeignet sind (Zwischenziel 2: Situationsauswahl). In einer dritten Sitzung wird die Expositionsübung konkret praktisch (Durchführungsplanung) und kognitiv vorbereitet (In-sensu-Übung, Exploration der irrationalen Vorstellungen, Angstkurven), mit dem Zwischenziel 3 der Interventionsplanung. Zwischenziel 4 besteht dann in der Interventionsdurchführung, Zwischenziel 5 in der anschließenden Auswertung und Zwischenziel 6 in der Übungswiederholung mit und ohne Begleitung durch den Therapeuten. Auf der *Zielebene der Interventionseffekte* ordnen sich die Zwischenziele von dem Verstehen der lerntheoretischen und kognitiven Mechanismen einer phobischen Reaktion (1) über die schrittweise kognitive Umstrukturierung (2) bis zur Reduktion der Angstreaktion in der Reizkonfrontation mit Reaktionsverhinderung (3: Habituation) und der damit verbundenen kognitiven Neubewertung (4). Die Zwischenziele der einzelnen Expositionsdurchläufe beziehen sich dann bspw. auf eine sukzessive Verringerung der Angstreaktion bis zur Löschung, deren Generalisierung auf unterschiedliche Auslösesituationen und Stabilisierung über die Zeit.

Makroziele. Die Makroziele stellen den Kernbereich der Therapiezielfindung in der Kognitiven Verhaltenstherapie dar. Sie definieren, was mit der Therapie insgesamt angestrebt wird und welches Ergebnis am Ende »hinten herauskommen« soll. Therapiezieldefinitionen müssen prinzipiell operationalisiert, d. h. positiv, spezifisch und konkret, kontrollierbar bzw. beeinflussbar, prozesshaft, aktuell und alltagssprachlich (im »Hier und Jetzt«) formuliert werden. Negative Zieldefinitionen wie »Ich möchte keine Angst mehr haben« bspw. sind vieldeutig und lassen unzählige Alternativzustände zu, sodass eine Zielerreichung nicht überprüfbar ist. In Bezug auf die *Störungs- und Symptomdimensionen* sollten die angestrebten Veränderungen möglichst präzise, konkret und spezifisch definiert werden (welche Änderung in welchem Bereich?) und so operationalisiert (quantitative Veränderungen in welchem Ausmaß? Qualitative Veränderung hinsichtlich welcher Merkmale?) werden, dass zu Therapieende eindeutig festgestellt werden kann, ob bzw. in welchem konkreten Ausmaß (z. B. prozentual) das vorab fest gelegte Therapieziel erreicht werden konnte. Die Zielerreichung lässt sich dann mithilfe dimensionaler Fragebögen objektiv feststellen.

Etwas komplizierter stellt sich die Therapiezielbestimmung bei *individuellen und komplexen Zielen* dar. Oftmals sind sich Patienten zu Therapiebeginn noch nicht im Klaren über ihre Änderungswünsche, sondern kommen eher mit einer diffusen Vorstellung von »irgendwie anders als jetzt« in die Therapie. In einigen Fällen (z. B. bei schwierigen Entscheidungskonflikten) zielt das Anliegen des Patienten sogar eher auf eine Klärung seiner Ziele als auf eine Veränderung seiner inneren oder äußeren Lebenssituation. Da derartige *Klärungsziele* an sich im Normalfall nicht den Kriterien einer »krankheitswertigen Störung« genügen, stellen sie zunächst keine Indikation für eine ambulante Psychotherapie dar, sondern eher für eine psychologische Beratung. Sie können aber dann zum Gegenstand der Therapie werden, wenn sie an der Entstehung oder Aufrechterhaltung einer definierten psychischen Störung beteiligt sind.

Aber auch über die *Veränderungsziele* bestehen auf Seiten der Patienten zu Therapiebeginn häufig noch keine konkreten Vorstellungen. Aus der Problemdefinition und -analyse lassen sich häufig zumindest Ziel*richtungen* ableiten, oft aber noch keine klaren Zieldefinitionen. Daher ist es oft notwendig, ähnlich wie bei der Problemidentifikation, in mehreren Teilschritten vorzugehen, um die Aspekte der Zielebene zunächst zu systematisieren (Zielstrukturierung): Bei unklaren Zielen ist zu Beginn eine orientierende Zielklärung erforderlich, d. h. die Reflexion der mehr oder weniger konkreten Änderungswünsche des Patienten bzw. seines sozialen Umfeldes (»Wohin soll die Reise gehen?«; »Wie stellen Sie sich den Zielzustand vor?«; »Wie wünschen Sie sich Ihre Lebenssituation?«). Bei unklaren Therapiezielen bzw. fehlender Zielperspektive, Zielkonflikten, diffusen und komplexen Problemen, Demoralisierung des Patienten oder geringer Änderungsmotivation kann es erforderlich werden, den

Klärungsprozess noch systematischer zu betreiben. Zu diesem Zweck lässt sich bspw. das Konzept der Entwicklung positiver Zielperspektiven – EPOS (Willutzki & Koban, 1996, 2004) einsetzen. EPOS kann in ein bis drei Sitzungen durchgeführt werden und dient der Identifizierung und Explizierung persönlich bedeutsamer Ziele mittels spezieller Imaginations- und Auswertungstechniken.

Sind die Zielrichtungen der Therapie geklärt, stellt sich die Frage der konkreten *Zielfindung*. Zu diesem Zweck können zunächst (möglichst vielfältige) Zielalternativen im Brainstorming-Verfahren generiert und gesammelt werden (Zielorientierung). Diese sollten dann anhand ihrer Merkmale konkretisiert werden (Zielbeschreibung: »Wie genau würde die Situation aussehen, wenn Sie Ihr Ziel erreicht hätten?«). Anschließend sollten die gesammelten Ziele strukturiert und hinsichtlich Bedeutsamkeit, Passung, Dringlichkeit und Erfolgsaussicht sortiert und vorläufig geordnet werden (Zielkatalog). Die gesammelten Ziele werden dabei systematisch (u. a. auf Grundlage der Problemanalyse) nach Relevanz- und Erfolgskriterien analysiert, gewichtet und bewertet.

Ein wichtiger Teil der *Zielanalyse* besteht in der *Folge- und Nebenwirkungsanalyse*. In dieser Phase sollte geprüft werden, ob bzw. welche unerwünschten Konsequenzen oder Nebeneffekte aus dem Erreichen eines bestimmten Zieles mit welchem Risiko zu erwarten sind (z. B. Konflikte mit dem Partner). Auch die Konsistenz, Vereinbarkeit oder Widerspruchsfreiheit unterschiedlicher Ziele sollten in diesem Zusammenhang thematisiert werden (Zielkonfliktanalyse). Dazu gehört auch, unrealistische, überzogene oder sonstige unangemessene Zielerwartungen auf Seiten des Patienten zu identifizieren und ggfs. zu korrigieren. Inadäquate, dysfunktionale, inkonsistente, nebenwirkungsbehaftete oder anderweitig ungeeignete Ziele werden aussortiert. Die übrigen Zielalternativen können nach unterschiedlich gewichteten Kriterien auf den Dimensionen Bedeutsamkeit, Dringlichkeit, Veränderbarkeit und Erfolgsaussichten hierarchisiert und auf diese Weise eine vorläufige Entscheidung für eines der Therapieziele bzw. für ein gestuftes System von Teilzielen (Zielentscheidung) getroffen werden. Auch die Rangfolge der zu verfolgenden Therapieziele sowie deren zeitliche Reihenfolge in der therapeutischen Bearbeitung wird hier festgelegt. Auf dieser Grundlage wird später die Veränderungsplanung vorgenommen, also die Konkretisierung der Änderungsvorhaben durch explizites Ausformulieren von Handlungsplänen. Da es eher die Regel als die Ausnahme darstellen dürfte, dass sich (einige) Therapieziele im Behandlungsverlauf ändern oder weitere hinzutreten, sollten alle Zielanpassungen sorgfältig dokumentiert werden, um die Therapieerfolgskontrolle am Ende sinnvoll durchführen zu können.

Grundsätzlich sollten Zielentscheidungen konsensual getroffen werden, d. h. nach der Exploration der expliziten und impliziten Patientenziele durch den Therapeuten sollte auch dieser seine Zielvorstellungen aus der professionellen Perspektive transparent machen. Anschließend werden die Zielvorstellungen der Beteiligten auf Konvergenzen und Divergenzen geprüft und nach Konsenszielen oder auch Kompromissen gesucht. Die definierten Ziele werden dann operationalisiert, nach Zielerreichungswahrscheinlichkeit bewertet und schriftlich fixiert. Auf dieser Basis werden dann die konkreten Änderungsschritte und Behandlungsmaßnahmen den Therapiezielen und Teilzielen direkt zugeordnet. Der individuelle Therapieplan wird aus diesem Zielkatalog und evidenzbasierten Interventionsmöglichkeiten bzw. Therapieprogrammen abgeleitet.

Metaziele. In den Bereich der Metaziele gehören

(a) *unspezifische oder generelle Therapieziele* jenseits der symptom-/störungsbezogenen oder anderweitig problemorientierten persönlich bedeutsamen und individuell definierten Therapieziele (z. B. subjektives Wohlbefinden, Gesundheitszustand, biopsychosoziale Funktionsfähigkeit, soziale Integration, Problemlösefähigkeiten, soziale Kompetenz, Bewältigungsstrategien) sowie
(b) *langfristige Lebensziele und -perspektiven* der Patienten.

Unspezifische Metaziele werden meist implizit mit verfolgt, können aber auch explizit formuliert und in die Zielerreichungsprüfung aufgenommen werden. Dies macht vor allem bei chronisch-rezidivierenden Störungsformen Sinn, die nicht völlig geheilt und auch symptomatisch nur begrenzt beeinflusst werden können. Hier stehen oft Selbstmanagement-Interventionen im Vordergrund, deren Erfolg nicht primär auf der Ebene der primären Störungssymptomatik, sondern eher auf globaleren Endpunkten wie Lebensqualität, Funktionsfähigkeit und Partizipation zu bemessen ist.

Obwohl expliziter Gegenstand späterer Therapiephasen, spielen kurz-, mittel- und langfristige persönliche Lebenspläne und Lebensziele des Patienten bereits im Rahmen der Probatorik eine bedeutsame Rolle, da sich die Therapiezieldefinition kaum von der übrigen Zielorientierung des Patienten trennen lässt. Eine ökologische

Therapiezielbestimmung setzt voraus, dass die durch die Therapie angestrebten Veränderungen sich in die Lebenssituation und soziale Struktur des Patienten einpassen lassen, ohne gravierende Konflikte mit seinen anderen Lebenszielen oder mit den Zielen wichtiger Bezugspersonen zu verursachen. Außerdem können dysfunktionale Lebensziele eine wesentliche (Mit-)Ursache psychischer Probleme und Störungen darstellen (z. B. bei andauernder Überbeanspruchung und Überforderung aufgrund zu hoch gesteckter Karriereziele), die schon im Kontext der Makroverhaltensanalyse thematisiert werden sollten.

6.9 Fallkonzeption

Eine verhaltenstherapeutische Behandlung erfordert die Entwicklung eines individuellen Behandlungskonzeptes und geht somit weit über die Erstellung einer Diagnose hinaus. Die Schritte, die im Abschnitt zur »Mikro- und Makroanalyse« (s. Abschn. 6.5) aufgezeigt wurden, ergeben einen wichtigen Teil der *Fallkonzeption*: Die individuellen Bedingungen der Entstehung und Aufrechterhaltung der Störung sind nunmehr modellhaft entwickelt. Im therapeutischen Prozess werden die gewonnenen Erkenntnisse in der Phase der Psychoedukation dem Patienten vermittelt.

Für eine erfolgreiche Behandlung sind jedoch weitere Bestandteile des Fallkonzepts notwendig: Es bedarf der Klärung der Indikation, der Entscheidung über die Durchführung einer Kurz- oder Langzeittherapie, der Definition der Therapieziele und der Erstellung eines geeigneten Behandlungsplans.

Ebenen der Fallkonzeption nach Sachse

Grundsätzlich lassen sich nach Sachse (2003) die folgenden Ebenen einer Fallkonzeption unterscheiden:

(1) **Störungsebene:** störungsspezifisches Veränderungswissen/Interventionen
(2) **Beziehungsebene:** motivorientierte Beziehungsgestaltung, »Planung der Beziehung«
(3) **Bearbeitungsebene:** klärungsorientierte Interventionen

Therapeutische Ansatzpunkte nach Grawe

Nach Grawe (2004) ergeben sich für die verschiedenen Ebenen, je nach Schwerpunkt, die folgenden therapeutischen Ansatzpunkte:

(1) Störungs- und problemspezifische Interventionen
Durch Bahnung neuronaler Erregungsmuster, die Problemverhalten hemmen oder ersetzen, kommt es zu einer Verringerung der Symptome und Probleme.
(2) Ressourcenaktivierung und maßgeschneiderte Beziehungsgestaltung
Positive Erfahrungen für Bindungs-, Kontroll-, Selbstwert- und Lustbedürfnis führen zu einer Abnahme von Inkongruenz.

6.9.1 Aspekte der Fallkonzeption

Um die Frage nach Indikation, Therapiezielen und patientengerechtem Vorgehen zu beantworten, müssen folgende Aspekte bei der Fallkonzeption berücksichtigt werden:

(1) Was sind behandlungsbedürftige Probleme?
(2) Welche Schwerpunktsetzungen im Vorgehen sind angezeigt?
(3) Welches Therapiesetting ist geeignet?
(4) Hinweise zur therapeutischen Beziehungsgestaltung und zur Person des Therapeuten
(5) Hinweise zur Therapiemotivation des Patienten

(1) Welches sind behandlungsbedürftige Probleme (Achse I, Achse II)?

Um einen Überblick über die funktionalen Zusammenhänge zwischen Störungsebene, dem Umgang des Patienten mit seinen Problemen und psychosoziale Bedingungen zu erhalten, sollten Therapeuten die folgenden Fragen beantworten können:

- Welche problematischen Lebenssituationen bestehen?
- Wo steht der Patient bezüglich bestimmter Entwicklungsaufgaben?
- In welchem Bewusstseinsstadium steht der Patient bezüglich seiner Problematik? (precontemplation, contemplation, action oriented; s. a. Prochaska & DiClemente, 1992, 2005)
- Bestehen inkonsistenzerzeugende Konstellationen motivationaler Schemata?
- Welche problematischen Beziehungsmuster bestehen?
- Bestehen weitere Probleme?

Konsistenzstreben. Neben den biologischen Grundbedürfnissen gibt es auch psychologische »Grundbedürfnisse«, die bei allen Menschen vorhanden sind. Menschen streben nach Befriedigung und Schutz ihrer Bedürfnisse: Dies kann beschrieben werden als ein Streben nach Konsistenz bzw. nach Verringerung der Inkonsistenz. Gibt es durch externe (Umwelt) oder interne (Überzeugungen, Einstellungen) Faktoren Schwierigkeiten, die angestrebte Konsistenz zu erreichen, können behandlungsbedürftige Probleme entstehen.

> **!** **Konsistenz** bedeutet in diesem Zusammenhang die Übereinstimmung bzw. Vereinbarkeit gleichzeitig ablaufender psychischer Prozesse. Grawe (2004) nennt folgende psychologische Grundbedürfnisse: Bindung, Orientierung und Kontrolle, Lustgewinn/Unlustvermeidung sowie Selbstwerterhöhung/Selbstwertschutz.

Die Verletzung oder Nicht-Befriedigung von Grundbedürfnissen führen zu Schädigung der psychischen Gesundheit und Beeinträchtigung des Wohlbefindens. Die Ziele und Mittel zur Erreichung der Grundbedürfnisse ihrer Realisierung bilden die motivationalen Schemata, also Bereiche, in denen Menschen versuchen, bestimmte Ziele zu erreichen (Anerkennung) oder zu vermeiden (Einsamkeit).

(2) Welche Schwerpunktsetzungen im Vorgehen sind angezeigt?

Welche der Probleme erfordern klärungsorientiertes, welche erfordern bewältigungsorientiertes Vorgehen? Um dies zu bestimmen, sollte man zunächst einen Blick auf das Rubikonmodell der Handlungsphasen werfen. Danach ist es für den therapeutischen Prozess wichtig festzustellen, an welcher Stelle der Patient sich zu Therapiebeginn befindet.

> **Exkurs**
>
> Der Rubikon (eigentlich ein römischer Grenzfluss, dessen Überquerung gleichbedeutend mit der Kriegserklärung Cäsars an den römischen Senat war) stellt in diesem Modell die Grenze zwischen der prädesizionalen Phase und der präaktionalen Phase dar.
>
> Prozesse links des Rubikons sind *realitätsorientiert*, das heißt vor dem Überschreiten des Rubikon geht es um die Auswahl von Wünschen und deren Umwandlung in Absichten (Intentionen). Rechts des Rubikon herrscht Parteilichkeit, das heißt, alles ist darauf ausgerichtet, die Intention mit der höchsten Volitionsstärke zu realisieren. Die Intentionen sind *realisierungsorientiert.*

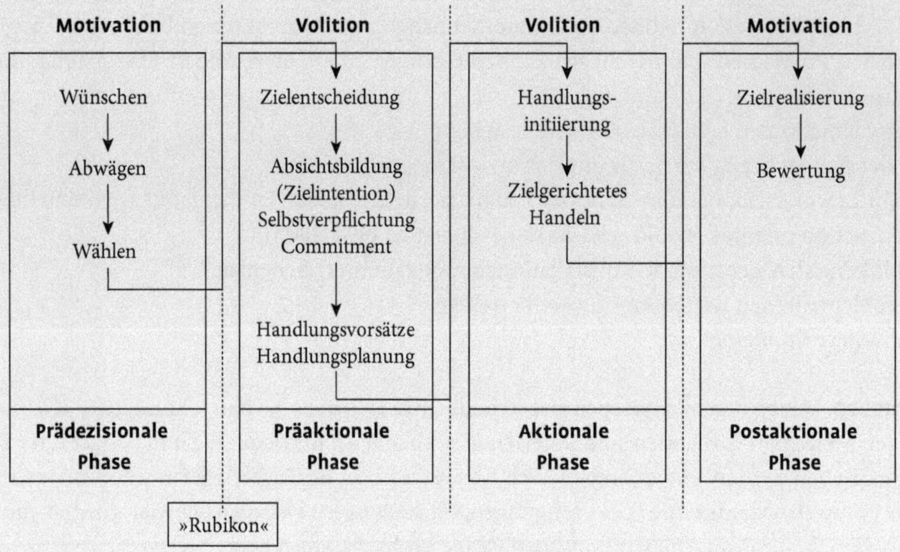

Abbildung 6.4 Das Rubikonmodell der Handlungsphasen (nach Heckhausen, 1987)

Klärungsorientierte Therapien arbeiten vorwiegend diesseits, das heißt links des Rubikon. Die Zielintentionen werden erarbeitet und geprüft, konkurrierende Strategien, Wünsche und Ziele werden herausgearbeitet. *Problemlösungs- und bewältigungsorientierte Therapien* arbeiten vorwiegend jenseits, das heißt rechts des Rubikon. In diesem Fall werden Zielintentionen vorausgesetzt, der Prozess der Realisierung dieser Intentionen soll unterstützt werden. Dabei sind zwei Wirkprinzipien zu unterscheiden: die Intentionsrealisierung und die Intentionsveränderung.

Intentionsrealisierung. Da nicht alle Wünsche in Angriff genommen werden können, muss zwischen Wünschen gewählt werden. Dabei steht natürlich die Realisierbarkeit der Wünsche im Vordergrund. Achtung: Wünsche können sich im Weg stehen! Es ist hilfreich, die Situationen realitätsorientiert zu reflektieren, Konfliktkomponenten abzuwägen und eine bewusste Entscheidung zu treffen.

Intentionsveränderung. Dieses Wirkprinzip spielt vor allem beim klärungsorientierten Vorgehen eine Rolle. Generell sind Intentionen unterschiedlich volitionsstark. Die Aufmerksamkeit des Patienten wird auf den Wahlprozess und die darin enthaltenen Prämissen gelenkt zur Förderung von prozessualen Fähigkeiten und inhaltlichen Veränderungen.

! Innerhalb einer Behandlung kann sich der Schwerpunkt von einer Seite des Rubikons auf die andere verschieben, sodass beispielsweise zu Beginn der Therapie ein eher klärungsorientiertes Vorgehen und im Anschluss daran ein bewältigungsorientiertes Vorgehen im Fokus steht. Auch das umgekehrte Vorgehen ist denkbar: Im Falle einer Zwangssymptomatik kann beispielsweise zunächst eine symptomspezifische Behandlung (Exposition) stattfinden und erst im Anschluss klärungsorientiert an der beruflichen Perspektive des Patienten gearbeitet werden.

(3) Welches Therapiesetting ist geeignet?

Um eine geeignete Passung zwischen den Problembereichen und den Rahmenbedingungen einer Therapie zu gewährleisten, sollten folgende Aspekte betrachtet werden: Welche Therapiesettings sind unter dem Aspekt der Ressourcenaktivierung geeignet und welche Settings sind unter dem Aspekt der Problembearbeitung zu favorisieren? Sollte z. B. die Frequenz der therapeutischen Kontakte hoch oder niedrig sein, sollte der Therapeut den Patienten anleiten, Selbstmanagement-Übungen durchzuführen? Oder sollte er eine enge Anbindung mit vielen kleinen, begleiteten Schritten wählen?

Des Weiteren stellen sich auch Fragen nach der Einbeziehung des sozialen Systems, in dem der Patient lebt. Für das jeweilige Problem können Einzel-, Gruppen-, Paar- oder Familientherapie indiziert sein. Auch die Frage der Einbeziehung von Bezugspersonen muss abgeklärt werden. Schließlich sollte eine Perspektive geschaffen werden, die für den Patienten günstig ist. Hier ist es wichtig, festzulegen, ob die Probleme in einer ambulanten Therapie bewältigt werden können oder ob ein stationärer Aufenthalt, etwa in einer psychosomatischen Klinik, erforderlich ist. Dafür bedarf es auch der intensiven Absprache mit den psychiatrischen Mitbehandlern.

(4) Hinweise zur therapeutischen Beziehungsgestaltung und zur Person des Therapeuten

In der Literatur wird eine gute Therapiebeziehung als Voraussetzung und notwendige Bedingung beschrieben, damit spezifische Techniken ihre Wirkung entfalten können (Gelso & Hayes, 1998; Schulte & Eifert, 2002). Generell kann zwischen dem Arbeitsbündnis (*goal* oder *task componente*, Bordin, 1975) und der affektiven Beziehung (*bond componente*, Bordin, 1975) unterschieden werden.

Das Arbeitsbündnis. Das Arbeitsbündnis beschreibt das Maß der Überstimmung zwischen Therapeut und Patient hinsichtlich Zielen, Rahmenbedingungen und Vorgehen. Um eine gute Qualität des Arbeitsbündnisses zu gewährleisten, sollte der Therapeut folgende Fragen beantworten können:

- Was will ein Patient?
- Was ist ihm wichtig?
- Welche Vorgehensweisen erscheinen dem Patienten nachvollziehbar, realisierbar und attraktiv?
- Wie müssen Techniken realisiert werden, damit sie für den Patienten maximal attraktiv sind?

Die affektive Beziehung. Die affektive Beziehung beschreibt das Ausmaß an Empathie, positiver Wertschätzung und Echtheit. Um die affektive Beziehung positiv zu gestalten, sollte der Behandler ein genaues und dem Patienten angemessenes Verständnis für die potentiellen Gründe des Verhaltens und Erlebens eines Patienten gewinnen. Ziel ist es somit, dessen Vermeide- und Annährungsziele besser kennen zu lernen (beispielsweise mit Hilfe des Fragebogens FAMOS, Grosse Holtforth & Grawe, 2002).

Um den Ängsten und Bedürfnissen der Patienten gerecht werden zu können und die therapeutische Beziehung für den Therapieprozess nutzbar zu machen, empfehlen verschiedene Autoren die *komplementäre Beziehungsgestaltung*. Dafür ist das Verständnis für die Bedürfnisse und motivationalen Bereitschaften (Ziele, Motive) eines Patienten notwendig.

Bedürfnisse des Patienten. Patienten haben in der Therapie verschiedene Bedürfnisse an die therapeutische Beziehung (s. Tab. 6.5).

Tabelle 6.5 Bedürfnisse an die therapeutische Beziehung

Die enge Beziehung	Gegenüber Patienten, denen eine enge Beziehung wichtig ist, sollten sich Therapeuten besonders warm und fürsorglich verhalten. Es ist dabei legitim und hilfreich, auch als Behandler Persönliches von sich preiszugeben (self-disclosure), um Nähe herzustellen.
Die rationale Begegnung	Rational orientierte Patienten spricht zumeist eine eher distanzierte Haltung des Therapeuten an, welche einen deutlichen Fokus auf Methoden, technische Begriffe und theoretische Erklärungsmodelle legt.
Kontrolle	Patienten, denen es wichtig ist, Kontrolle zu erleben, sollte der Therapeut explizit verdeutlichen, dass jeder Schritt in der Intervention nachvollziehbar und transparent ist. Für jede Methode oder Technik sollte ein informed consent eingeholt werden.
Autonomie	Patienten, denen Autonomie wichtig ist, sollte in der Therapie immer verschiedene alternative Möglichkeiten angeboten werden, aus denen der Patient selbst wählen kann.

> ! Aus der Analyse der Therapeut-Patient-Interaktion und mit Blick auf die Therapeut-Patienten Beziehung (etwa in der Inter- und Supervision) erhalten wir Informationen zu den Aspekten: Wertschätzung, Kompetenz, Empathie, Vertrauen, Konsens und Therapeutenrolle.
>
> Neuere Studien zeigen, dass die Beziehung zwischen Therapeut und Patient keineswegs den Stellenwert hat, der von einigen Kollegen angenommen wird. Bedeutsamer ist offenbar die initiale Therapieerfolgserwartung des Patienten zu Therapiebeginn. Diese wiederum ist u. a. moderiert durch die Qualität der Arbeitsbeziehung. Einzig zur »Working Alliance«, dem Arbeitsbündnis, gibt es operationalisierte Messmethoden und wissenschaftlich fundierte Untersuchungen. Die Qualität des Arbeitsbündnisses ist ein gut belegter Wirkfaktor (Bohus, 2016): Zuverlässigkeit, Offenheit, das Schaffen einer angenehmen, angstfreien Umgebung, all dies trägt zu einer guten Beziehung bei, i. d. S., dass dies die Kompetenzzuschreibung an den Therapeuten erhöht. Dies sind allerdings keine therapeutischen Interventionen, sondern eine Voraussetzung, diese günstig umzusetzen.

(5) Hinweise zur Therapiemotivation des Patienten

Aus der Analyse des Störungsmodells des Patienten sowie den externen und internen Konsequenzen der Störung ergeben sich Hinweise zur Therapiemotivation des Patienten:

Tabelle 6.6 Hinweise zur Therapiemotivation des Patienten

Analyse des subjektiven Störungsmodells	Health-Belief-Model Kausalattribution Kontrollattribution
Analyse äußerer Folgen	Ausmaß des Leidensdrucks Materielle Folgen Soziale Folgen
Analyse psychologischer Folgen	Selbstwertstabilisierung Konfliktvermeidung

> ! Im Therapieprozess, also in den Behandlungsstunden, wird die Motivation des Patienten im sogenannten Basisverhalten deutlich:
>
> - Therapienachfrage → Wie sehr benötigt der Patient subjektiv die Behandlung?
> - Mitarbeit → Ist der Patient bereit, aktiv den Behandlungsprozess zu gestalten?
> - Selbstöffnung → Ist der Patient bereit, Informationen über sich – auch unangenehme – preiszugeben?
> - Erprobung → Ist der Patient bereit, abgesprochene Verhaltensänderungen in seinem Alltag auszuprobieren?

6.9.2 Grundregeln zu therapeutischen Zielen

Im nächsten Schritt der Fallkonzeption werden die Ziele der Behandlung gemeinsam mit dem Patienten erarbeitet, um den individuellen Behandlungsplan ableiten zu können.

Dabei gelten folgende Grundregeln:

- Die Therapie orientiert sich nicht allein an umschriebenen Störungsbildern, sondern an den individuellen, realisierbaren, ethisch und moralisch vertretbaren Zielsetzungen der Patienten.
- Probleme und Störungen werden im Rahmen des bio-psycho-sozialen Modells verstanden. Der psychotherapeutische Prozess richtet sich allein auf die klinisch- psychologischen Aspekte. Darüber hinaus ist eine Vernetzung (Psychiater, andere Fachärzte, Sozialpädagogen, ARGE, etc.) unverzichtbar.

- Die Behandlung fokussiert die gegenwärtige Situation des Patienten; das heißt, der Schwerpunkt der Therapie liegt auf den aufrechterhaltenden Faktoren. Biografische Aspekte fließen dann in die Therapie mit ein, wenn sie aktuell wirken (Konditionierungen, affektive und kognitive Schemata).
- Die Therapie setzt auf die aktive Mitarbeit der Patienten. Der Therapeut stellt lediglich den Rahmen und gibt Hilfestellungen.

Zielerreichungsskala

Die Therapieziele werden möglichst konkret und operational definiert. Dabei ist die Zielerreichungsskala (Goal-Attainment-Scale, GAS) ein wichtiges Hilfsmittel. Die Vorteile dieses Instruments sind die individuelle Passung, die Orientierung an den Zielen des Patienten sowie die zuverlässige, empfindliche und aussagekräftige Messung.

Das Besondere an der GAS ist, dass Patientin und Therapeutin gemeinsam bestimmen, welches Ziel sie erreichen wollen und gemeinsam auswerten, ob sie das Ziel erreicht haben. Auf diese Weise wird der Patientin mehr Verantwortung für den Therapieprozess übertragen.

Um die konkret operationalisierten Ziele zu erreichen, bedarf es schließlich eines Behandlungsplans, der individuell an der Problematik und Zielsetzung des Patienten orientiert, die Methoden und Techniken beschreibt, die während der Behandlung zur Anwendung kommen.

6.10 Arbeitsmaterialien

INFO 12 *Checkliste Exploration*

Mithilfe dieser Checkliste kann eine weitgehend präzise Orientierung über die vorliegende Problematik des Patienten erfasst werden. Darin eingeschlossen sind die Bereiche Problemorientierung, Problembeschreibung, Problemanalyse und Problemdefinition.

AB 31 *Selbstdokumentation (Symptomtagebuch)*

Dieses Arbeitsblatt wird dem Patienten ausgehändigt, der mithilfe vorgegebener Kategorien seine Symptome notieren kann.

INFO 13 *Checkliste Anamnese*

Anhand dieser Checkliste kann der Therapeut Informationen zum Störungsverlauf und zu individuellen Risiko- und Schutzfaktoren durchgehen bzw. abfragen.

AB 32 *Hausaufgabe »Lebenslinie«*

Auf diesem Arbeitsblatt zeichnet der Patient sein bisheriges Leben als Linie ein. Mit Beispiel.

AB 33 *Hausaufgabe »Soziogramm«*

Auf diesem Arbeitsblatt stellt der Patient sein soziales Netzwerk dar. Mit Beispiel.

INFO 14 *Anschreiben an Mitbehandler: Beispiele*

Hier werden Formulierungsbeispiele für Anschreiben an Mitbehandler angeboten.

INFO 15 *Übersicht Verfahren für kategoriale Diagnostik*

Dieses Infoblatt zeigt übersichtlich die gängigsten Verfahren zur kategorialen Diagnostik.

INFO 16 *Übersicht Störungsspezifische dimensionale Fragebögen*

Hier werden überblicksartig die gängigsten störungsspezifischen dimensionalen Fragebögen dargestellt.

AB 34 *Global Assessment of Functioning*

Mithilfe dieses Instruments schätzt der Therapeut die aktuelle psychosoziale Funktionsfähigkeit ein.

INFO 17 *Aufgaben der Diagnostik*

Aufgaben der psychotherapeutischen Diagnostik umfassen die Klärung von Fragen zur Indikation der Therapie sowie zur Modifikation von Verhalten, der Prognose und der Qualitätskontrolle. Das Infoblatt bietet eine knappe Übersicht dazu.

AB 35 *Erstellung eines SORKC-Modells*

Mithilfe dieses Arbeitsblattes kann der Therapeut übungsweise ein beispielhaftes SORKC-Modell erstellen.

INFO 18 *Exkurs: Verhaltensmodifikation in der Mikroanalyse*

Das Infoblatt zeigt Möglichkeiten der Verhaltensmodifikation über die einzelnen Variablen des SORKC-Modells.

AB 36 ***Nach der Verhaltensanalyse***
Das umfangreiche Arbeitsblatt 36 ermöglicht die strukturierte Zusammenstellung aller Informationen zur Verhaltensanalyse.

AB 37 ***Fragebogen zur Beschreibung einer konkreten Situation***

AB 38 ***Das Beobachten und Beschreiben von Gefühlen***
Die Arbeitsblätter 37 und 38 helfen dem Patienten, Situationen und Gefühle zu rekapitulieren und zu analysieren. Dies ist als Vorbereitung zur Verhaltensanalyse und als Kompetenztraining im Therapieprozess sinnvoll.

AB 39 ***Psychopathologischer Befund: psychopathologische Merkmalsbereiche***
Dieses Arbeitsblatt bietet eine Vorlage zum Notieren der Beobachtungen aller relevanten Bereiche des psychopathologischen Befunds.

INFO 19 ***Checkliste Zielebenen***
Diese Checkliste stellt übersichtlich alle Zieldimensionen und zugehörige Interventionstechniken dar. Mit Anwendungsbeispiel.

INFO 20 ***Checkliste Ziel-Merkmale***
Diese Übersicht der Ziel-Merkmale mit Formulierungs- und Interventionsbeispielen sollte bereits im Kontext der Makroverhaltensanalyse eingesetzt werden.

AB 40 ***Zielerreichungsskala Probatorik***
Mithilfe dieses Arbeitsblatts kann der Therapeut eine Zielerreichungsskala für seine Patienten erstellen.

AB 41 ***Meine Ziele***

AB 42 ***Mein Ziel genau beschreiben***
Die Arbeitsblätter 41 und 42 dienen als Vorlage zur gemeinsamen Erstellung der Zielerreichungsskala in der Therapie.

INFO 21 ***Manuale und Maßnahmen***
Dieses Infoblatt bietet eine Übersicht der wichtigsten Störungen sowie störungsübergreifender Maßnahmen und zugehöriger Behandlungsmanuale.

Problemorientierung		
Inhaltsaspekt	**Ziel**	**Formulierungsbeispiele**
Allgemeine Orientierung	Überblick verschaffen	▶ Bitte schildern Sie doch einmal mit eigenen Worten, was Sie zu mir führt. ▶ Wie kann ich Ihnen helfen, was ist Ihr Anliegen?
Problemkonstellation	Einzelne Probleme und Problembereiche differenzieren	▶ Lassen Sie uns die Dinge doch noch einmal sortieren: Welches sind im Einzelnen Ihre Beschwerden? ▶ Besteht Ihrer Meinung nach zwischen diesen einzelnen Problemen ein Zusammenhang?
Schlüsselproblem	Hauptproblematik identifizieren	▶ Welches der geschilderten Probleme ist Ihnen das Wichtigste? ▶ Was steht für Sie selbst im Mittelpunkt?
Problembeschreibung		
Inhaltsaspekt	**Ziel**	**Formulierungsbeispiele**
Konkretisieren	Qualitative Merkmale klären (Was meint, worüber spricht der Patient?)	▶ Was genau meinen Sie mit …? ▶ Was bedeutet für Sie …? ▶ Wenn Sie sagen »…«, was genau verstehen Sie unter diesem Begriff?
Präzisieren	Quantitative Merkmale klären (Intensität, Häufigkeit, Dauer, Belastungs- und Beeinträchtigungsgrad)	▶ Wie häufig tritt … auf? ▶ Wie intensiv sind Ihre Beschwerden auf einer Skala von 1 bis 10? ▶ Wie lange halten diese Phasen an? ▶ Seit wann …? ▶ Wie schlimm ist das für Sie (1–10)?
Spezifizieren	Situative Merkmale/Kontextualität	▶ In welchen Situationen tritt … auf? ▶ Wann ist es stärker, wann schwächer? ▶ Wann war es das letzte Mal? ▶ Können Sie sich an das erste Mal erinnern, als … auftrat? In welcher Situation passierte dies?
Systematisieren	Strukturieren und hierarchisieren	▶ Was steht für Sie selbst im Vordergrund? ▶ Gibt es Aspekte, die für Sie besonders dringlich sind?
Problemanalyse		
Inhaltsaspekt	**Ziel**	**Formulierungsbeispiele**
Vulnerabilität + Prädispositionen	Erste Hypothesen zur individuellen Risiko-Schutz-Faktoren-Konstellation	▶ Gab es schon in den Lebensphasen vor dem Erstauftreten Ihrer Beschwerden Zeiten, in denen es Ihnen nicht gut ging oder in denen Sie Schwierigkeiten hatten, mit denen Sie nicht zurechtkamen?

Problemanalyse		
Inhaltsaspekt	**Ziel**	**Formulierungsbeispiele**
Akquisitionsbedingungen	Erste Hypothesen zu Ursachenbedingungen	▶ Gab es in Ihrem Leben irgendwelche Besonderheiten in der Zeit unmittelbar vor dem Erstauftreten Ihrer Probleme?
Performanzbedingungen	Erste Hypothesen zu Auslösebedingungen, Triggern, Verstärkern, Funktionalität	▶ Gibt es Phasen, in denen Ihre Beschwerden stärker oder schwächer auftreten als sonst? Was ist dann anders? ▶ Wie geht Ihre Umgebung mit Ihrem Problem um?
Subjektive Erklärungskonzepte	Exploration und ggfs. Korrektur subjektiver Erklärungsmodelle (»Laientheorien«)	▶ Wie erklären Sie sich selbst Ihre Beschwerden? ▶ Was glauben Sie selbst, wo dieses Problem herkommt? ▶ Haben Sie selbst eine Idee, wie dieses Problem verursacht wurde?
Problemdefinition		
Inhaltsaspekt	**Ziel**	**Formulierungsbeispiele**
Definition der geschilderten Gesamtproblematik	Strukturierung der Problembeschreibungen des Patienten	▶ Lassen Sie uns das Ganze doch noch einmal ordnen …
Problemdifferenzierung	Zergliederung in definierbare Teilprobleme und deren Systematisierung	▶ Bei näherer Betrachtung handelt es sich eigentlich um … Teilprobleme: … ▶ Ich sehe hier folgende verschiedene Aspekte … ▶ Genaugenommen handelt es sich um … unterschiedliche Punkte, die …
Definitionsversuch des Schlüsselproblems	Erste Hierarchisierung und Identifikation der Kernproblematik	▶ Ich überlege, was eigentlich der Kern des Problems ist … ▶ Wenn wir die Problembereiche in eine Rangfolge bringen: Was wäre Ihnen das Wichtigste?
Erste vorläufige Verdachtsdiagnose (n)	Lassen sich die geschilderten Problemmerkmale als Symptome einer psychischen Störung identifizieren? Welche Diagnose(n) sind in der ersten Beurteilung plausibel?	▶ Für die von Ihnen geschilderten Beschwerden haben wir einen speziellen Begriff … ▶ So, wie Sie die Sache schildern, habe ich die Vermutung, dass es sich um eine … Störung handeln könnte.

Selbstdokumentation (Symptomtagebuch)

P

Datum, Uhrzeit	Konkrete Situation	Körperliche Symptome	Gedanken	Symptomstärke (0–10) u. Dauer	Verhalten	Umweltreaktionen

Störungsanamnese		
Inhaltsaspekt	**Ziel**	**Formulierungsbeispiele**
prämorbide Entwicklung, Prodrome	Analyse der distalen Entstehungsbedingungen der aktuellen Störung	▶ Gab es im Vorfeld der ersten spezifischen Symptome und Beschwerden bei Ihnen bereits Veränderungen, die Ihnen aufgefallen sind? ▶ Wie war es früher um Ihre psychische Gesundheit bestellt?
Erstmanifestation	Analyse der proximalen Entstehungsbedingungen der aktuellen Störung	▶ Können Sie sich erinnern, wie Ihre Beschwerden/Probleme begonnen haben? Begann das eher plötzlich oder schleichend? ▶ Wann sind Ihre Beschwerden das erste Mal auftreten? ▶ Wie lange haben sie damals angehalten?
Verlauf	Identifizierung der Verlaufscharakteristika zur Diagnosesicherung sowie zur Analyse von Einflussfaktoren und therapeutischen Ansatzpunkten	▶ Wie war der Verlauf seitdem? ▶ Gab es weitere Episoden? ▶ Wie häufig? Wie lange anhaltend? ▶ Wie lange dauerten die beschwerdefreien Intervalle? ▶ Haben die Beschwerden in Häufigkeit und Intensität über die Zeit tendenziell zugenommen, abgenommen oder sind sie unverändert geblieben? ▶ Gab es Situationen oder Phasen mit akuter Verschlechterung (Exazerbationen)?
psychische Komorbidität (lifetime)	Feststellung weiterer psychischer Störungen und deren möglicher Interdependenzen	▶ Leiden Sie aktuell unter weiteren Beschwerden, Symptomen oder Problemen? ▶ Hatten Sie in der Vergangenheit bereits einmal andere ausgeprägte psychische Probleme oder Krisen? Ggfs.: Wann war das? ▶ Sind diese Beschwerden ganz oder teilweise verschwunden?
somatische Komorbidität (lifetime)	Identifizierung von ätiologisch relevanten Einflüssen somatischer Krankheiten und medizinischer Behandlungen	▶ Hatten Sie in der Vergangenheit irgendwelche schweren und langwierigen Erkrankungen? Welche und wann? ▶ Wie (Medikamente, andere Eingriffe) und wie lange sind diese behandelt worden? ▶ Wird die Behandlung aktuell noch fortgeführt?

Behandlungs- und Selbstbehandlungsanamnese		
Inhaltsaspekt	**Ziel**	**Formulierungsbeispiele**
psychotherapeutische oder psychiatrisch-pharmakologische Vorbehandlungen	Identifizierung und Auswertung früherer Behandlungen	▶ Haben Sie in der Vergangenheit bereits einmal psychotherapeutische Hilfe in Anspruch genommen? ▶ Wenn ja, welche Form der Psychotherapie (ambulant? Fachkunde?) war das, und wie lange dauerte diese Therapie? ▶ Waren Sie schon einmal in psychiatrischer Behandlung? ▶ Haben Sie schon einmal Medikamente gegen Ihre psychischen Probleme eingenommen?
Vorbefunde	Einbeziehung objektiver Daten über Vorbehandlungen	▶ Für mich könnte es wichtig sein, die Berichte und Befunde früherer Behandlungen zu berücksichtigen – wären Sie damit einverstanden, wenn ich mir diese Unterlagen besorge? [Materialien: Einwilligungserklärung, Schweigepflichtentbindung]
Begleitbehandlungen	Feststellung laufender Begleitbehandlungen	▶ Sind Sie aktuell wegen Ihrer psychischen Probleme noch bei einem Hausarzt, Facharzt oder anderen Therapeuten in Behandlung? ▶ Nehmen Sie aktuell Medikamente gegen Ihre psychischen Symptome? ▶ Gibt es andere Begleitbehandlungen?
Therapievorerfahrungen	Positive vs. negative Erfahrungen mit früheren Therapien, Erfolgs- vs. Misserfolgserlebnisse, Therapieerfolgserwartung, Veränderungsoptimismus	▶ Falls Sie bereits früher psychotherapeutische Hilfe in Anspruch genommen haben: Wie sind Ihre Erfahrungen? ▶ Inwieweit waren diese Therapien erfolgreich? ▶ Was hat nicht funktioniert?
Selbstbehandlungsmaßnahmen	Gebrauch psychoaktiver Substanzen, Selbstmedikation, adjuvante Maßnahmen (Ernährung, Bewegung, Meditation, Entspannung etc.)	▶ Was haben Sie selbst bislang getan, um Ihre Beschwerden zu lindern? ▶ Nehmen Sie irgendwelche Mittel oder benutzen Sie bestimmte Substanzen (legale oder illegale Drogen), um Ihr Wohlbefinden zu steigern? ▶ Gibt es andere Maßnahmen, die Sie ergriffen oder ausprobiert haben, um Ihre Symptome zu reduzieren? ▶ Was hat bislang geholfen, was nicht?

Familienanamnese		
Inhaltsaspekt	**Ziel**	**Formulierungsbeispiele**
familiäre Häufungen	Hinweise auf genetische Prädispositionen und/oder ungünstige familiäre Modelle bzw. Modelllerneinflüsse von Bezugspersonen	▶ Gab es in Ihrer Herkunftsfamilie (Eltern, Geschwister, Großeltern, andere Bezugspersonen) in der Vergangenheit ähnliche oder andere psychische Störungen oder Auffälligkeiten? ▶ Hatte ein Elternteil während seiner Kindheit ähnliche Probleme oder andere psychische Auffälligkeiten?
psychiatrische Vorbehandlungen oder Suizide in der Familie	Hinweise auf genetische Prädispositionen oder familiäre Vorbelastungen	▶ Gab es in Ihrer Herkunftsfamilie (Eltern, Geschwister, Großeltern, andere Bezugspersonen) in der Vergangenheit psychiatrische oder psychotherapeutische Behandlungen? ▶ Gab es in Ihrer Herkunftsfamilie (Eltern, Geschwister, Großeltern, andere Bezugspersonen) in der Vergangenheit Suizide/Suizidversuche?
Belastungsfaktoren in der Familie	Identifikation familiärer Risikofaktoren	▶ Gab es in Ihrer Herkunftsfamilie (Eltern, Geschwister, Großeltern, andere Bezugspersonen) in der Vergangenheit gravierende Krankheiten, Hospitalisierungen, Tod von Angehörigen, Unfälle, kritische Lebensereignisse von Angehörigen, anhaltende Stressoren oder Belastungen wie materielle Not, Berufsstress, innerfamiliäre Konflikte?
Familienstruktur und Wohnsituation	Identifikation von Einflussfaktoren im Familiensystem (familiäre Konstellation und Wohnverhältnisse), außerfamiliäre Bezugspersonen?	▶ Haben Sie Geschwister? Wenn ja, wie viele? Wie alt? ▶ Wie sah Ihr Familienleben in Ihrer Kindheit aus? Mit welchen Familienmitgliedern/Personen haben Sie in Ihrem Haushalt zusammengelebt?
Familiäre Sozialisationsbedingungen	Analyse familiärer Wert- und Normvorstellungen, vermittelter Lebenspläne und Verhaltensregeln sowie familiärer Atmosphäre (z. B. expressed emotions) und der Erziehungsstil der Eltern	▶ Wie haben Sie die Erziehung durch Ihre Eltern erlebt? ▶ Welche Wertvorstellungen sind Ihnen in Ihrer Familie vermittelt worden? ▶ Gab es bestimmte strikte Verhaltens- und Lebensregeln in Ihrer Familie, an die Sie sich erinnern können? ▶ Welche Lebenspläne waren in Ihrer Familie wichtig?

Biografische Anamnese		
Inhaltsaspekt	**Ziel**	**Formulierungsbeispiele/Materialien**
allgemeiner Entwicklungsverlauf (pränatal bis aktuell)	Identifikation von Auffälligkeiten oder Abnormitäten im körperlichen, psychischen und sozialen Entwicklungsverlauf	▶ Gab es Ihrer Kenntnis nach irgendwelche besonderen Auffälligkeiten, während Ihre Mutter mit Ihnen schwanger war (Krankheiten, Lebensereignisse, Stress, Substanzkonsum)? ▶ Gab es während oder unmittelbar nach Ihrer Geburt irgendwelche Komplikationen? ▶ Gab es während Ihrer frühen Kindheit irgendwelche besonderen Auffälligkeiten (Krankheiten, Hospitalisierungen, Lebensereignisse, Stress)? ▶ Wie ist Ihre Kindheit verlaufen, seitdem Sie sich selbst daran erinnern können (Kinderkrippe, Kindergarten)?
besondere Lebensereignisse	Exploration kritischer Lebensereignisse und -veränderungen	▶ Welche besonderen Ereignisse, die Sie belastet haben oder die mit großen Herausforderungen verbunden waren, gab es bislang in Ihrem Leben (z. B. Verlustereignisse, Umzüge, Lebensveränderungen, inkl. Meisterung von Entwicklungsaufgaben)? ▶ Wie sind die bisherigen Umbruchphasen (Einschulung, Schulabschluss, Auszug Elternhaus, Studium, Eintritt Berufsleben, Familiengründung, Kinder) in Ihrem Leben verlaufen?
spezielle Traumata, außergewöhnliche Belastungen oder chronische Stressoren	Exploration eventueller traumatischer Erlebnisse, Belastungen oder chronischer Stressoren	▶ Gab es in Ihrem Leben bislang schwerwiegende Ereignisse oder Traumata, die Sie extrem belastet oder schockiert haben (z. B. schwere Krankheiten, Unfälle, Gewalterfahrungen)? ▶ Gab es in Ihrem Leben bislang Phasen mit außergewöhnlichen anhaltenden Belastungen, die Sie (z. B. chronische Krankheiten, Dauerkonflikte, Mobbing) sehr beansprucht haben?

Biografische Anamnese		
Inhaltsaspekt	**Ziel**	**Formulierungsbeispiele/Materialien**
schulische und berufliche Sozialisation	Exploration der schulischen und beruflichen Entwicklung (Auffälligkeiten, Anomalien, Ressourcen)	▶ Wie ist Ihre Grundschul- und Schulzeit verlaufen? ▶ Wie war Ihre berufliche und private Entwicklung seitdem? ▶ Wie sind Sie mit Mitschülern und Kollegen klargekommen? ▶ Wie viele Freunde hatten Sie?
psychosexuelle Entwicklung, Partnerschaft und Familiengründung	Exploration der psychosexuellen Entwicklung und Familiengründung	▶ Wann hatten Sie Ihre ersten sexuellen Erfahrungen? ▶ In welchem Alter hatten Sie Ihre erste Paarbeziehung? ▶ Wie sind Ihre Paarbeziehungen seither verlaufen? ▶ Sind Sie derzeit verheiratet oder haben Sie einen festen Partner? ▶ Haben Sie Kinder?
soziales Netzwerk	Exploration der Größe, Qualität und Funktionsfähigkeit des sozialen Netzwerks (confidents, peers, enge Freunde, Bekanntenkreis, informationelle Netze inkl. aktueller sozialer Ressourcen)	▶ Haben Sie einen besten Freund / eine beste Freundin? ▶ Wie viele enge Freunde haben Sie derzeit? ▶ Wie groß ist Ihr Bekanntenkreis? ▶ Wie viele Freunde/Bekannte sehen Sie mindestens einmal in der Woche? ▶ Sind Sie in einem Verein oder einer Vereinigung aktiv? ▶ Welche Hobbys haben Sie?
aktuelle Familien-/ Wohnsituation	Exploration Familienstatus, Wohnsituation	▶ Leben Ihre Großeltern, Eltern und Geschwister noch? ▶ Mit welchen Personen wohnen Sie in einem Haushalt zusammen?
Erwerbsstatus und Qualifikationen	Exploration Erwerbs- und Berufsfähigkeit, Erwerbstätigkeit, Arbeitslosigkeit und Qualifikationen	▶ Haben Sie derzeit eine feste Arbeit? ▶ Welchen Schul-/Ausbildungsabschluss haben Sie? ▶ Welchen Beruf haben Sie (zuletzt) ausgeübt? ▶ Waren Sie schon einmal arbeitslos? ▶ Haben Sie eine Erwerbsminderung oder Berufsunfähigkeit? ▶ Sind Sie bereits regulär aus dem Arbeitsleben ausgeschieden (Rente)?

AB 32 Hausaufgabe »Lebenslinie« P

Bitte zeichnen Sie Ihr bisheriges Leben mit seinen Höhen und Tiefen in einer »Fieberkurve« ein und kennzeichnen Sie besondere Ereignisse (s. Bsp.).

Beispiel:

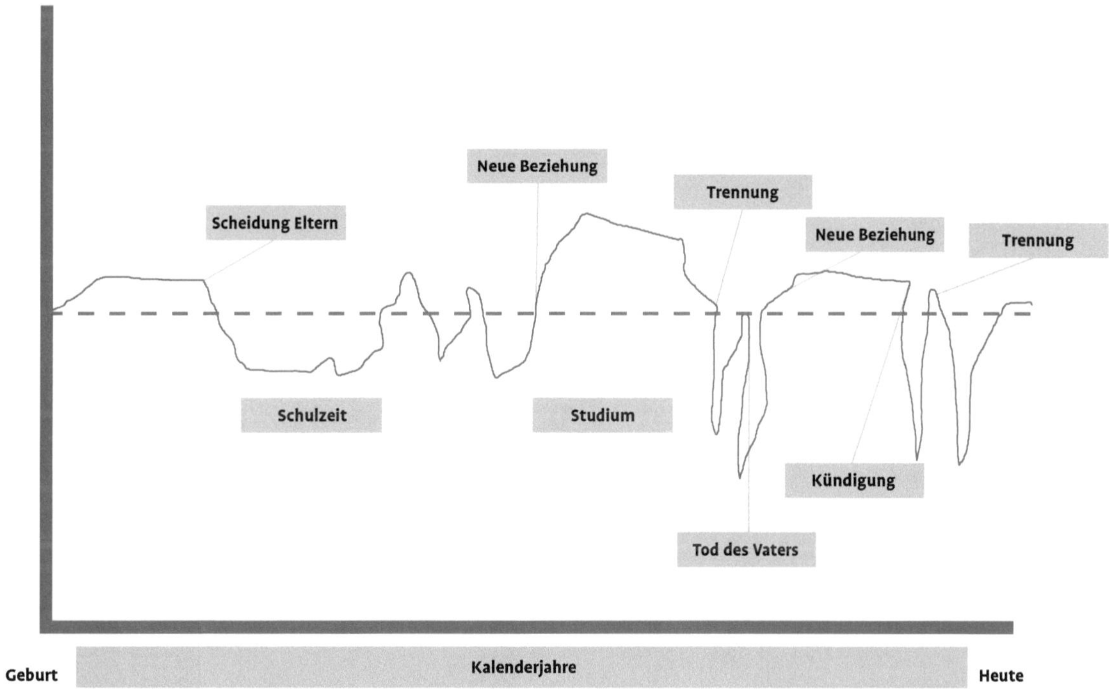

AB 33 Hausaufgabe »Soziogramm« P

Bitte zeichnen Sie Ihr derzeitiges soziales Netzwerk, indem Sie sich selbst in einem Kreis in der Mitte darstellen und um diesen Kreis herum Ihre wichtigsten Bezugspersonen, Verwandte und Freunde gruppieren. Der Abstand zwischen dem Kreis und den Namen der anderen Personen symbolisiert Ihre »gefühlte Nähe« zu diesen Personen. Mit Linien können Sie weitere Merkmale dieser Beziehungen kennzeichnen: Je dicker, desto stabiler; gestrichelt = konflikthafte Beziehung; Pfeilrichtung = wer initiiert den Kontakt primär (s. Bsp.).

Beispiel:

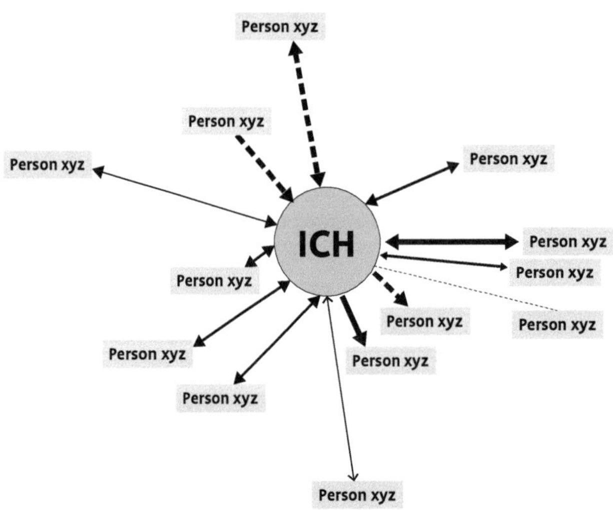

INFO 14 Anschreiben an Mitbehandler: Beispiele

T

Anschreiben Befundanforderung

Sehr geehrte Frau Kollegin, sehr geehrter Herr Kollege,

Herr/Frau .... war/ist bei Ihnen in Behandlung.

Ich möchte Sie bitten, mir die erhobenen diagnostischen Befunde in Kopie zukommen zu lassen.

Die Entbindung von der Schweigepflicht ist beigelegt.

Vielen Dank und kollegiale Grüße

....
Unterschrift

Anschreiben Epikrisenanforderung

Sehr geehrte Frau Kollegin, sehr geehrter Herr Kollege,

Herr/Frau .... war von .... bis .... bei Ihnen in psychotherapeutischer Behandlung.

Ich möchte Sie bitten, mir die epikritischen Unterlagen (Abschlussdiagnostik, Tests, Bericht) in Kopie zukommen zu lassen.

Die Entbindung von der Schweigepflicht ist beigelegt.

Vielen Dank und kollegiale Grüße

....
Unterschrift

Standardisierte klinische Interviews		
Verfahren	**Vorteile**	**Nachteile**
M-CIDI/DIA-X (Münchener-Composite International Diagnostic Interview, Wittchen & Pfister, 1997)	▶ überarbeitete und erweiterte Version des von der WHO entwickelten CIDI ▶ standardisiert und computergestützt ▶ ermöglicht vollstandardisierte und modularisierte Erfassung verschiedener psychischer Störungen nach DSM-IV und ICD-10 ▶ Erfassung von Erstmanifestation, Dauer, Verlauf, Schweregrad der vorliegenden Störung ▶ hohe Objektivität und Interraterreliabilität ▶ befriedigend hohe Test-Retest-Reliabilität und Übereinstimmung mit klinisch-psychiatrischen Diagnosen erfahrener Psychiater ▶ keine klinische Vorerfahrung nötig	▶ intensives Training des Interviewers zur Anwendung nötig ▶ sollte immer als Ganzes durchgeführt werden
SKID I + II (Strukturierte Klinische Interview für DSM-IV, Wittchen et al., 1997)	▶ strukturiertes klinisches Interview für DSM-IV ▶ zweistufiges Vorgehen (Fragebogen + Interview) ▶ Durchführungszeit zwischen 30 und 60 Minuten ▶ Mehrebenendiagnostik ▶ hohe Retest-Reliabilität ▶ zufriedenstellende Interraterreliabilität	▶ Altersbegrenzung: ab 18 Jahre ▶ Achse II-Diagnostik nicht unabhängig von Achse I ▶ Schulung des Diagnostikers notwendig ▶ Erfahrung des Diagnostikers entscheidend ▶ Kenntnisse des DSM-IV zwingend notwendig
DIPS (Diagnostisches Interview bei psychischen Störungen)	▶ ermöglicht Diagnosen nach DSM-IV und die Erfassung von therapierelevanten Informationen ▶ schnelle und selbstständige Einarbeitung ▶ große Flexibilität in der Durchführung ▶ praxisnahe Beschreibung der Handhabung, ausführliche Trainingshinweise mit Übungsfällen ▶ gute Gütekriterien	Dauer: ca. 60 Minuten

Standardisierte klinische Interviews		
Verfahren	**Vorteile**	**Nachteile**
Mini-DIPS (Diagnostisches Kurz-Interview bei psychischen Störungen, Margraf, 1994)	▶ schnellere Durchführung des diagnostischen Interviews, ökonomisch (max. 30 min) ▶ erfasst rasch und in Überblicksform die für den psychotherapeutischen Bereich wichtigsten psychischen Störungen nach den Kriterien des DSM-IV und ICD-10 ▶ strukturierter Interviewleitfaden ▶ enthält für die Differentialdiagnose eine störungsübergreifende Checkliste sowie für jeden Störungsbereich spezielle diagnostische Hinweise oder Kriterien ▶ sehr gute Interrater-Reliabilität ▶ ohne nennenswerten Verlust von Reliabilität und Validität	▶ dient lediglich einer ersten, hinreichenden Feststellung der psychischen Diagnosen/nur für Screeningzwecke ▶ eignet sich nur für sehr erfahrene Diagnostiker, da nicht alle Diagnosekategorien explizit ausformuliert vorgegeben sind
DIS (Diagnostic Interview Schedule, Robins et al., 2000)	▶ sehr strukturiert ▶ auch Version für Kinder (DISC, Shaffer et al., 2000) ▶ nach den Kriterien des DSM ▶ viele Validierungsstudien ▶ computerisierte Variante (C-DIS) → akzeptable Test-Retest-Reliabilitäten	▶ Standardform ist sehr komplex → umfangreiches Training für Anwendung nötig (Computer-Version einfacher)
Diagnosechecklisten		
Verfahren	**Vorteile**	**Nachteile**
IDCL für DSM-IV (Internationale Diagnosen Checklisten (IDCL) für DSM-IV, Hiller et al., 1997)	▶ zur psychiatrisch-psychologischen Diagnosestellung, zur Dokumentation des diagnostischen Befundes und zur Verlaufsbeschreibung ▶ Berufsanfänger können sich anhand der Checklisten mit den wichtigsten diagnostischen Merkmalen psychischer Störungen vertraut machen ▶ Checklistenformat flexibel in den üblichen Ablauf der psychologischen oder psychiatrischen Untersuchung integrierbar ▶ vereinfacht auch das Überprüfen komplexer Diagnosen ▶ Diagnostiker hat Leitfaden für die Untersuchung zur Hand, der dennoch genügend Flexibilität im Umgang mit dem Patienten erlaubt ▶ sind erfolgreich erprobt worden und haben sich im ambulanten und stationären Bereich bewährt	▶ zusätzlich zu den Angaben des Patienten sollten auch fremdanamnestische Informationen oder Verhaltensbeobachtungen berücksichtigt werden

Diagnosecheckliste		
Verfahren	**Vorteile**	**Nachteile**
IDCL-P (Internationale Diagnosen-Checkliste für Persönlichkeitsstörungen, Bronisch et al., 2002)	▶ diagnostische Kriterien sind in möglichst knapper und übersichtlicher Form angeordnet, der Wortlaut der einzelnen Kriterien ist mit dem vom Klassifikationssystem vorgegebenen Text identisch ▶ basiert auf Fremdbeurteilung → keine Verfälschung durch Selbstbericht ▶ Informationsquellen: Angaben des Patienten, Verhaltensbeobachtungen und Angaben dritter Personen ▶ hinsichtlich Praktikabilität und Reliabilität überprüft	▶ kategoriale Diagnostik → daher nur sehr grobe Aussage über das Ausmaß der entsprechenden Merkmale bei den Patienten
IDCL für ICD-10 (ICD-10 Checklisten, siehe IDCL für DSM-IV)	▶ berücksichtigen zusätzlich die «Forschungskriterien» zu ICD-10-Kapitel V(F) ▶ sehr präzise Diagnosen ▶ Manual und Listen für die wichtigsten und häufigsten psychischen Störungen ▶ sind erfolgreich erprobt worden und haben sich im ambulanten und stationären Bereich bewährt	
SCL-90 (Symptom-Checkliste, Franke, 2002)	▶ Screeningverfahren für den ersten Patientenkontakt zur vorläufigen diagnostischen Zuordnung ▶ basiert auf den «Klinisch-diagnostischen Leitlinien» zum ICD-10 ▶ Glossar enthält genaue Definitionen der im ICD-10-System verwendeten Fachbegriffe ▶ Instrument kann im psychologischen, medizinpsychologischen, psychosozialen, psychotherapeutischen, psychiatrischen und medizinischen Kontext eingesetzt werden ▶ schon ab 12 Jahren ▶ mehrdimensionale Auswertung mit der Möglichkeit der Messwiederholung ▶ Reliabilität für klinische Gruppen gut bis sehr gut ▶ gruppenspezifische Normwerte	▶ Reliabilität des Testprofils für Normstichprobe nur befriedigend

Kurz-Screenings		
Verfahren	**Vorteile**	**Nachteile**
PHQ (Gesundheitsfragebogen für Patienten bzw. *Patient Health Questionnaire*)	▶ zum Screening, zur Diagnose, zur Schweregradbeurteilung sowie zur Verlaufsmessung von insgesamt acht psychischen Störungen ▶ hohe diagnostische Aussagekraft bei gleichzeitig geringem Zeitaufwand (sehr zeitökonomisch mit 2 min.) ▶ verschiedene Module können für die einzelnen Störungsbereiche flexibel entsprechend der jeweiligen Fragestellung zusammengestellt werden ▶ sehr gute diagnostische Eigenschaften, gute Praktikabilität und internationale Verfügbarkeit ▶ Auswertung des PHQ für Depressionen (PHQ-D) erfolgt nach den diagnostischen Kriterien des DSM-IV (Depressive Störungen: auch ICD-10) ▶ hohe Sensitivität und Spezifität der meisten Skalen ▶ Depressionsskala des PHQ-D weist eine gute Änderungssensitivität auf ▶ kostenlose Anwendung ▶ Vergleichswerte auf Basis einer großen repräsentativen Stichprobe erhoben	▶ auf acht Störungsbilder begrenzt ▶ Substanzstörungen nur bzgl. Alkohol
GHQ (General Health Questionnaire, Goldberg, 1992)	▶ zufriedenstellende bis sehr gute Reliabilitäten ▶ einfache Anwendung und Durchführung ▶ in vielen Studien zu beruflichem Wohlbefinden verwendet ▶ viele unterschiedliche Versionen → mehrere Zielparameter	▶ nicht für Kinder geeignet ▶ aktuelle keine spezifische Version für Jugendliche vorhanden ▶ misst aktuelle Abweichung vom Üblichen → daher nur begrenzt für lang andauernde chronische Zustände geeignet

Affektive Störungen		
Verfahren	**Vorteile**	**Nachteile**
BDI-II (Beck Depressions-Inventar-II, Hautzinger et al., 2009): Depressionssymptomatik in Selbstbeurteilung	▶ basiert auf DSM-IV- bzw. DSM-5-Kriterien ▶ fokussiert aber auf Erfassung des Schweregrades depressiver Symptomatik ▶ eignet sich ebenso zur Veränderungsmessung ▶ hervorragende Werte in den Testgütekriterien ▶ anwendungsökonomisch	▶ Verfälschbarkeit durch Selbstbeurteilung (Simulations-bzw. Dissimulationstendenzen) ▶ Störanfälligkeit bei Zeitdruck/schlechten Raumbedingungen ▶ Validierung durch Vergleich von Selbst- und Fremdbeurteilung erforderlich
ADS (Allgemeine Depressionsskala, Hautzinger & Bailer, 1995): Depressionssymptomatik in Selbstbeurteilung	▶ hervorragende Werte in den Testgütekriterien ▶ breite Symptomerfassung	▶ eher Differenzierung milder Symptomatik
MADR(A)S (Montgomery-Asperg Depression Scale, Montgomery & Asperg, 1989): Depressionssymptomatik in Fremdbeurteilung	▶ anwendungsökonomisch (15 min.) ▶ besonders änderungssensitiv (für Verlaufsmessung geeignet)	▶ Grundlage für die Beurteilung soll ein Interview sein → Autoren geben allerdings selbst kein Interview vor ▶ gibt lediglich schematisch Auskunft über aktuelle Symptomausprägung und eventuelle Behandlungskonsequenzen ▶ bei Cut-Off von 30 Gefahr von hoher Falsch-positiv-Rate
BRMAS (Bech-Rafaelsen-Manie-Skala, Stieglitz et al., 1998): Messung manischer Symptomatik in Fremdbeurteilung	▶ einzige in deutscher Sprache publizierte Skala zur kompletten Erfassung manischer Symptome (außer Ablenkbarkeit) ▶ angemessener Durchführungsaufwand ▶ Analoginstrument zur Erfassung depressiver Symptome (BRDS), sodass das gesamte Spektrum manisch-depressiver Symptome mit beiden Verfahren kohärent abgebildet werden kann	▶ hinsichtlich der psychometrischen Gütekriterien etwas weniger überzeugend

Affektive Störungen		
Verfahren	**Vorteile**	**Nachteile**
MSS (Manie-Selbstbeurteilungsskala, Krüger et al., 1997): Messung manischer Symptomatik in Selbstbeurteilung	▶ im deutschsprachigen Raum die einzige Selbstbeurteilungsskala, die in Manualform veröffentlicht wurde ▶ erfasst vorwiegend manische Verhaltensweisen ▶ ökonomisch anzuwenden ▶ Cut-Off-Werte und Zeitfenster definiert in Abhängigkeit von der jeweiligen diagnostischen Fragestellung ▶ gute psychometrische Eigenschaften	▶ keine Normwerte vorhanden
Angststörungen		
Verfahren	**Vorteile**	**Nachteile**
BAI (Beck-Angst-Inventar, Margraf & Ehlers, 2007): Selbstbeurteilungsverfahren zur Erfassung der Schwere von Angstsymptomen	▶ sehr gute psychometrische Eigenschaften ▶ Eichstichprobe ▶ anwendungsökonomisch (5–10 min.)	▶ bildet vor allem Panikattacken ab → für andere Angststörungen weniger sensitiv
GAD-7 (Generalized Anxiety Disorder 7-item scale, Spitzer et al., 2006): Kurz-Screening zur Erfassung einer generalisierten Angststörung	▶ geeignet für kategoriale und dimensionale Messung (Symptomschwere) ▶ hohe Sensitivität auch für andere Angststörungen (Soziale Phobie, Posttraumatische Belastungsstörung)	▶ fokussiert nur eine Angststörung ▶ liefert nur vermutliche Diagnosen → weitere Evaluation nötig
PAS (Panik- und Agoraphobie-Skala, Bandelow, 2016): 18–65 Jahre, Patienten mit Panikstörung und/oder Agoraphobie (nach ICD-10/ICD-11 oder DSM-IV/DSM-5), Einsatz zur Bestimmung des Schweregrades der Störung im Rahmen der Therapieeffizienzkontrolle bei psychotherapeutischer oder psychopharmakologischer Behandlung	▶ Fremd- und Selbstbeurteilungsversion ▶ Subscores können getrennt ausgewertet werden ▶ hohe interne Konsistenz (Cronbachs alpha) ▶ Normwerte liegen von 452 Patienten mit Panikstörung vor ▶ relativ kurze Bearbeitungsdauer (< 15 min.)	▶ Test-Retest-Reliabilität

Somatoforme Störungen		
Verfahren	**Vorteile**	**Nachteile**
SOMS (Screening für Somatoforme Störungen, Rief et al., 1997): Erfassung von körperlichen Beschwerden, die nicht auf eine organische Erkrankung zurückzuführen sind	▶ inhaltliche Kriterien nach ICD-10 und nach DSM-IV ▶ SOMS-2: Form zur Statusdiagnostik ▶ SOMS-7T: Form zur Veränderungsmessung ▶ gute Psychometrie ▶ Normwerte ▶ hohe Anwendungsökonomie	▶ umfangreiches Testmaterial: Gefahr der Unübersichtlichkeit für unerfahrene Anwender ▶ keine Interpretationshinweise hinsichtlich klinisch relevanter Grenzbereiche ▶ Verfälschbarkeit: sozial erwünschtes Antwortverhalten möglich, aber eher unwahrscheinlich; es sollten möglichst alle Items beantwortet werden, um Somatisierungsindex genau bestimmen zu können
Substanzstörungen		
Verfahren	**Vorteile**	**Nachteile**
MATE (Measurements in the Addictions for Triage and Evaluation, Schippers et al. 2011): Modulares Interview für den Einsatz in Forschung und Praxis im Zusammenhang mit Suchterkrankungen	▶ basiert auf den Klassifikationssystemen der WHO (ICD-10 und ICF) ▶ folgt einem umfassenden Leitfaden zur Interviewdurchführung und Bewertung der Interviewresultate ▶ ist aufgrund seiner modularen Struktur flexibel und übersichtlich ▶ relativ kurze Interviewzeit (60 min.) ▶ kann vollständig computergestützt bearbeitet und ausgewertet werden ▶ für Postdiagnostik verkürzte Version mit Schwerpunkt auf den änderungsrelevanten Aspekten ▶ Interrater-Reliabilität zufriedenstellend	▶ nicht für den Gebrauch in medizinischen oder psychiatrischen Krisensituationen geeignet ▶ Interviewer-Reliabilität zwischen 0.34 und 0.73
Europ-ASI (European Addiction Severity Index, Gsellhofer et al., 1999): Objektives und strukturiertes Face-to-face-Interview, mulitdimensionales klinisches und Forschungsinstrument	▶ auch für Veränderungsmessung des Patientenstatus geeignet ▶ Dauer nur 30–45 min. ▶ Interviewer ratet die Schwere der Probleme	▶ Interviewer-Ratings sind nur Schätzungen des Problemstatus zu einem einzelnen Zeitpunkt → unterliegen Veränderungen und sind nicht so detailliert wie die Informationen des Patienten

Substanzstörungen		
Verfahren	**Vorteile**	**Nachteile**
WHO-ASSIST V3.0 (Alcohol, Smoking & Substance Involvement Screening Test, WHO ASSIST Working Group, 2002): zur Entdeckung und Behandlung von Substanzgebrauch und damit verbundenen Problemen in der primären und allgemeinen medizinischen Versorgung	▶ gute bis exzellente Reliabilitäten (Test-Retest) ▶ flexibel, umfassend, kulturübergreifend ▶ verständlich formulierte Fragen	▶ Studienteilnehmer beantworten Fragen zu Tabak und Alkohol ehrlicher/lieber als Fragen zu Kokain und Opioiden → soziale Erwünschtheit
LAST (Lübecker Alkoholabhängigkeits- und -missbrauchs-Screening-Test, Rumpf et al., 2001): zur ökonomischen Screening-Diagnostik von Alkoholabhängigkeit und -missbrauch sowie Risikokonsum, besonders geeignet für Bereiche innerhalb der medizinischen Versorgung, Selbstaussagen	▶ kurz, sensitiv, einfache Auswertung, schnelle Bearbeitung (1 min.) ▶ neben Erfassung von Alkoholabhängigkeit/-missbrauch auch sensitiv gegenüber Risikokonsum ▶ zufriedenstellende interne Konsistenz (Cronbachs α) ▶ hohe Sensitivität und Spezifität	▶ Verzerrung durch Selbstaussagen möglich ▶ etwas schlechtere Ergebnisse in Arztpraxen als im Allgemeinkrankenhaus

TAI (Trierer Alkoholismus-inventar, Funke et al., 1987): standardisierter Test für alkoholabhängige Männer und Frauen, der behandlungsrelevante, differentialdiagnostische Informationen liefert	▶ einfache Durchführung und Auswertung ▶ gute interne Konsistenz (Cronbachs α) ▶ zufriedenstellende Trennschärfe ▶ ausreichende Stabilität der sieben Skalen laut Retest-Befunden ▶ geschlechtsspezifische Stanine-, T- und Prozentrang-Werte (N = ca. 1.300)	▶ zur Interpretation der ermittelten Skalenwerte wären Kontextinformationen von Patienten sinnvoll ▶ Klassifikationen dieser Art noch durch empirische Studien absichern ▶ leicht verfälschbar und störanfällig
Substanzstörungen		
Verfahren	**Vorteile**	**Nachteile**
MALT (Münchner Alkoholismus-Test, Feuerlein et al., 1999): für Gesunde und alkoholgefährdete Erwachsene, Alkoholiker; Einsatz in den verschiedenen Bereichen der Medizin, Psychiatrie, klinischen Psychologie und Sozialarbeit (auch als Screening-Verfahren)	▶ sowohl Fremd- als auch Selbstbeurteilung (2 Teile: MALT-F, MALT-S) ▶ Sehr gute Validität in Bezug auf das Außenkriterium Alkoholismus bzw. Nichtalkoholismus mit r = .85 ▶ sehr gute Split-half-Reliabilität für MALT-S ▶ einfache Durchführung und Auswertung ▶ kurze Bearbeitungszeit (5–10 min) ▶ hohe Sensitivität/Spezifität des MALT-S	▶ für den MALT-F liegen keine Reliabilitätsangaben vor ▶ Verfälschbarkeit und Störanfälligkeit durch Verleugnung und Bagatellisierung hinsichtlich der Höhe des Alkoholkonsums
Essstörungen		
Verfahren	**Vorteile**	**Nachteile**
SIAB (Strukturiertes Inventar für anorektische und bulimische Essstörungen, Fichter & Quadflieg, 1999): Erfassung des gesamten Spektrums der Essstörungssymptome (Anorexia nervosa, Bulimia nervosa, nicht näher bezeichnete Essstörung)	▶ Inhaltskriterien nach DSM-IV und ICD-10 ▶ berücksichtigt häufig mit Essstörungen einhergehende Komorbidität (Depression, Angst, Alkohol- und Drogenprobleme) ▶ gute Psychometrie	▶ aufwändig (40–60 Min.)

EDI-2 (Eating Disorder Inventory-2, Paul & Thiel, 2004): Standardverfahren zur mehrdimensionalen Beschreibung der spezifischen Psychopathologie von Patienten mit Anorexia und Bulimia nervosa sowie anderen psychogenen Essstörungen (Eingangsdiagnostik, Therapieplanung, Veränderungsmessung, Psychotherapie und Pharmakostudien)	▶ zufriedenstellende bis sehr gute interne Konsistenz (Cronbachs α) ▶ gute Test-Retest-Reliabilität ▶ gute Maße hinsichtlich der Kriteriumsvalidität und faktoriellen Validität ▶ ökonomisch ▶ mehrdimensional ▶ Normwerte liegen vor	▶ Möglichkeit der bewussten Verfälschbarkeit durch die Patienten in Folge der ausgeprägten Krankheitsverleugnung + Antwortverhalten im Sinne der sozialen Erwünschtheit ▶ Möglichkeit der Berechnung eines Gesamtscores erscheint wenig sinnvoll und schwer interpretierbar (Skalen bilden unabhängige Merkmale ab)
Neuropsychologie		
Verfahren	**Vorteile**	**Nachteile**
Mini-Mental-Status-Test (Kessler et al., 2000): Schnell-Screening auf Demenz (Gedächtnisstörungen, Beeinträchtigung mindestens einer weiteren kognitiven Funktion)	▶ hochökonomisch und besonders einfach durchzuführen	▶ hohe Anfälligkeit des Tests für Störeinflüsse ▶ nur Screening, d. h., liefert nur grobe Einschätzung kognitiver Defizite (weitere Prüfung bei Verdacht nötig!) ▶ nicht geeignet zur Früherkennung von Demenz und für Differenzialdiagnostik verschiedener Demenzformen
Uhren-Zeichen-Test (Sunderland et al., 1989): Schnell-Screening zur ersten diagnostischen Abklärung dementieller Erkrankungen	▶ anwendungsökonomische (5 min.) und einfache Prüfung der Visuokonstruktion (parietale Funktion) und des Problemlösens (frontale Funktion) mittels Zeichen der Zeigereinstellung einer Uhr auf einem Zifferblatt	▶ nur Screening, keine Diagnosesicherung möglich!
DemTect (Demenz-Detektion, Kessler et al., 2000): Demenz-Screening-Verfahren	▶ einfaches, rasch und objektiv durchzuführen und auszuwerten	▶ nicht geeignet für visuell-konstruktive Fähigkeiten (zusätzlich Uhrentest!) ▶ nur Screening, keine Diagnosesicherung möglich!

Global Assessment of Functioning

T

Einschätzung der aktuellen psycho-sozialen Funktionsfähigkeit (Zeitfenster: letzte 7 Tage):

Wertebereich	Beschreibung
100–91	optimale Funktion in allen Bereichen
90–81	gute Leistungsfähigkeit auf allen Gebieten
80–71	höchstens leichte Beeinträchtigungen
70–61	leichte Beeinträchtigung
60–51	mäßig ausgeprägte Störung
50–41	ernsthafte Beeinträchtigung
40–31	starke Beeinträchtigung in mehreren Bereichen
30–21	Leistungsunfähigkeit in fast allen Bereichen
20–11	Selbst- und Fremdgefährlichkeit
10–1	ständige Gefahr oder anhaltende Unfähigkeit
0	unzureichende Information

INFO 17 Aufgaben der Diagnostik

T

Indikation	**Person und Bedingungsmodifikation** Ist für Person X eine Psychotherapie / spezielle Psychotherapie indiziert? Ist das psychotherapeutische Setting (Einzel, Familie, ambulant, stationär) für die Person X indiziert?
Modifikation	**Auswahl von Techniken, Abfolge der Maßnahmen** Welche psychotherapeutischen Interventionen sind geeignet und in welcher Reihenfolge sollten diese zum Einsatz kommen? Sollte bspw. zunächst ein Training sozialer Kompetenz erfolgen oder ist zu Beginn eine Reizkonfrontation die Methode der Wahl?
Prognose	**Verlauf des Problems ohne Behandlung, Erfolgswahrscheinlichkeit der Behandlung** Betrifft die Evaluation als Beurteilung des Erfolges die Intervention, mit formativen und inhaltlichen Evaluationsmaßnahmen, sowie die Einordnung des Störungsbildes unter den Gesichtspunkten der Ätiologie und Genese?
Qualitätskontrolle	**Erhebung von Struktur-, Prozess- und Ergebnisqualität**

Erstellen Sie für das folgende Beispiel eine Verhaltensanalyse nach dem SORKC-Modell.

Beispiel

Herr B. sitzt in seinem Büro und hat die Rede vor sich, die er heute Abend anlässlich der Jahresabschlussfeier vor seinen Mitarbeitern halten will. Er kann an nichts anderes mehr denken als an diese Rede. Er liest sie zum fünften Mal, kann sich aber nicht konzentrieren. Herr B. fühlt sich von solchen Aufgaben überfordert, denn er hält sich für einen schlechten Performer und hat einen hohen Anspruch an seine Leistung. Er sieht sich als Perfektionist.

Herr B. ist müde, er raucht Kette und hat seit über einem Jahr regelmäßig Blähungen und unregelmäßigen Stuhlgang. Herr B. stellt sich vor, wie er mitten in der Rede plötzlich den Drang verspürt, zur Toilette zu gehen. Er denkt: »Ich werde das nicht aushalten, das mach ich nicht«, wird unruhig, hat starkes Herzklopfen, schweißnasse Hände, Atemnot und Beschwerden im Bauch. Nun fühlt er sich gereizt, matt und ist insgesamt verzweifelt. Herr B. bittet seinen Geschäftsführer zu sich und delegiert die Rede an diesen, mit der Begründung, dass er sich so mehr um die Organisation der Feier kümmern könne. Herr B. erlebt sofort eine spontane Reduktion seiner Ängste. Die Angstsymptome und unangenehmen Gefühle lassen nach. Er freut sich darauf, die Feier vorzubereiten. Wenn er derartige Anlässe absagt, ist das meist so. Gelegentlich verschwinden dann auch seine Beschwerden im Bauch.

Situation

Konkrete Situation

....

....

....

Äußere Bedingungen

....

....

....

Interne Bedingungen

....

....

Organismusvariable

körperlich

....

....

....

psychisch

....

....

....

Reaktion
Gedanken

....

....

....

Gefühle

....

....

....

körperliche Symptome

....

....

....

Verhalten

....

....

....

....

Konsequenzen

Kurzfristige Konsequenzen:

intern positiv

....

....

....

extern positiv

....

....

....

intern negativ

....

....

....

intern positiv

....

....

Langfristige Konsequenzen:

intern positiv

....

....

....

extern positiv

....

....

....

intern negativ

....

....

....

extern negativ

....

....

....

INFO 18 Exkurs: Verhaltensmodifikation in der Mikroanalyse

T

Um zu verdeutlichen, wie nützlich eine gute Verhaltensanalyse für die Ableitung therapeutischer Schritte bzw. die Auswahl der Methoden sein kann, sind im Folgenden Möglichkeiten der Verhaltensmodifikation über die einzelnen Variablen des SORKC-Modells aufgeführt (s. Tab. 6.5).

Modifikationen über S	
Verhaltensabbau	situative Stimuli mit Signalwirkung eliminieren
Desensibilisierung	schrittweise Konfrontation mit dem Reiz, Signalwirkung abbauen
Gegenkonditionierung	verhaltensauslösenden Reiz mit alternativen Verhalten verknüpfen
Verhaltensstabilisierung	situative Bedingungen zunehmend ausblenden (Fading out) Generalisierung von Reizen zur weiteren Stabilisierung bei abgebauten Verhalten Stabilisierung durch Diskrimination von Reizen
Modifikation über R	
Ziel ist es, komplexe Verhaltensweisen aufzubauen, die zuvor nicht zum Repertoire einer Person gehörten. Dazu zählen die Verhaltens*formung* (shaping) und die *Verkettung* von bekannten Verhaltensweisen zu neuen komplexen Reaktionen (chaining). Zum Verhaltensaufbau und -abbau bieten sich Mechanismen des Modelllernens an.	
Sättigung	unerwünschtes Verhalten als möglichst oft zu wiederholende Aufgabe
Verhaltensstabilisierung	Übungsformen, -methoden und -bedingungen systematisch variieren
Modifikationen über C	
Verhalten aufbauen	positive und negative Verstärkung
Verhalten abbauen	Bestrafung (Typ 1 und 2)
Modifikationen über K	
Verhalten aufbauen	hohe Kontingenz und Kontiguität (für Hinweisreize und Konsequenzen)
Verhalten abbauen	Auflösung hoher Kontingenz und/oder Kontiguität
Verhalten stabilisieren	Reduktion hoher Kontiguität und/oder Kontingenz

Nach der Verhaltensanalyse können Sie auf diesem Arbeitsblatt ein erstes verhaltensanalytisches Modell erarbeiten.

Patient/in: .... **Datum:** ....

Mikroanalyse

Situation

Konkrete Situation: ....

....

....

Äußere Bedingungen: ....

....

....

Interne Bedingungen:

....

....

Organismusvariable

körperlich

....

....

psychisch

....

....

Reaktion
Gedanken

....

....

Gefühle

....

....

körperliche Symptome

....

....

Verhalten

....

....

Konsequenzen
Kurzfristige Konsequenzen:

intern positiv...

....

extern positiv...

....

intern negativ...

....

intern positiv...

....

Langfristige Konsequenzen:

intern positiv ……………………………………………………………………

……………………………………………………………………

extern positiv ……………………………………………………………………

……………………………………………………………………

intern negativ ……………………………………………………………………

……………………………………………………………………

intern positiv ……………………………………………………………………

……………………………………………………………………

Makroanalytisches Modell

Interpersonelle Funktionalitäten
Was wird erreicht? ……………………………………………………………………

……………………………………………………………………

……………………………………………………………………

Was wird vermieden? ……………………………………………………………………

……………………………………………………………………

……………………………………………………………………

Intrapersonelle Funktionaltäten
Was wird erreicht? ……………………………………………………………………

……………………………………………………………………

……………………………………………………………………

Was wird vermieden? ....

....

....

Intentionale Schemata: ....

....

....

Annäherungsschemata: ....

....

....

Vermeidungsschemata: ....

....

....

Emotionale Konflikte: ....

....

....

Klassisch konditionierte Verhaltensweisen

....

....

....

Instrumentelle Verhaltensweisen

Verstärker

primäre Verstärker: ....

....

....

sekundäre Verstärker: ....

....

....

Stressbewältigung: ....

....

....

Bereiche im Leben, die belastet sind: ....

....

....

Bewältigungsstrategien: ....

....

....

emotionale Entwicklung: ....

....

....

kognitive Entwicklung: ....

....

....

Fragebogen zur Beschreibung einer konkreten Situation

Dieser Fragebogen hilft Ihnen, mit gezielten Fragen Situationen zu beschreiben und mit Ihrem Therapeuten zu bearbeiten.

Name: .... Datum: ....

....

....

Situation. Ich kann die »innere« und die »äußere« Situation beschreiben. Für die innere Situation sind meine eigene Stimmung, mein aktuelles Befinden und mein Vorhaben besonders interessant. Welche Bilder gingen mir zu Beginn der Situation durch den Kopf? Welche Vorstellungen hatte ich, wie sich die Situation entwickeln könnte? Die äußere Situation beschreibe ich im Gegenzug wie ein außenstehender Beobachter, möglichst objektiv.

....

....

....

....

....

....

Wahrnehmungsprozess. Auf welche Vorstellungsinhalte habe ich meine Aufmerksamkeit ganz besonders gerichtet? Was tauchte vor meinem »inneren Auge« auf?

....

....

....

....

....

....

Innere Verarbeitung. Wie habe ich die Situation eingeschätzt und bewertet (wie bedrohlich, belastend, inwiefern bedeutsam)? Was habe ich innerlich gesagt: über die Situation, über mich selbst, über meine Möglichkeiten? Was war mein erstes spontanes Bedürfnis? Was habe ich mir vorgestellt, könnte passieren? Wie habe ich mich in der Situation gesehen? Welche Vorstellungen hatte ich vorher über mein eigenes Verhalten? Welche Konsequenzen habe ich mir vorgestellt?

....

....

....

....

....

Verhalten. Was habe ich konkret getan bzw. gesagt? Wie habe ich mich dabei gefühlt? Was habe ich körperlich empfunden? Was habe ich gedacht?

....

....

....

....

....

Konsequenzen. Wodurch wurde die Situation beendet? Was ist dabei herausgekommen? Was haben andere gesagt oder getan? Was habe ich nachher über mich gedacht? Welche Vorstellungen habe ich danach zu der Situation entwickelt? Wie habe ich mich selbst hinterher gesehen? Was habe ich später über mich selbst gesagt? Als die Folgen ... eintraten, was habe ich mir vorgestellt, was weiter passieren könnte?

....

....

....

....

....

AB 38 Das Beobachten und Beschreiben von Gefühlen

P

Wählen Sie ein Gefühl aus, das Sie gerade empfinden oder das Sie vor kurzem empfunden haben und das Ihnen wichtig erscheint. Füllen Sie dieses Arbeitsblatt aus, soweit es Ihnen möglich ist. Möglicherweise ist das auslösende Ereignis für dieses Gefühl ein vorhergehendes anderes Gefühl (z. B. löst das Gefühl von Unsicherheit ein Gefühl von Ärger über sich selbst aus). Füllen Sie dann ein zweites Aufgabenblatt für dieses erste Gefühl aus.

Name: .... Datum: ....

Gefühl: .... Intensität (0 – 100): ....

Auslösendes Ereignis. Wodurch wurde das Gefühl hervorgerufen? (Wer, Was, Wann, Wo?)

....

....

....

Interpretation. Ich habe folgende Vermutungen, Bewertungen und Annahmen über die Situation:

....

....

....

Körperliche Veränderungen und Körperwahrnehmung. Was nehme ich in meinem Körper wahr?

....

....

....

Körpersprache. Wie sieht mein Gesichtsausdruck / meine Gesten / meine Körperhaltung aus?

....

....

....

Psychopathologischer Befund: psychopathologische Merkmalsbereiche

Merkmalsbereich	Symptome
äußeres Erscheinungsbild	Kleidung, Körperpflege, Gestik, Mimik ....
Bewusstseinsstörungen	quantitativ (Bewusstseinsverminderung) und qualitativ (Bewusstseinstrübung, -einengung, -verschiebung) ....
Orientierungsstörungen	zeitlich, örtlich, situativ, zur Person ....
Aufmerksamkeits- und Gedächtnisstörungen	Auffassungsstörungen, Konzentrationsstörungen, Merkfähigkeitsstörungen, Gedächtnisstörungen, Konfabulationen, Paramnesien ....
formale Denkstörungen	Hemmung, Verlangsamung, umständliches Denken, eingeengtes Denken, Perseveration, Grübeln, Gedankendrängen, Ideenflucht, Vorbeireden, gesperrt/Gedankenabreißen, inkohärent/zerfahren, Neologismen ....
Befürchtungen, Zwänge	Misstrauen, Hypochondrie, Phobien, Zwangsdenken, Zwangsimpulse, Zwangshandlungen ....

Merkmalsbereich	Symptome
Wahn	Wahnstimmung, Wahnwahrnehmung, Wahneinfall, Wahngedanken, systematisierter Wahn, Wahndynamik, Beziehungswahn, Beeinträchtigungs- und Verfolgungswahn, Eifersuchtswahn, Schuldwahn, Verarmungswahn, hypochondrischer Wahn, Größenwahn, andere Wahninhalte ....
Sinnestäuschungen	Illusionen, Stimmenhören, andere akustische Halluzinationen, optische Halluzinationen, Körperhalluzinationen, Geruchs- und Geschmackshalluzinationen ....
Ich-Störungen	Derealisation, Depersonalisation, Gedankenausbreitung, -entzug, -eingebung, andere Fremdbeeinflussungserlebnisse ....
Störungen der Affektivität	Ratlosigkeit, Eindruck der Gefühllosigkeit, affektarm, Störung der Vitalgefühle, deprimiert/depressiv, hoffnungslos, ängstlich, euphorisch, dysphorisch, gereizt, innerlich unruhig, klagsam/jammerig, Insuffizienzgefühle, gesteigertes Selbstwertgefühl, Schuldgefühle, Verarmungsgefühle, ambivalent, Parathymie, affektlabil, Affektdurchlässigkeit(-inkontinenz), affektstarr ....
Antriebs- und psychomotorische Störungen	antriebsarm, antriebsgehemmt, antriebsgesteigert, motorisch unruhig, Parakinesen, Hyperkinesen, Akinese, Hypokinese, Stupor, Raptus, manieriert/bizarr, theatralisch, mutistisch, logorrhoisch ....

Merkmalsbereich	Symptome
circadiane Besonderheiten	Morgens schlechter, abends schlechter, abends besser? ....
sonstige Merkmale	sozialer Rückzug, soziale Umtriebigkeit, Aggressivität, Suizidalität, Selbstschädigung, Mangel an Krankheitsgefühl, Mangel an Krankheitseinsicht, Ablehnung der Behandlung, Pflegebedürftigkeit ....

(in Anlehnung an das AMDP-System 2007)

Mikroziele		
Zieldimension	**Interventionstechnik (Bsp.)**	**Anwendungsbeispiel**
Beziehungsziele (z. B. vertrauensvolle Gesprächsatmosphäre)	Aktives Zuhören, ungeteilte Aufmerksamkeit, Empathie, respektvoller Umgang, unbedingte Wertschätzung	▶ Verhaltensbeobachtung ▶ Metakommunikation
Prozessziele (Veränderungsoptimismus, Therapiebereitschaft, Störungseinsicht, Selbstexplorationsfähigkeit)	Ressourcen mobilisieren, persönlichen Benefit herausstellen, Selbstreflexivität über eigene Gedanken, Gefühle, Wünsche, Bedürfnisse und Befürchtungen fördern	▶ *Wie würde Ihr Leben sich verändern, wenn Sie Ihr Ziel erreicht haben?* ▶ *Auf einer Skala von 1 bis 10: Wie zuversichtlich sind Sie im Moment, Ihre Ziele zu erreichen?* ▶ *Was könnte Ihnen helfen, Ihre Ziele zu erreichen?* ▶ *Wie haben Sie es früher geschafft, wichtige Ziele zu erreichen?* ▶ *Was glauben Sie, wie gelingt es anderen Personen, dorthin zu gelangen?* ▶ *Was geht Ihnen dabei durch den Kopf, wenn Sie sich vorstellen …?* ▶ *Wie fühlt sich die Vorstellung … für Sie an?*
Inhaltliche Teilziele (z. B. Psychoedukation: Aufklärung über Expositionstherapie)	Erklärung der Wirkprinzipien (Reizkonfrontation, maximales Arousal, Reaktionsverhinderung, Habituation, Extinktion, kognitive Neubewertung), graphisches Ablaufmodell und »Angstkurven«, Fallvideo	▶ Zusammenfassen lassen ▶ Feedback
Mesoziele		
Zieldimension	**Interventionstechnik (Bsp.)**	**Anwendungsbeispiel**
Beziehungsziele (z. B. tragfähige Therapeut-Patient-Beziehung, definierte Arbeitsbeziehung, Aufgabenverteilung, Verantwortlichkeiten)	Vertrauen schaffen: Ängste abbauen, aktives Zuhören, mit Namen ansprechen, positive Wertschätzung, Verschwiegenheitspflicht, Definition der Arbeitsbeziehung: Aufgabenverteilung	▶ Bergführer-Metapher ▶ Kontrakte

Mesoziele		
Zieldimension	**Interventionstechnik (Bsp.)**	**Anwendungsbeispiel**
Prozessziele (Therapiemotivation und -mitarbeit, Engagement, Eigenverantwortlichkeit, Commitment)	Aufbau, Stärkung und Verstetigung von Therapiemotivation und -mitarbeit, Empowerment, Stärkung von Selbstbestimmung, Eigenverantwortung und Autonomie, Bestärkung der Verbindlichkeit der Therapieallianz, Therapieziele und Vereinbarungen	▶ *Auf einer Skala von 1 bis 10: Wie wichtig ist es Ihnen, Ihre Ziele zu erreichen?* ▶ *Auf einer Skala von 1 bis 10: Für wie wahrscheinlich halten Sie es, Ihre Ziele zu erreichen?* ▶ *Angenommen, Sie könnten Ihr Ziel zu 100 % erreichen: Wie viel Zeitaufwand pro Woche wäre Ihnen das wert?* ▶ *Angenommen, ich könnte Ihr Problem mit einem Zauberstab zu 100 % lösen: Wie viel Ihres Monatseinkommens wäre Ihnen das wert?* ▶ *Wie viel Zeit und Energie verwenden Sie bereits jetzt für die Erreichung Ihrer Ziele?* ▶ *Wie viel Ihrer verfügbaren Zeit und Energie möchten Sie im Rahmen der Therapie dafür aufwenden?* ▶ *Was genau werden Sie wann tun, um Ihr (Teil-)Ziel zu erreichen? Wann machen Sie den ersten Schritt?*
Inhaltliche Teilziele bzw. Etappenziele	Zergliederung der Therapieziele in Teil- oder Etappenziele, Hierarchisierung der Teilziele nach Bedeutsamkeit, Dringlichkeit, Erfolgsaussicht, Anordnung der Teilziele in eine sachlogische bzw. chronologische Reihenfolge	▶ Bei genauerer Betrachtung besteht das Hauptziel aus mehreren Teilzielen, die sich nacheinander bearbeiten und erreichen lassen. ▶ *In welcher Reihenfolge ergibt es Sinn, diese Teilziele zu verfolgen?*
Makroziele (Haupttherapieziele)		
Zieldimension	**Interventionstechnik (Bsp.)**	**Anwendungsbeispiel**
Zielstrukturierung	Liegen klare, eindeutige und gut definierte Ziele und Arbeitsaufträge des Patienten vor? Oder sind Ziele und Änderungswünsche des Patienten anfangs unklar und diffus?	▶ *Lassen Sie uns schauen, ob bzw. inwieweit alle Ihre Ziele schon ausreichend »operationalisiert« sind.*

Makroziele (Haupttherapieziele)		
Zieldimension	**Interventionstechnik (Bsp.)**	**Anwendungsbeispiel**
Zielorientierung	Bei unklaren Therapiezielen: Klärung der Ziel- und Veränderungsrichtung auf Grundlage der Problemanalyse, orientierende Zielklärung	▶ *Was meinen Sie: In welche Richtung sollte die Reise gehen?* ▶ *Wie würden Sie sich den »Sollzustand« idealerweise vorstellen?* ▶ *Wie wünschen Sie sich Ihre Lebenssituation / Ihr Erleben/Verhalten?*
Zielfindung	Nicht-wertende Sammlung von Zielalternativen (*brainstorming*)	▶ *Lassen Sie uns ganz systematisch an die Sache herangehen: Welche Optionen kämen grundsätzlich/theoretisch in Frage?* ▶ *Wie könnten Ihre Zielperspektiven prinzipiell aussehen?* ▶ *Was fällt Ihnen alles ein, welche Zielzustände denkbar wären?* ▶ *Auf welche Ideen würden andere Personen möglicherweise noch kommen?*
Zielbeschreibung und -definition	Konkretisierung der Zielzustände	▶ *Welche Merkmale müssten Ziele erfüllen, damit Sie sich voll damit identifizieren könnten?* ▶ *Wie genau müsste die Situation aussehen, wenn Sie Ihr Ziel erreicht hätten?* ▶ *Woran würden Sie oder andere erkennen, dass sie Ihr Ziel erreicht haben?*
Zielauswahl	Strukturierung und Hierarchisierung der Makroziele nach Bedeutsamkeit, Dringlichkeit, Erfolgsaussicht, Entwicklung von Entscheidungsregeln, welche Ziele im Konfliktfall zu präferieren sind (z. B. mittels Paarvergleichen)	▶ *Lassen Sie uns die einzelnen Ziele jetzt danach ordnen, welche Ihnen am wichtigsten oder dringlichsten sind.* ▶ *Falls einzelne Ziele sich widersprechen sollten, nach welchen Regeln und Kriterien könnten Sie dann die Entscheidung treffen?*
Zielentscheidung	Eliminierung dysfunktionaler oder nachrangiger Ziele, Entscheidung für konkrete Zielalternativen, Festlegung einer eindeutigen Reihenfolge für die therapeutische Bearbeitung	▶ *Welche der besprochenen Ziele möchten Sie jetzt in welcher Reihenfolge in Angriff nehmen?* ▶ *Welche Ziele sind im Vergleich mehr bzw. weniger geeignet?*

Metaziele		
Zieldimension	**Interventionstechnik (Bsp.)**	**Anwendungsbeispiel**
Metaziele	Welche übergreifenden (impliziten) Therapieziele sind für den Patienten besonders relevant? ▶ Lebensqualität ▶ Autonomie und Selbstbestimmung ▶ Allgemeine Gesundheit ▶ Leistungs- und Funktionsfähigkeit in Alltag und Beruf ▶ Soziale Integration ▶ Gesellschaftliche Teilhabe ▶ Familie ▶ Partnerschaft und Sexualität ▶ Spiritualität	
Lebensziele	▶ Exploration kurz-, mittel- und langfristig persönlich bedeutsame Lebensziele in den verschiedenen Lebensbereichen (Familie, Beruf, Partnerschaft, Freizeit etc.) ▶ Identifizierung unausgesprochener oder verschwiegener Lebensziele	

Formale Zieldefinition		
Inhaltsdimension	**Inhaltsaspekte**	**Formulierungs-/Interventionsbeispiele**
positiv formuliert	▶ Sind die Therapieziele positiv formuliert (ohne Negation und vage Alternativzustände)? ▶ Ist der Soll-Zustand durch klare und eindeutige Alternativen zum Ist-Zustand definiert?	▶ *Wie genau müsste die Situation / Ihr Verhalten stattdessen aussehen?* ▶ *Wenn Sie etwas anders machen wollen, was werden Sie stattdessen tun?* ▶ *Woran würden Sie/andere erkennen, dass Sie Ihr Ziel erreicht haben?*
konkret, präzise und spezifisch	▶ Ist die Zielbeschreibung für alle Lebensbereiche konkret, präzise und spezifisch genug, dass der Eintritt der Zielerreichung eindeutig festgestellt werden kann? ▶ Welche Änderungen in welchem Bereich werden angestrebt? ▶ Welches konkrete Änderungsausmaß wird angestrebt bzw. ist erreichbar? ▶ Gibt es Zielbereiche mit unklaren oder diffusen Zielbestimmungen?	▶ *Woran würden Sie/andere erkennen, dass Sie Ihr Ziel erreicht haben?* ▶ *Was genau werden Sie wann wie im Einzelnen tun?* ▶ *Wie genau wird das aussehen?* ▶ *Woran würden Sie/andere erkennen, dass Sie etwas anders machen?* ▶ *Auf einer Skala von 1 bis 10, von welchem Ausgangswert lässt sich Ihre Symptomatik nach Ihrer Einschätzung auf welchen Zielwert realistischerweise reduzieren?*
realistisch und bezogen auf kontrollierbare bzw. beeinflussbare Zielgrößen	▶ Sind die angestrebten Änderungswünsche des Patienten erreichbar und realistisch? ▶ Bezieht sich das Ziel auf Realitätsaspekte, die durch den Patienten selbst direkt oder indirekt beeinflusst und verändert werden können? ▶ Sind (implizit) Änderungen anderer Personen oder Lebensumstände angestrebt, die nicht durch den Patienten hergestellt werden können?	▶ *Was genau können Sie selbst tun bzw. beitragen, damit das Ziel erreicht wird?* ▶ *Zu welchem Anteil liegt es in Ihrer eigenen Hand, dieses Ziel zu erreichen?* ▶ *Wie groß ist der Anteil dessen, was Sie selbst unmittelbar zur Erreichung dieses Zieles beitragen können?*
prozessual	▶ Ist das Patientenanliegen auf Klärungs-, Änderungs- oder Erhaltungsziele ausgerichtet? ▶ Sind die Ziele dynamisch oder statisch formuliert?	▶ *Auf welche Weise werden Sie dies Ziel angehen?* ▶ *Wie werden Sie das im Einzelnen tun?*
bezogen auf aktuelle Situation	▶ Ist das Therapieziel auf die aktuelle Situation bzw. die Zukunft ausgerichtet? ▶ Sind (implizit) Änderungen vergangener Ereignisse oder Umstände angestrebt?	▶ *Was werden Sie zuerst anders machen?* ▶ *Womit werden Sie beginnen?* ▶ *Was ist aktuell veränderbar?*
allgemeinverständlich	▶ Kann der Patient sein Anliegen verständlich in seinen eigenen Worten ausdrücken?	▶ *Mit welchem Anliegen kommen Sie zu mir?*

Ethik, Ökologie und Konsistenz		
Inhaltsbereich	**Inhaltsaspekte**	**Formulierungs-/Interventionsbeispiele**
Vereinbarkeit mit allgemeinen und persönlichen ethischen Standards	▶ Sind die vom Patienten formulierten Änderungswünsche und Ziele vereinbar mit allgemeinen und persönlichen ethischen Standards des Therapeuten (oder des Patienten selbst)? ▶ Verletzen die Ziele die Rechte Dritter? ▶ Ist die Zielerreichung mit Nachteilen für Dritte verbunden?	▶ *Es gibt bestimmte Ziele, die mit meinen persönlichen Wertvorstellungen als Therapeut nicht vereinbar sind.* ▶ *Sind alle der definierten Therapieziele vollständig vereinbar mit Ihren Wertvorstellungen und Ihren Ansprüchen an die eigene Person?*
ökologische Zieldefinition	▶ Sind die Therapieziele kompatibel mit der Lebenssituation des Patienten und seiner sozialen Umgebung? ▶ Konfligieren die angestrebten Therapieziele mit den Lebenszielen und -plänen seiner Bezugspersonen? ▶ Sind die Therapieziele des Patienten vereinbar mit wichtigen Rollenaufgaben, Verantwortlichkeiten und Anforderungen des sozialen Umfeldes (z. B. Kindererziehung)?	▶ *Sind alle der definierten Therapieziele problemlos in Ihre aktuelle Lebenssituation und Ihre realen Lebensumstände zu integrieren?* ▶ *Passen alle Therapieziele zu Ihrem »wirklichen Leben«?* ▶ *Wenn Sie Ihr Ziel erreichen, mit welchem Risiko wäre das mit negativen Auswirkungen auf andere Personen verbunden?* ▶ *Inwieweit bzw. unter welchen Bedingungen wären derartige Auswirkungen für Sie und andere akzeptabel?*
Konsistenz	▶ Sind die unterschiedlichen angestrebten Therapieziele miteinander vereinbar oder konfligieren einzelne Teilziele miteinander? ▶ Sind die Therapieziele vereinbar mit künftigen Lebenszielen des Patienten? ▶ Sind alle angestrebten Therapieziele kompatibel mit anderen wichtigen Lebenszielen und -plänen des Patienten?	▶ *Lassen Sie uns noch einmal ganz genau anschauen: Gibt es möglicherweise Widersprüche oder Unvereinbarkeiten zwischen einzelnen Therapiezielen?* ▶ *Könnten einzelne Ziele in Widerspruch stehen oder geraten zu anderen wichtigen oder zukünftigen Lebenszielen?*

Nebenwirkungs- und Folgenanalyse		
Inhaltsbereich	**Inhaltsaspekte**	**Formulierungs-/Interventionsbeispiele**
unerwünschte Nebenwirkungen	▶ Identifikation/Antizipation möglicher unerwünschter Nebeneffekte	▶ *Angenommen, Sie haben Ihr Ziel erreicht, könnte dies auch irgendwelche negativen Auswirkungen in Ihrem Leben mit sich bringen?* ▶ *Gäbe es irgendetwas, das Sie möglicherweise auch verlieren würden, wenn Sie Ihr Ziel erreichen?* ▶ *Wäre die Zielerreichung für Sie oder Personen in Ihrer Umgebung mit gravierenden Nachteilen verbunden?*
positive und negative Folgewirkungen	▶ Identifikation wahrscheinlicher Konsequenzen der Zielerreichung ▶ Subjektive Konsequenzerwartung des Patienten explorieren und ggfs. korrigieren	▶ *Was wird passieren, wenn Sie dieses Ziel erreicht haben?* ▶ *Was wird sich in Ihrem Leben alles positiv verändern, wenn Sie Ihr Ziel erreicht haben?* ▶ *Gibt es auch Bereiche, die sich langfristig möglicherweise in unerwünschter Weise verändern könnten, wenn Sie Ihr Ziel erreicht haben?* ▶ *Wären die Zielerreichung langfristig mit unerwünschten Folgen (»Kosten«, Nachteilen, Verlusten) verbunden?*
Zufriedenheit	▶ Überprüfung, inwieweit die Erreichung der Makroziele auch für die (impliziten) Metaziele von Bedeutung ist ▶ Sind eine Reduktion oder ein Verschwinden der Symptome mit einer ausreichenden Erhöhung der Lebenszufriedenheit und Lebensqualität verbunden? ▶ Was fehlt dem Patienten zusätzlich »zu seinem Glück«?	▶ *Was schätzen Sie: Wie zufrieden werden Sie auf einer Skala von 1 bis 10 sein, wenn Sie Ihr Ziel erreicht haben?* ▶ *Ab wie viel Prozent Zielerreichung wären Sie zufrieden, wie viel Prozent wäre unzureichend und ab wie viel Prozent wäre es für Sie ein voller Erfolg?* ▶ *Ab wie viel Prozent Zielerreichung würden Sie sagen, die Therapie war für Sie erfolgreich?* ▶ *Angenommen, Sie haben Ihr Ziel eines Tages vollständig erreicht, wären Sie dann »wunschlos glücklich«?*

Zielerreichungsskala Probatorik

T

Im Rahmen der Zielerreichungsskala werden für jedes genannte Ziel fünf Grade der Zielerreichung definiert (−2,−1,0,+1,+2), die in Verhaltenstermini, also konkret beobachtbaren Verhalten beschrieben werden.

Wählen Sie gemeinsam mit dem Patienten ein Ziel aus, das realistisch in der vorgesehenen Behandlungszeit erreicht werden kann (Zielerreichungsstufe 0).

....

Beschreiben Sie möglichst konkret den Ist-Zustand zu Therapiebeginn.

....

....

....

....

Definieren Sie die Stufen −1 (etwas weniger als erwartet) und −2 (viel weniger als erwartet), +1 (etwas mehr als erwartet) und +2 (viel mehr als erwartet) und beschreiben Sie diese konkret.

Das folgende Beispiel verdeutlicht die Anwendung der Zielerreichungsskala.

Beispiel

Herr S. leidet an einem Waschzwang und duscht sich übermäßig häufig und lang.
Ist-Zustand: 15-mal duschen am Tag, mindestens 5 Minuten
0-Ziel: Einmal duschen am Tag für höchstens 5 Minuten
−1: Etwas weniger als erwartet: Zwei- bis dreimal duschen am Tag für höchstens 5 Minuten
−2: Viel weniger als erwartet: vier- bis fünfmal duschen am Tag, höchstens 5 Minuten
+1: Etwas mehr als erwartet: einmal duschen am Tag, höchstens 3 Minuten
+2: Viel mehr als erwartet: auch mal ein oder zwei Tage nicht duschen

AB 41 Meine Ziele

P

Mit Ihrem Therapeuten haben Sie bereits die für Sie wichtigen Ziele dieser Behandlung festgelegt. Bitte benennen Sie Ihre Ziele hier noch einmal ganz konkret.

....

....

....

....

Sind diese Ziele in der vorgesehenen Zeit für Sie realisierbar? Nehmen Sie gegebenenfalls noch Änderungen vor!

Bringen Sie die Ziele nun in eine für Sie relevante Rangreihe nach ihrer Wichtigkeit.

(1) ....

(2) ....

(3) ....

(4) ....

(5) ....

(6) ....

Bearbeiten Sie nun für jedes einzelne Ziel das Arbeitsblatt 42 »Mein Ziel genau beschreiben«.

AB 42

Mein Ziel genau beschreiben

P

Mein Ziel: ....

Mein aktueller Zustand: ....

....

Definieren Sie nun gemeinsam mit Ihrem Therapeuten die Stufen der Zielerreichung.

–2 Viel weniger als ich erwarte	
–1 Etwas weniger als ich erwarte	
0 Mein Ziel	
+1 Etwas mehr als ich erwarte	
+2 Viel mehr als ich erwarte	

Störungsspezifische Behandlungsmanuale. In der Regel wird ein manualisiertes, auf evidenzbasierten Methoden entwickeltes und evaluiertes Therapiemanual in der Behandlung eingesetzt. Therapieprogramme, die unter anderem für Angststörungen, Depressionen, Essstörungen, Partnerschaftsprobleme, Schmerzerkrankungen entwickelt wurden, bilden die Basis einer erfolgreichen Behandlung. Wichtig ist es, diese Standardverfahren individuell und passgenau anzuwenden. Eine Auswahl wichtiger Behandlungsmanuale ist in der folgenden Tabelle dargestellt.

Angststörungen	Margraf, J. & Schneider, S. (2017). Agoraphobie und Panikstörung (2. Aufl.). Fortschritte der Psychotherapie, Band 3. Göttingen: Hogrefe.
	Becker, E.S. & Hoyer, J. (2005). Generalisierte Angststörung. Göttingen: Hogrefe.
	Becker, E. & Margraf, J. (2016). Generalisierte Angststörung. Ein Therapieprogramm (3. Aufl.). Weinheim: Beltz.
	Stangier, U., Heidenreich, T. & Peitz, M. (2009). Soziale Phobien: Ein kognitiv-verhaltenstherapeutisches Behandlungsmanual. Weinheim: Beltz.
	Hamm, A. (2006). Spezifische Phobien. Göttingen: Hogrefe.
	Stangier, U., Clark, C.M., Ginzburg, D.M. & Ehlers, A. (2014). Soziale Angststörung (2. Aufl.). Fortschritte der Psychotherapie, Band 28. Göttingen: Hogrefe.
	Hagena, S. & Gebauer, M. (2014). Therapie-Tools Angststörungen. Weinheim: Beltz.
Zwangsstörungen	Lakatos, A. & Reinecker, H. (2016). Kognitive Verhaltenstherapie bei Zwangsstörungen: Ein Therapiemanual (4. Aufl.). Göttingen: Hogrefe.
	Fricke, S. (2016). Therapie-Tools Zwangsstörungen. Weinheim: Beltz.
	Oelkers, C. & Hautzinger, M. (2013). Zwangsstörungen: Kognitiv-verhaltenstherapeutisches Behandlungsmanual. (2. Aufl.). Weinheim: Beltz.
Essstörungen	Tuschen-Caffier, B. & Florin, I. (2012). Teufelskreis Bulimie: Ein Manual zur psychologischen Therapie. Göttingen: Hogrefe.
	Jacobi, C., Thiel, A. & Beintner, I. (2016). Anorexia und Bulimia nervosa. Ein kognitiv-verhaltenstherapeutisches Behandlungsprogramm (4. Aufl.). Weinheim: Beltz.
Persönlichkeitsstörungen	Beck, A.T., Freeman, A., Davis, D.D., Arntz, A., Beck, J.S., Butler, A. et al. (1999). Kognitive Therapie der Persönlichkeitsstörungen. Weinheim: Beltz.
	Fiedler, P. & Herpertz, S. (2016). Persönlichkeitsstörungen (7. Aufl.). Weinheim: Beltz.
	Linehan, M.M. (2008). Dialektisch-Behaviorale Therapie der Borderline-Persönlichkeitsstörung (korrigierte Aufl.). München: CIP-Medien.
Depressionen	Hautzinger, M. (2013). Kognitive Verhaltenstherapie bei Depressionen (7. Aufl.). Weinheim: Beltz.
	Fassbinder, E., Klein, J.P., Sipos, V. & Schweiger, U. (2015). Therapie-Tools Depression. Weinheim: Beltz.

Posttraumatische Belastungsstörungen	Ehlers, A. (1999). Posttraumatische Belastungsstörungen. Göttingen: Hogrefe.
	Maercker, A. (Hrsg.). (2013). Posttraumatische Belastungsstörungen (4. Aufl.). Heidelberg: Springer.
Schizophrenie	Watzl, H. & Rist, F. (1997). Schizophrenie. In N. Birbaumer, D. Frey, J. Kuhl, A. Ehlers & K. Hahlweg (Hrsg.), Enzyklopädie der Psychologie. Psychische Störungen und ihre Behandlungen. Göttingen: Hogrefe.
	Hahlweg, K., Dürr, H., Dose, M. & Müller, U. (2006). Familienbetreuung schizophrener Patienten: Ein verhaltenstherapeutischer Ansatz zur Rückfallprophylaxe (2. Aufl.). Göttingen: Hogrefe.
	Lincoln, T. (2019). Kognitive Verhaltenstherapie der Schizophrenie: Ein individuenzentrierter Ansatz (3. Aufl.). Fortschritte der Psychotherapie, Band 35. Göttingen: Hogrefe.
	Mehl, S. & Lincoln, T. (2014). Therapie-Tools Psychosen. Weinheim: Beltz.
Somatoforme Störungen	Rief, W. & Hiller, W. (2010). Somatisierungsstörungen. Göttingen: Hogrefe.
	Kleinstäuber, M., Bleichhardt, G., Gottschalk, J. & Rief, W. (2018). Therapie-Tools Somatoforme Störungen. Weinheim: Beltz.
Suizidalität	Freeman, A. & Reinecke, M. (1995). Selbstmordgefahr? Erkennen und Behandeln: Kognitive Therapie bei suizidalem Verhalten. München: Beck.
	Teismann, T., Koban, C., Illes, F. & Oermann, A. (2016). Psychotherapie suizidaler Patienten: therapeutischer Umgang mit Suizidgedanken, Suizidversuchen und Suiziden. Göttingen: Hogrefe.
Rückfallprävention bei Alkoholabhängigkeit	Lindenmeyer, J. (2016). Lieber schlau als blau: Entstehung und Behandlung von Alkohol- und Medikamentenabhängigkeit (9. Aufl.). Weinheim: Beltz.
	Lindenmeyer, J. & Mühlig, S. (2019). Therapie-Tools Alkohol- und Tabakabhängigkeit. Weinheim: Beltz.

Störungsübergreifende Maßnahmen. Darüber hinaus werden störungsübergreifende Maßnahmen in verhaltenstherapeutisch orientierten Psychotherapien flexibel in den jeweiligen Behandlungsplan integriert. Dazu zählen kognitive Methoden (Kognitive Umstrukturierung, Reattribution, Sokratischer Dialog, Entkatastrophisieren, Problemlösetraining, Verhaltensexperimente und Metakognitive Therapie), Konfrontationsverfahren (Exposition in vivo oder in sensu, Sorgenexposition, Cue-Konfrontation), Euthyme Therapie wie Genusstraining, Entspannungsverfahren und Imagination (Arbeit mit Vorstellungsbildern) sowie Kommunikationstraining oder das Training sozialer Kompetenz. Die folgende Tabelle stellt einige hilfreiche Manuale dazu vor.

Störungs-übergreifend	Grawe, K. (2000). Psychologische Therapie. Göttingen: Hogrefe.
	Stavemann, H.H. (2015). Sokratische Gesprächsführung in Therapie und Beratung: Eine Anleitung für Psychotherapeuten, Berater und Seelsorger (3. Aufl.). Weinheim: Beltz.
	Meichenbaum, D.W. (2012). Intervention bei Stress: Anwendung und Wirkung des Stressimpfungstrainings (3. Aufl.). Bern: Huber.
	Neudeck, P. & Wittchen, H.-U. (2005). Konfrontationstherapie bei psychischen Störungen: Theorie und Praxis. Göttingen: Hogrefe.
	Neudeck, P. (2015). Expositionsverfahren. Techniken der Verhaltenstherapie. Weinheim: Beltz.
	Schulte, D. (1998). Therapieplanung. Göttingen: Hogrefe.
	Mühlig, S. & Poldfrack, A. (in Druck). Psychoedukation. In H.-U. Wittchen & J. Hoyer (Hrsg.), Klinische Psychologie & Psychotherapie (3. Aufl.). Heidelberg: Springer.
	Sachse, R. (2016). Therapeutische Beziehungsgestaltung (2. Aufl.). Göttingen: Hogrefe.
	Mühlig, S. & Jacobi, F. (in Druck). Psychoedukation. In H.-U. Wittchen & J. Hoyer (Hrsg.), Klinische Psychologie & Psychotherapie (3. Aufl.). Heidelberg: Springer.
Selbstsicherheit, soziale Kompetenz	Hinsch, R. & Pfingsten, U. (2002). Gruppentraining sozialer Kompetenzen (GSK). Grundlagen, Durchführung, Anwendungsbeispiele. Weinheim: Beltz.
	Ullrich, R. & de Muynck, R. (2001). ATP 1: Einübung von Selbstvertrauen - Bedingungen und Formen sozialer Schwierigkeiten. Stuttgart: Klett-Cotta.
Partnerprobleme, Sexualprobleme	Bornstein, P.H. & Bornstein M.T. (1993). Psychotherapie mit Ehepaaren. Bern: Huber.
	Schindler, L., Hahlweg, K. & Revenstorf, D. (2016). Partnerschaftsprobleme? So gelingt ihre Beziehung. Handbuch für Paare. (5. Aufl.). Heidelberg: Springer.
	Hoyndorf, S., Reinhold, M. & Christmann, F. (1995). Behandlung sexueller Störungen. Weinheim: Beltz.

7 Therapiebeginn

7.1 Auswertungsgespräch, Psychoedukation und kognitive Vorbereitung

Nach den probatorischen Sitzungen (2 bis 4) und dem Auswertungsgespräch, in dem die Diagnosen und die Testergebnisse erklärt werden, folgt nun die Phase, in der die Patienten über die Natur ihrer Störung und deren Therapiemöglichkeiten informiert werden (Psychoedukation) und gemeinsam ein Modell der Entstehung und Aufrechterhaltung der Störung (funktionales Bedingungsmodell) erarbeitet wird.

Die Patienten lernen ein allgemeines psychologisches Störungsmodell ihrer Störung kennen und ihre Symptome differenzierter zu betrachten bzw. diese in ihren jeweiligen Lebenskontext einzuordnen.

7.1.1 Das Auswertungsgespräch

Im Auswertungsgespräch werden Patienten über die Auswertung der erhobenen diagnostischen Informationen und die Diagnose sowie Testbefunde aufgeklärt. Es ist wichtig, die Patienten gleich zu Beginn für eine aktive Mitarbeit in der Therapie zu gewinnen. Das Gefühl, Teil eines gleichberechtigten Arbeitsbündnisses zu sein, unterstützt die Patienten auf dem Weg, »Experten für ihre Störung« zu werden. Sie fühlen sich wertgeschätzt, wenn auf die aktive Mitarbeit im diagnostischen Prozess Bezug genommen wird und die Mitteilung der Diagnose beispielsweise in der folgenden Art erfolgt:

Beispiel

»Wir haben uns jetzt einige Stunden über Ihre Probleme unterhalten und ich wollte eine ganze Menge von Ihnen wissen. Sie haben viele Fragebögen bearbeitet, Sie führen ein Tagebuch (Stimmung/Aktivität/Angst/Ernährung/Sorgen/Schmerz, etc.), wir haben uns gemeinsam Ihre persönliche Biografie angeschaut, Sie haben Fragebogen ausgefüllt und in einem computergestützten Interview Fragen beantwortet. Ich weiß, dass das alles ganz schön anstrengend war und deshalb möchte ich mich herzlich für Ihre Mitarbeit bedanken. Sie sind bestimmt schon gespannt, was ich Ihnen für eine Diagnose mitteilen werde.«

Nachdem die Diagnose mitgeteilt worden ist, fragt die Therapeutin: »*Können Sie mit dem Begriff Depression / Schmerzstörung / Soziale Phobie / Bulimia nervosa (etc.) etwas anfangen? Haben Sie das schon einmal gehört?*« Diese Frage erspart viel Arbeit. Der Therapeut macht sich ein genaues Bild über den Kenntnisstand und die subjektiven Störungstheorien des Patienten. Nicht immer ist die therapeutische Vorerfahrung die einzige Wissensgrundlage von Betroffenen über ihre Störung. Online-Foren und Patientenratgeber spielen eine wachsende Rolle bei der Suche nach Informationen zu störungsbezogenen Fragen. Der Therapeut sollte sich nach Möglichkeit die Informationsquellen der Patienten präzise nennen oder zeigen lassen, um eine fachliche Bewertung vorzunehmen und den Patienten über unzuverlässige oder fragwürdige Quellen zu informieren. Auch ist es wichtig, die Vorbehandlungen genauer zu explorieren. Wie genau lautete hier die Diagnose? Wie wurde die Störung erklärt? Was wurde in der vergangenen Therapie erreicht und was nicht? Wovon konnte der Patient besonders profitieren? Welche Gründe führten zum Abbruch?

Hausaufgaben und geleitetes Entdecken

Weiterhin ist es sinnvoll, möglichst früh im therapeutischen Prozess Übungsaufgaben (der Begriff »Hausaufgaben« ist für viele Patienten negativ konnotiert und löst u.U. konditionierte Renitenz aus) an den Patienten zu übergeben, die zwischen den therapeutischen Sitzungen zu bearbeiten sind. Dieses Prinzip entspricht dem Ansatz des Selbstmanagements, in dem der Patient einen wesentlichen Teil der Verantwortung für die therapeutischen Veränderungen übernimmt. Die langfristige Stabilität der während der Therapie erreichten

Veränderungen ist vor allem durch das eigenständige Arbeiten des Patienten in seiner alltäglichen Umgebung möglich. Die Aufgaben und Verhaltensexperimente im Alltag zwischen den Therapieterminen werden in den therapeutischen Sitzungen besprochen, korrigiert und optimiert.

Unter *geleitetem Entdecken* wird eine Gesprächsstrategie verstanden, bei der Patienten durch gezielte Fragen oder Beispiele angeregt werden, relevante Schlussfolgerungen in Bezug auf ihre Probleme selbst zu ziehen. Dies hat den Vorteil, dass diese Schlüsse für die Patienten besonders plausibel erscheinen, und dient den folgenden Zielen:

- das Wissen der Patienten wird aktiv konstruiert,
- der Bezug zum Erfahrungssystem des Patienten ist gesichert (Kompatibilität),
- der Therapeut steht nicht als allwissend da, der Patient ist der Experte seiner Probleme,
- psychologischer Reaktanz wird vorgebeugt (Plausibilität).

Zu vermeiden sind Suggestivfragen, ebenso wie Vorwegnahmen (»*Da haben Sie bestimmt gedacht, dass ...*«) oder vorweggenommene Bewertungen (»*Da waren Sie sicher verärgert*«). Stattdessen sollten Therapeuten neugierig nachfragen (»*Was haben Sie da gedacht?*«, »*Wie bewerten Sie das Ereignis?*«). Alle Erklärungen sollten dabei in patientengerechter Sprache gefasst sein, ein Hinweis aus der Analyse des kommunikativen Handelns lautet: »Es nicht relevant, was der Sender sendet, sondern was beim Empfänger ankommt«. Vermeiden Sie also medizinisch-psychologischen Fachjargon und fragen Sie sich vor jeder Erklärung, ob diese für Ihre Patienten verständlich ist.

7.1.2 Information über die Natur der Störung – Psychoedukation und kognitive Vorbereitung

Die Patienten werden zunächst über wichtige Aspekte ihrer Störung und die Behandlung in patientengerechter Sprache informiert (vgl. Mühlig & Jacobi, 2020). Dazu gehören:

- epidemiologische Daten zur Verbreitung (wie viele Menschen sind betroffen?), die zur Entlastung und Entstigmatisierung der Patienten genutzt werden können;
- Ursachenerklärung: Wissenschaftlich fundierte Erklärungsmodelle zur Verursachung (biopsychosoziales Modell) der Störung
- Auslösebedingungen: Erklärung von Triggern, Risikofaktoren (z. B. Stressbelastung) und Schutzfaktoren (z. B. kognitive Bewertung) sowie des Vulnerabiltäts-Stress-Modells und der Schwellensituation
- Pathomechanismen: Ätiologische und äthiopathogenetische Wirkmechanismen (respondente Konditionierung, kognitive Schemata, neurobiologische Störungen des Transmitterstoffwechsels) und Wirkungskreisläufe (z. B. 2-Faktoren-Theorie der Angstentstehung, Schmerz-Angst-Zirkel), multifaktorielle Zusammenhänge, Rückkoppelungsphänomene (z. B. »Depressionsspirale«) etc.
- Performanzbedingungen: forschungsbasierte Informationen zu den Einflussfaktoren auf den Langzeitverlauf und die Aufrechterhaltung von Symptomen
- Ableitung eines darauf abgestimmten Therapierationals: Erklärung, welche Interventionsmethoden an welchen Ansatzpunkten des Störungsgeschehens in welcher Weise wirken (z. B. Reiz/Reaktionsexposition zur Erzielung einer physiologischen Habituation und einer kognitiv-emotionalen Bewältigungserfahrung)
- Evidenzbasierte Informationen zur Effektivität der Therapie und Schätzung des realistischen individuellen Therapieerfolges

Dazu werden die aus den Manualen bekannten Beschreibungen der verschiedenen Störungen den Patienten als Informationsblätter mit nach Hause gegeben und in den therapeutischen Gesprächen besprochen und vertieft. Es ist das Ziel, von der allgemeinen Beschreibung einer Störung zu einem individuellen Modell zu gelangen, das als Grundlage für das weitere therapeutische Handeln dienen kann (Behandlungsrational). Beispielsweise sollte die Vermittlung eines Rückfallparadigmas bei Alkoholabhängigkeit in dieser Phase unter der Berücksichtigung der individuellen Trink- und damit Rückfallrisikosituationen beginnen. Auf der Basis diagnostischer Informationen wird den Patienten ein detailliertes Bild ihrer individuellen Problem- und Risikosituationen vermittelt, auf das in einem späteren Behandlungsabschnitt (Vermittlung des Modells von Rückfällen) zurückgegriffen werden kann.

Wird bei einer Angststörung in dieser Therapiephase das Teufelskreismodell der Angst eingeführt, so sollte der Patient dies mit der Therapeutin gemeinsam anhand einer typischen Situation erarbeiten. Hier wird auf die in der Verhaltensanalyse gewonnenen Informationen zurückgegriffen.

Obwohl die diagnostischen Informationen jetzt in hinreichender Weise vorliegen sollten, ist es möglich, dass Patienten an einem inadäquaten (evidenzkonträren) Laienmodell oder einer einseitig somatischen Erklärung ihrer psychischen Störung festhalten. Denken oder fürchten Patienten bspw., an einem Hirntumor zu leiden, in Gefahr zu sein, einen Schlaganfall zu bekommen oder eine andere schwere Erkrankung zu haben und geschieht dies nicht im Rahmen einer hypochondrischen Störung oder einer anderen psychiatrischen Erkrankung (Wahn, bestimmte Persönlichkeitsstörung, Zwangsstörung), spricht nichts dagegen, diese Befürchtungen mit Hilfe moderner Diagnostik zu überprüfen. Dies geschieht ganz im Sinne der Systemimmanenz (s. Abschn. 7.2). Nur wenn keine expliziten und impliziten Widersprüche zwischen Therapeuten und Patienten hinsichtlich der medizinischen Faktoren vorliegen, die bei der Störung wirken, gibt, entsteht eine Basis, auf der lerntheoretische Modelle der Störungsgenese besprochen werden können.

Die Psychoedukation hat neben der reinen Informationsvermittlung auch die Aufgabe, zur Entstigmatisierung der Störung beizutragen und somit die Barrieren, die mit einer psychotherapeutischen Behandlung verbunden sind, abzubauen. Wann immer die Gelegenheit da ist, sollten Therapeuten versuchen, entpathologisierende und entkatastrophisierende Aussagen zu treffen.

! Im klinisch-therapeutischen Kontext geht es bei der Psychoedukation im Wesentlichen um:

- Aufklärung über Diagnose und Behandlungsprinzipien,
- Vermittlung von störungsbezogenen Informationen (angemessenes Störungsmodell),
- Vermittlung therapierelevanter Informationen (Therapieverfahren, Wirkmechanismen, Chancen und Risiken),
- Vermittlung von kompensatorischen Kompetenzen bei spezifischen problembezogenen Defiziten (z. B. soziale Kompetenzen),
- Unterstützung des Patienten bei der Entwicklung allgemeiner Selbstmanagement- und Bewältigungskompetenzen.

Die Informationen über die Entstehung und Aufrechterhaltung der eigenen Störung begründen das individuelle Störungsmodell. Das Verständnis dieser Zusammenhänge wirkt sich häufig positiv auf die Erfolgserwartung in der Behandlung und auch auf den weiteren Störungsverlauf aus. Die Patienten werden aktiv in das Behandlungskonzept einbezogen und zum Experten der eigenen Störung »ausgebildet«. Patienten, die genauer über ihre Störung Bescheid wissen, fühlen sich weniger hilflos und sind für neue Erfahrungen offen. Ein Merkmal der Verhaltenstherapie ist die Transparenz. Der Patient ist über jeden Schritt informiert und über Sinn und Zweck des Vorgehens aufgeklärt.

Der Weg zum individuellen Modell der Entstehung und Aufrechterhaltung

Die Informationsblätter 22 bis 33 sind geeignet, um Patienten mit ersten Informationen über ihre Störung zu versorgen. Sie sollten in der Therapie besprochen werden und können dann als Hausaufgabe mit nach Hause gegeben werden. So können Patienten zum Beispiel beauftragt werden, ihrem Ehepartner oder besten Freund den Inhalt des Informationsblattes zu erzählen. In der darauffolgenden Sitzung sollen die Patienten dann dem Therapeuten den Inhalt wiedergeben und auftauchende Fragen diskutieren.

Im nächsten Schritt werden die Patienten mit den verschiedenen Ebenen der problematischen Reaktion in Situationen vertraut gemacht. Sie lernen, dass ihre Probleme konkret beschrieben werden können.

Verhaltensanalytisches Denken. Die Ebenen der Reaktion beschreibt das R im SORKC-Modell mit Gedanken, Gefühlen, körperlichen Symptomen und Verhalten in einer Situation. So werden Patienten mit verhaltensanalytischem Denken vertraut.

Im darauffolgenden Schritt werden Modelle zur Störungsentwicklung eingeführt. Patienten haben oft das Bedürfnis zu erfahren, was die Ursache ihrer Störung ist. Mithilfe des genannten Modells ist es möglich, den

Patienten ein Entstehungsmodell zu vermitteln, welches nicht von der einen Ursache ausgeht, sondern das Zusammenspiel mehrerer Faktoren nachvollziehbar macht, die an der Entstehung beteiligt waren.

Kriterien für Erklärungsmodelle. Für alle Modelle, die Entstehung und Aufrechterhaltung von Störungen patientengerecht vermitteln, gelten folgende Kriterien:

▶ Relevanz, Kürze und Prägnanz	Auswahl der für das konkrete und praktische Selbstmanagement relevanten Informationen; Beschränkung auf das Wesentliche
▶ Tailoring	Abstimmung der Informationsauswahl auf den aktuellen Wissensstand und persönliche Vorerfahrungen des Patienten
▶ Transparenz	übersichtliche Gliederung und Strukturierung der Informationen: »roter Faden«, durchnummerierte Aufzählungen, etc.
▶ verständliche Sprache	einfache Sätze, Fachjargon oder abstrakte Begriffe vermeiden, lebendige Intonation, Mimik und Gestik
▶ Einsatz von Veranschaulichungen	Beispiele, Analogien, Metaphern, »Eselsbrücken«, Visualisierungen, multimodale Darstellungsformen (z. B. Multimedia-gestützt)
▶ konkrete Handlungsinstruktionen	Niederschreiben und Üben im Rahmen von Hausaufgaben
▶ praktisches Demonstrieren und Einüben	in Form von Rollenspielen oder Modellverhalten des Therapeuten (z. B. Sauberkeitsverhalten bei Zwängen)
▶ Motivierung	Lernerfolge durch Lob verstärken
▶ Bilanzierung und Rückmeldung	zu Beginn nach jedem Abschnitt und am Ende der Sitzung das Wichtigste zusammenfassen und Rückmeldung einholen

Ein wichtiges Modell, das störungsübergreifend eingesetzt werden kann, ist zum Beispiel das »Teufelskreismodell der Angst«. Mit diesem Modell wird beschrieben, wie eine Panikattacke oder ein Angstanfall entstehen. Da sich Panikattacken bei vielen Störungen finden, ist dieses Modell nicht nur für die Psychoedukation der Angststörungen im engeren Sinn brauchbar. Auch hier ist es wichtig, dass die Erklärung interaktiv im Sinne des geleiteten Entdeckens geschieht.

Das Teufelskreismodell und Übungen hierzu befinden sich auf den Arbeitsblättern 43 bis 46.

7.2 Systemimmanenz – ein Beispiel für die Optimierung therapeutischer Prozesse

Während des Auswertungsgesprächs, der psychoedukativen Phase und der kognitiven Vorbereitung ist es in Bezug auf die Gesprächsführung und Motivation der Patienten von Vorteil, wenn sich der Therapeut die Merkmale der systemimmanenten Gesprächsführung zunutze macht (vgl. Fiegenbaum & Tuschen-Caffier, 2000). In diesen Abschnitt werden die Komponenten des systemimmanenten Modells vorgestellt und dessen Umsetzung am Beispiel der Durchführung von Gedankenexperimenten verdeutlicht.

Komponenten des systemimmanenten Modells der Gesprächsführung

Modelle der Entstehung und Aufrechterhaltung sollen möglichst folgende Faktoren berücksichtigen, um erfolgreich zu sein:

(1) angemessene Perspektivität für Veränderung,
(2) Kompatibilität,
(3) Nicht-Falsifizierbarkeit,
(4) hohe Plausibilität für den Patienten.

(1) Perspektivität. Im Rahmen des individuellen Störungsmodells betont der Therapeut die Rolle der aufrechterhaltenden Faktoren der Störung (z. B. Vermeidungsverhalten bei der Aufrechterhaltung von Ängsten) als direkt zugängliche Bedingungen, welche die Störung akzentuieren. Das geschieht mit dem Ziel, die Störung und das Verhalten des Patienten zu entpathologisieren. Mit diesem Schritt wird die Erfolgserwartung des Patienten an die Behandlung geklärt und gleichzeitig positiv auf die Motivationsbildung Einfluss genommen. Die Anzahl der Therapiestunden steht dabei im direkten Bezug zur Perspektivität. Auch aus diesem Grund ist es ratsam, die Indikation für eine Kurz- oder Langzeittherapie gründlich zu durchdenken. Die Verhaltenstherapie wurde ursprünglich als Kurzzeittherapie konzipiert; Therapeuten vergeben sich und ihren Patienten viele Chancen, wenn sie mehr oder weniger reflexiv bei jeder komorbiden Störung oder mittelschweren Depression eine Langzeittherapie einleiten. Die Frage, ob eine Langzeittherapie dem Auftrag des Patienten angemessen ist, muss im Einzelfall geklärt werden. Für Patienten ist es jedoch grundsätzlich eine andere Perspektive, wenn der Therapeut betont, dass dem Anliegen des Patienten in einer Kurzzeittherapie nachzukommen sei. Dies schafft eine günstige und dichte Arbeitsatmosphäre.

(2) Kompatibilität. Für die Akzeptanz des Erklärungsmodells ist zentral, dass es nicht im Widerspruch zu zentralen Überzeugungen und dem Wissen beziehungsweise dem Bildungshintergrund des Patienten steht. Gleichzeitig soll das verwendete Modell wissenschaftlich fundiert sein. Bei der Vermittlung anhand von Beispielen, Analogien und Metaphern gilt allerdings das Primat der Nützlichkeit und Verständlichkeit vor der uneingeschränkten wissenschaftlichen Exaktheit.

Kennen Sie diese Sprache?

Amygdala, Adrenalin, ANS, operant konditioniert, respondent konditioniert, respiratorisches und kardiovaskuläres System, Habituation, Extinktion, Exposition

Das ist Psychotherapeuten-Jargon

Kennen Sie diese Sprache?

Nichts, immer, alles, nie, noch nie, auf jeden Fall, in jedem Fall, wird ganz bestimmt so sein, wird niemals so sein, war noch nie so, weiß ich nicht, kann ich nicht sagen, keine Ahnung, aber hunderprozentig!

Das ist Patienten-Jargon

Illustration zur unterschiedlichen Sprache von Patientin und Therapeutin

(3) Nicht-Falsifizierbarkeit. Um die Glaubwürdigkeit des Erklärungs- und Veränderungsmodells zu bewahren, sollte es nicht durch Einzelerfahrungen des Patienten falsifiziert werden können. Aus diesem Grund ist es sinnvoll, keine Tatsachen-, sondern nur Wahrscheinlichkeitsaussagen aufzustellen. Die Erkenntnislage der (klinischen) Psychologie erlaubt in der Regel keine deterministischen, sondern nur probabilistische Zusammenhangs- oder Kausalaussagen! Ebenso kann der Therapeut offenlassen, ob bestimmte Probleme zum Anwendungsbereich des Modells gehören oder ob ein anderes Erklärungsmodell für diesen Aspekt zutreffender wäre. Patienten mit medizinischen Kenntnissen tendieren dazu, Aussagen des Behandlers zu hinterfragen und anhand ihrer Erfahrungen und Kenntnissen auf Inkonsistenz überprüfen. Patienten mit Panikstörung, depressiven oder Zwangserkrankungen haben oft das Bedürfnis nach einhundertprozentiger Sicherheit. Stimmt nur eine Aussage des Therapeuten mit ihren Erfahrungen nicht überein, kann es ein, dass das Modell insgesamt verworfen wird.

(4) Plausibilität. Ein Erklärungsmodell ist für den Patienten umso plausibler, je mehr es mit den persönlich relevanten Einstellungen vereinbar ist und dies umso mehr, wenn Erklärungen und Prognosen des Modells mit eigenen Erfahrungen übereinstimmen. Aus diesem Grunde ist es sinnvoll, den Patienten aktiv in die Entwicklung des Modells einzubeziehen. Nach dem Prinzip des geleiteten Entdeckens unterstützt der Therapeut den Patienten, Erklärungen und Schlussfolgerungen aus den eigenen Erfahrungen abzuleiten. Die Arbeit am Flipchart oder Whiteboard unterstützt den Patienten visuell bei der gemeinsamen Erarbeitung des Störungsmodells.

Umsetzung systemimmanenten Vorgehens im Rahmen von Gedankenexperimenten

Um die Systemimmanenz besonders hinsichtlich der Plausibilität und Kompatibilität zu erhöhen, gibt es für die Behandlung aller Störungen, bei denen Expositionsübungen durchgeführt werden, ein therapeutisches Instrument, das in der Vorbereitung auf die Ableitung des therapeutischen Rationals eingesetzt werden kann: das Gedankenexperiment.

Die Idee. Patienten fliegen in einem Flugzeug, das über einen endlosen Vorrat an Treibstoff verfügt, halten eine nicht enden wollende Rede oder haben eine leckere Eistorte vor sich, die nie schmilzt. Sie können nicht raus, nicht essen oder kontrollieren. Sie haben keine Möglichkeit, Sicherungs-, Neutralisierungs- oder Vermeidungsverhalten zu zeigen und werden mit den symptomauslösenden Reizen konfrontiert. Hierbei handelt es sich jedoch nicht um eine In-vivo-Konfrontation, sondern um einen wichtigen Bestandteil der kognitiven Vorbereitung auf therapeutische Veränderungen. Das Gedankenexperiment eignet sich als letzter Schritt vor der Ableitung des therapeutischen Rationals und der Einführung von Expositionen unter anderem bei Angst-, Zwangs-, Abhängigkeits- und Essstörungen. Im Anschluss sollen die Patienten in der Lage sein, eigenständig das therapeutische Rational (massierte Konfrontation, cue-exposure) abzuleiten. Die Patienten werden gebeten, sich im Gedankenexperiment auf eine hypothetische Situation einzulassen, in der es mit Sicherheit zu einem Angstanfall, starkem Craving (bei Essstörung und Abhängigkeit) oder starker unangenehmer Erregung (Zwang) kommen wird.

Das Vorgehen. Der Therapeut führt das Gedankenexperiment ein:
»Ich möchte Sie jetzt bitten, mit mir ein Gedankenexperiment zu machen. Dafür suchen wir eine Situation aus, in der Sie auf jeden Fall maximale Angst/Erregung/Craving erleben würden. Ich werde die Situation beschreiben und Sie nennen dann die Angststärke, die körperlichen Symptome und die Gedanken, die Sie in der Situation haben und zeichnen, genau wie in der Sitzung Nr. (...) eine Angstkurve auf dem Whiteboard/dem DIN-A4-Blatt. Was ist die schlimmste Situation, die Sie sich vorstellen können?«

Die Aufgabe des Therapeuten ist es, die vom Patienten genannte Situation in der Vorstellung so zu gestalten, dass jegliches Vermeidungs-, Neutralisierungs- bzw. Sicherungsverhalten ausgeschlossen ist. Wichtig ist, eine möglichst präzise Instruktion und ein direktives Vorgehen während des Gedankenexperiments aufrechtzuerhalten.

Beispiel

Der Patient wird auf einer einsamen Insel ausgesetzt. Im Vorfeld des Gedankenexperiments hat der Therapeut Befürchtungen und typische Kognitionen des Patienten zusammentragen, um das Gedankenexperiment mit genügend und realistischem Material zu füllen. »Stellen Sie sich vor, Sie werden auf einer kleinen, einsamen Insel ausgesetzt. Wie Sie jetzt dahin gekommen sind, spielt überhaupt keine Rolle. Sie stehen am Rand eines kleinen Waldes, vor sich sehen Sie nur Wasser, soweit Ihr Auge reicht. Wie stark schätzen Sie, wird Ihre Angst auf eine Skala von 0 bis 100 sein?«

Es ist zu erwarten, dass die Angst zunächst sehr hoch ist und, wenn keine Vermeidung möglich ist, auch eine Zeitlang auf diesem hohen Niveau persistiert. Der Therapeut führt die Situation zeitlich immer weiter und erfragt den Angstverlauf mit Symptomen, Gedanken und Gefühlen.

P: Die Angst wäre bei 100.

T: Was genau bemerken Sie körperlich, was geht Ihnen durch den Kopf?

P: Herzrasen, Schwitzen, trockene Kehle, ich bin total angespannt, ich denke, dass ich sterben werde, ich halte das nicht aus.

T: Gut, schreiben Sie das auf. Sie haben jetzt einen Angstanfall mit ganz starker Angst, Sie gehen auf und ab, sehen sich um und es wird Ihnen immer deutlicher, dass Sie hier nicht wegkönnen und dass keine Hilfe verfügbar ist. Außerdem haben Sie weder Ihre Tabletten noch Ihr Handy dabei. Was geschieht mit der Angst?

P: Die Angst bleibt auf 100.

T: Sie rufen um Hilfe, doch da ist niemand. Sie denken, irgendwann wird mich hier jemand finden, aber es wird niemand kommen. Der Angstanfall dauert an, die Angst ist jetzt maximal, wie viel Zeit ist jetzt vergangen? Tragen Sie das bitte an der Zeitachse ab.

Der Therapeut erfragt, was die Situation in der Vorstellung des Patienten erleichtern würde (Vermeidung) und was die Situation noch schwerer machen würde. Die genannte Erschwernis baut der Therapeut in das Gedankenexperiment ein.

Das Gedankenexperiment wird beendet, wenn der Patient ableitet, dass die Symptome nach einiger Zeit nachlassen, weil die von ihm befürchtete Konsequenz nicht eintritt.

Im Anschluss kann erfragt werden, was geschehen würde, wenn der Patient gleich noch einmal in diese Situation versetzt würde. Oftmals geben Patienten dann an, dass die Angst schon geringer wäre oder schneller nachlassen würde. In diesem Zusammenhang kann der Therapeut das Prinzip der Löschung als eine Entkoppelung von Reiz und Reaktion erklären.

Beispiel

Da es sich hierbei um eine von mehreren Möglichkeiten des Vorgehens handelt, erfolgt die Ableitung des therapeutischen Rationals, wie auch weiterer Vorschläge, bis zur Einwilligung der Patienten im Konjunktiv:

T: Was könnte dies jetzt für ein mögliches therapeutisches Vorgehen bedeuten?

P: Dass ich die Symptome erleben muss?

T: Dadurch, dass Sie die Reize, von denen Sie annehmen, dass sie Ihre Rückfälle/Essanfälle/Angst auslösen, bisher vermeiden oder ihnen so gut es geht aus dem Weg gehen, wird die Störung aufrechterhalten. Wie wir im Gedankenexperiment gesehen haben, ist es theoretisch möglich und rational nachvollziehbar, dass Symptome auch ohne diese Strategien nachlassen. Wenn Sie sich also den symptomauslösenden Reizen aussetzen, könnte genau dies eintreffen und das würde dann ein wichtiger Bestandteil der Therapie sein. Den Zweifel, den Sie jetzt haben, verstehe ich und deshalb haben Sie Zeit, sich das alles nochmal durch den Kopf gehen zu lassen.

7.3 Arbeitsmaterialien

Die Arbeits- und Informationsblätter zu einzelnen Störungsbildern können im Anschluss an die Diagnostik eingesetzt werden und begleiten den therapeutischen Prozess über die Psychoedukation hinaus bis zur Evaluation der Behandlung.

INFO 22 *Informationen zu Alkoholmissbrauch und -abhängigkeit*
AB 43 *Meine Trinkgeschichte*
INFO 23 *Informationen zu Depressionen*
INFO 24 *Informationen zu Angststörungen*
INFO 25 *Die Aufrechterhaltung von Panikstörungen*
INFO 26 *Die Aufrechterhaltung der Agoraphobie*
INFO 27 *Die Aufrechterhaltung der Sozialen Phobie*
INFO 28 *Die Aufrechterhaltung der Generalisierten Angststörung*
INFO 29 *Körperliche Symptome bei Angststörungen im Überblick*
INFO 30 *Informationen zu Zwangsstörungen*
INFO 31 *Informationen zu Essstörungen: Anorexia und Bulimia nervosa*
INFO 32 *Informationen zur Posttraumatischen Belastungsstörung (PTBS)*
INFO 33 *Informationen zu somatoformen Störungen*
Die Informationsblätter 22 bis 33 sowie AB 43 sind geeignet, um Patienten mit ersten Informationen über ihre Störung zu versorgen. Sie sollten in der Therapie besprochen werden und können dann als Hausaufgabe mit nach Hause gegeben werden.
AB 44 *Psychoedukation: Liste Pro und Kontra*
Das Arbeitsblatt bietet eine Liste, auf die alle Argumente eingetragen werden können, die für oder gegen eine Veränderung des Patientenverhaltens sprechen. Alle Argumente werden anschließend nach Wahrscheinlichkeit und Wichtigkeit eingeschätzt.

AB 45 *Der Kompetenzkuchen*
Mithilfe dieses Arbeitsblattes können Patienten vorhandene Fähigkeiten und Kompetenzen visualisieren.
AB 46 *Aufrechterhaltung von Problemverhalten*
Auf diesem Arbeitsblatt trägt der Patient Situationen, Gedanken und Gefühle sowie Beispiele zusammen, die zu Vermeidung und damit zur Aufrechterhaltung von Problemverhalten geführt haben.
INFO 34 *Beispiele für Kognitionen*
Auf diesen Informationsblatt findet der Patient negative und positive Beispielgedanken und kann diese auf sich wirken lassen.

In unserer Gesellschaft gehört der Konsum von Alkohol zum täglichen Leben. Nicht der Alkoholkonsument, sondern der Abstinenzler muss sich erklären. »Mit dem stimmt wohl was nicht«, »Alkohol gehört dazu« oder »Alkohol tut gut« sind gängige Aussagen, die jeder schon einmal gehört hat.

Andererseits ist keine psychische Störung so sehr mit Schuldzuweisungen verbunden wie die Alkoholabhängigkeit. Alkohol ist in fast allen Ländern der Welt das Suchtmittel Nummer eins und verursacht schwere gesundheitliche, soziale und wirtschaftliche Schäden mit enormen Folgekosten. Da Alkoholkonsum so weit verbreitet ist, besteht in der Gesellschaft eine unscharfe Abgrenzung von dem, was »normal und gesund« ist und einer Alkoholabhängigkeit. Dabei gibt es klar definierte diagnostische Kriterien, die behandlungsbedürftige psychische Störungen (Missbrauch bzw. Abhängigkeit) kennzeichnen.

Gebrauch

Unter Gebrauch von Alkohol wird der in der jeweiligen Gesellschaft gebräuchliche, unauffällige Konsum von alkoholhaltigen Getränken verstanden. Dieser variiert von Gesellschaft zu Gesellschaft, deshalb ist es nicht möglich, eine präzise Trinkmenge zu nennen. Die Weltgesundheitsorganisation (WHO) sieht für Männer einen – nicht täglichen – Grenzwert der Trinkmenge von 40g reinem Alkohol und für Frauen eine Trinkmenge von 20g vor.

Missbrauch

Ein Kernmerkmal von Alkoholmissbrauch ist der fortgesetzte Alkoholkonsum trotz des Wissens um die schädlichen und negativen Folgen. Diese Folgen können soziale, berufliche, psychische oder körperliche Probleme sein. Das Trinkverhalten muss über mindestens einen Monat hinweg in dieser Form auftreten.
Ein weiteres Kennzeichen ist das *Wirkungstrinken*: Der Alkoholkonsum wird eingesetzt, um die Befindlichkeit zu ändern (bessere Stimmung, weniger Angst). Es kommt zu einer Vernachlässigung beruflicher oder privater Interessen zugunsten des Alkohols und die Zeit, sich von den Folgen des Konsums zu erholen (Kater), wird länger. Schließlich ist das *Trinken in Risikosituationen* (Arbeit, Straßenverkehr), die mit körperlichen Gefahren einhergehen, ein weiteres Kennzeichen des Alkoholmissbrauchs. Typisch für den Alkoholmissbrauch ist der Wechsel von gemäßigtem Alkoholkonsum und übermäßigem Trinken. Es spricht also nichts gegen die Diagnose, wenn es jemandem gelingt, mal eine Woche nichts oder nur sehr wenig zu trinken. Ähnlich verhält es sich mit der körperlichen Abhängigkeit. Betroffene mit der Diagnose *Alkoholmissbrauch* erleben keine Zeichen körperlicher Abhängigkeit. Deshalb ist diese Diagnose auch beim Nichtvorhandensein von Entzugserscheinungen haltbar.

Abhängigkeit

Die Grenzen zwischen dem Alkoholmissbrauch und der Alkoholabhängigkeit sind fließend. Es gibt vier Formen der Alkoholabhängigkeit.

(1) **Spiegelkonsum.** Es wird vom Betroffenen mittels Alkohol ein bestimmter Zustand (Blutspiegel) angestrebt, unter dem er subjektiv gut funktioniert und sich wohlfühlt.
(2) **Rausch-Konsum.** Die Betroffenen trinken so viel, bis ein Rauschzustand, auch Vollrausch, erreicht ist. Dies kann bis zur Bewusstlosigkeit gehen.
(3) **Periodischer Konsum**. Das sogenannte »Quartalssaufen« bezeichnet ein Trinkverhalten mit Trinkpausen unterschiedlich langer Dauer, die von »Abstürzen« unterschiedlicher Dauer gefolgt werden.
(4) **Konflikt-Konsum.** Die Betroffenen trinken immer dann, wenn Probleme oder Konflikte anstehen oder vorhanden sind.

Zusätzlich zu den genannten Kriterien des Alkoholmissbrauchs kennzeichnen folgende Faktoren die Alkoholabhängigkeit: Es besteht bei den Betroffenen eine verminderte Kontrollfähigkeit bezüglich des Beginns, der Beendigung oder der Menge des Konsums. Bei Beendigung oder Reduktion des Konsums tritt ein körperliches Entzugssyndrom auf. Oftmals sehen Patienten die große Trinkmenge, die sie für einen Rausch benötigen, als

Kennzeichen eines vernünftigen Trinkverhaltens an. Dabei ist gerade der Nachweis einer Toleranz, beziehungsweise einer Toleranzerhöhung, ein Zeichen der Alkoholabhängigkeit.

Entstehung

Bei der Entstehung einer Abhängigkeitsstörung, wie auch bei der Entstehung des Missbrauchs oder schädlichen Gebrauchs, spielen mehrere Umstände bzw. Faktoren zusammen. Im lerntheoretischen Sinn sprechen wir von einem erlernten Fehlverhalten. Es folgt eine Auswahl möglicher Faktoren.

- **Der Faktor Umwelt.** Das Trinkverhalten innerhalb der Familie und des sozialen Umfeldes (soziales Milieu) hat einen Einfluss auf unseren Umgang mit Alkohol.
- **Der Faktor Trinkerfahrung.** Die ersten Erfahrungen, die wir mit Alkohol machen, beeinflussen ebenfalls die Entwicklung des Trinkverhaltens. Alkohol hat die Wirkung, aversive Zustände zu beenden (Angst, Unsicherheit, soziale Gehemmtheit) oder angenehme Zustände herbeizuführen (Entspannung, Kontaktfreudigkeit).
- **Der Faktor Individualität.** Oftmals sind Defizite im Bereich der sozialen Kompetenz oder im Umgang mit Frustrationen an der Entstehung beteiligt. Außerdem scheinen genetische Faktoren bei der Entstehung von Alkoholismus durchaus eine Rolle zu spielen.

Diese Auswahl verdeutlicht, dass es nicht nur eine Ursache für die Entstehung einer Abhängigkeitsstörung gibt, sondern immer mehrere zusammenwirken.

Aufrechterhaltung

Die folgenden Abbildungen (aus Lindenmeyer & Mühlig, 2019. Therapie-Tools Alkohol- und Tabakabhängigkeit. Weinheim: Beltz) veranschaulichen zwei wesentliche Faktoren, die zur Aufrechterhaltung der Alkoholabhängigkeit beitragen:

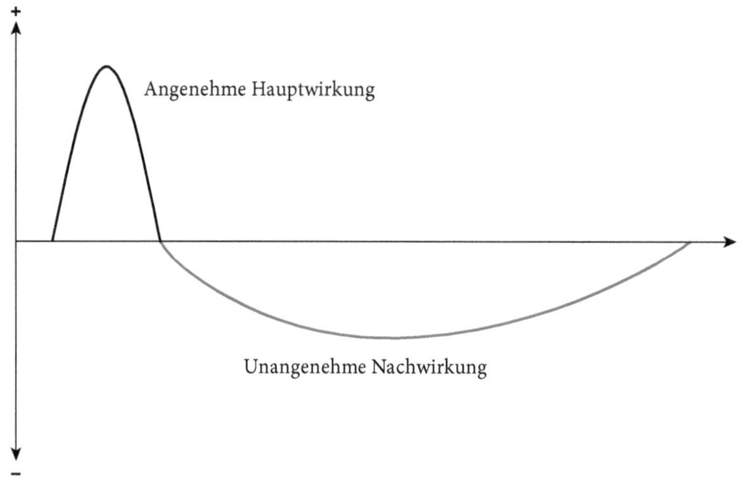

Diese Abbildung zeigt, dass die Phase der angenehmen Wirkung von Alkohol immer kürzer wird und mit der Zeit die negative Nachwirkung überwiegt. Wird zunächst getrunken, um die angenehme Hauptwirkung zu erzielen, so versuchen die Betroffenen mit der Zeit lediglich, die negative Nachwirkung loszuwerden. Sie trinken öfter und mehr.

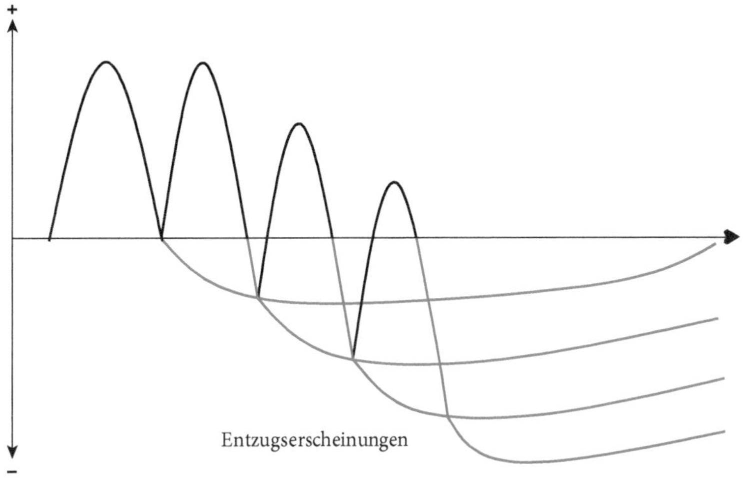

Die Abbildung zeigt, wie die Menge, welche ursprünglich ausreichte, um die angenehme Hauptwirkung zu erreichen, mit der Zeit immer größer wird. Dieser Prozess wird als Toleranzentwicklung bezeichnet. Die Betroffenen müssen immer mehr trinken, um den gewünschten Effekt zu erzielen.

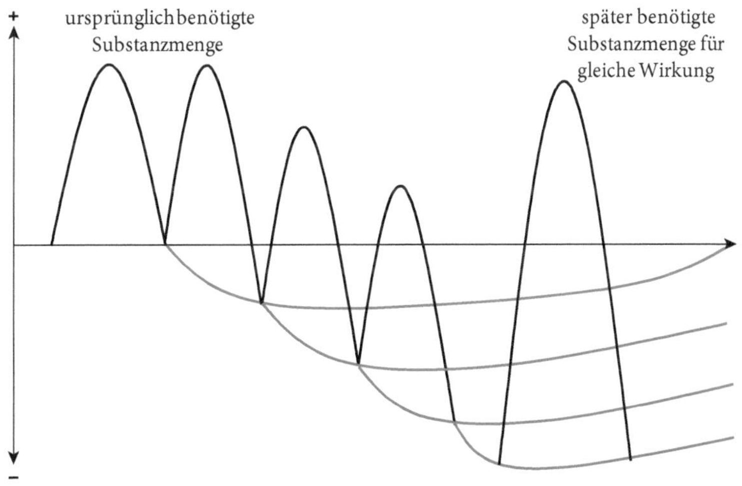

Diese Abbildung zeigt modellhaft, wie sich mit fortschreitendem Alkoholkonsum eine körperliche Abhängigkeit entwickelt. Die Entzugserscheinungen dauern immer länger an und werden immer heftiger. Die Betroffenen trinken gegen ihr »Zittern« an, ähnlich wie in der vorherigen Abbildung gegen die unerwünschten Nachwirkungen. Auch dies ist ein Teufelskreis der Alkoholabhängigkeit.

In der Therapie wollen wir versuchen, mit Ihnen gemeinsam ein individuelles Störungsmodell der Entstehung und Aufrechterhaltung Ihrer Störung zu erarbeiten. Dabei orientieren wir uns an den hier beschriebenen Modellen. Diese sind allgemein gehalten, aber wir wissen, dass kein Patient dem anderen in seiner Problematik gleich ist. Die folgenden Arbeitsblätter helfen mir, Ihre individuelle Problematik genauer zu verstehen. In den folgenden Sitzungen werden wir uns intensiv damit beschäftigen.

Meine Trinkgeschichte

Bitte erzählen Sie die Geschichte Ihres Alkoholkonsums. Beschreiben Sie, wie alles begann und was Ihre ersten Erlebnisse mit dem Trinken waren. Wie ging es dann weiter? Gab es Menschen, die Sie positiv oder negativ beeinflussten? Wann hatten Sie den ersten Kater, wann bemerkten Sie zum ersten Mal, dass Sie mehr vertragen konnten? Wann stellten Sie zum ersten Mal fest, dass Sie nicht mehr aufhören konnten? Wie erlebten Sie Ihre Therapieversuche, wie die erste Abstinenz? Schildern Sie Ihre persönliche Geschichte mit dem Alkohol bis heute.

Meine persönlichen Risikosituationen – hier ist das Trinken ganz besonders wahrscheinlich:

....

....

....

....

....

Meine schlimmsten Erfahrungen mit der Abstinenz:

....

....

....

....

....

Meine fünf größten Ängste in Bezug auf Alkohol:

....

....

....

....

Meine fünf größten Hoffnungen in Bezug auf Alkohol:

....

....

....

....

Gründe, warum ich mit dem Trinken aufhöre:

....

....

....

....

....

Gründe, warum ich nicht mit dem Trinken aufhören werde:

....

....

....

....

Depressionen gehören neben Ängsten zu den am häufigsten auftretenden psychischen Problemen und sind in den letzten Jahren immer mehr in den Fokus der Öffentlichkeit gerückt. Alle Menschen kennen das Gefühl, traurig bzw. in schlechter Stimmung zu sein oder einfach mal keine Lust zu haben. Diese Zustände erlebt jeder von Zeit zu Zeit in seinem Alltag. Wenn dies jedoch sehr häufig geschieht und in seiner Stärke so belastend ist, dass die Betroffenen darunter leiden, ihre Lebensqualität eingeschränkt ist und auch soziale Folgen mit einhergehen, handelt es möglicherweise um eine depressive Störung.

Die Hauptmerkmale klinischer Depression sind Antriebslosigkeit, stark gedrückte Stimmung, Grübeleien, Interessenverlust und sozialer Rückzug. Genauso wenig wie es »die Angst« gibt, gibt es »die Depression«. Die wichtigsten Formen der Depression sind:

- die depressive Episode leichten, mittleren oder schweren Grades,
- wiederholte depressive Episoden leichten, mittleren oder schweren Grades,
- die chronische Depression.

Bei einmalig auftretenden Episoden leichten oder mittleren Grades ist neben der Psychotherapie eine medikamentöse (psychopharmakologische) Behandlung je nach individueller Symptomatik angezeigt. Bei schweren depressiven Episoden, wiederholt auftretenden Episoden und chronischen Verläufen ist die medikamentöse Behandlung notwendig (obligat).

Symptome einer Depression

Die Symptomatik einer depressiven Störung lässt sich auf verschiedenen Ebenen des Erlebens beschreiben.

Kognitive (gedankliche) Symptome. Depressive Störungen gehen einher mit Veränderungen der Wahrnehmung, des Denkens und des Gedächtnisses. Patienten mit depressiven Störungen denken, dass sie Versager sind, dass ihre Umwelt sie ablehnt und sie sehen negativ in die Zukunft (»Es wird nicht mehr besser werden«). Die Aufmerksamkeit und Konzentration ist beeinträchtigt, es ist schwierig, sich über längere Zeit intensiv mit einer Aufgabe zu beschäftigen. Die Wahrnehmung (Gedanken, Vorstellungen und Bilder) ist vermehrt auf die negativen Aspekte des Lebens gerichtet. Bei manchen Patienten kommt es auch vor, dass der Kopf »leer« ist und das Interesse an sonst wichtigen Dingen fehlt oder stark nachgelassen hat. Typisch depressives Denken ist einseitig und negativ verzerrt. So werden zum Beispiel persönliche Misserfolge der eigenen Person zugeschrieben, eigene Erfolge jedoch nur durch Glück, Zufall oder günstige Rahmenbedingungen erklärt.

Emotionale Symptome. Auch die Gefühle sind bei einer depressiven Störung betroffen bzw. verändert. Gedrückte Stimmung, Traurigkeit, aber auch Gereiztheit und starke Stimmungsschwankungen sind Symptome einer depressiven Störung. Manche Patienten berichten über ein Gefühl der inneren Leere oder der Gleichgültigkeit. Auch Schuldgefühle, Angst und Gefühle der Wertlosigkeit können vorkommen. Schließlich ist eine erlebte Hilflosigkeit in einem oder mehreren Lebensbereichen ein häufiges Symptom.

Körperliche Symptome. Bei einer depressiven Störung sind auch körperliche Veränderungen zu bemerken. Dazu gehören Schlafstörungen, Gewichtsveränderungen durch Appetitlosigkeit oder stark gesteigerten Appetit, der Verlust sexuellen Interesses, Müdigkeit, Nervosität, Unruhe, Schweißausbrüche und Antriebslosigkeit im Tagesverlauf.

Verhaltenssymptome. Auf der Verhaltensebene lassen sich vor allem Passivität und sozialer Rückzug als Symptome beschreiben. Die Betroffenen ziehen sich aus ihrem sozialen Umfeld zurück, nehmen nicht mehr an gesellschaftlichen Aktivitäten teil und verbringen teilweise viele Stunden zurückgezogen im Bett. Es kann auch zur Vernachlässigung der eigenen Person kommen. Sowohl den üblichen Interessen als auch der Körperpflege wird nicht mehr in angemessener Weise nachgegangen.

Entstehung depressiver Störungen

Für die Entstehung depressiver Störungen gibt es nicht nur *die eine Ursache*. Wie bei allen psychischen Störungen ist die Entstehung ein Zusammenspiel verschiedener Faktoren.

Eine bestehende, ererbte Anfälligkeit und Verletzlichkeit (Vulnerabilität) in Verbindung mit der persönlichen Lerngeschichte und krisenhaften Lebensereignissen kann die Entstehung einer depressiven Störung fördern. Ebenso sind jedoch auch depressive Störungen bekannt, bei denen die Rolle der biologischen Faktoren eine geringe oder gar keine Rolle spielt. Hier sind es erlernte problematische Denk- und Verhaltensmuster, die in Verbindung mit schwierigen Lebenssituationen die Entstehung begünstigen.

Aufrechterhaltung

In der Kognitiven Verhaltenstherapie wird davon ausgegangen, dass Denk- und Wahrnehmungsmuster, Überzeugungen und Einstellungen einen bedeutsamen Einfluss auf Verhaltensweisen und die Stimmung haben. Umgekehrt hat auch die Weise, wie wir uns verhalten, einen Einfluss auf die Stimmung und das Denken.

Beispiel

Denken wir über uns selbst in der Weise, dass wir annehmen, nicht Nein sagen zu können, so fühlen wir uns möglicherweise in einer alltäglichen Situation, in der etwas Unangemessenes gefordert wird, unsicher und ängstlich und sagen »Ja«, anstatt die unvernünftige Forderung abzulehnen. Umgekehrt bestärkt diese Verhaltensweise natürlich auch die Annahme, wir seien nicht in der Lage, Nein zu sagen.

Es besteht ein enger Zusammenhang zwischen Denken, Stimmung und Verhalten. In der Abwärtsspirale der Depression sieht wie in folgender Abbildung dargestellt aus.

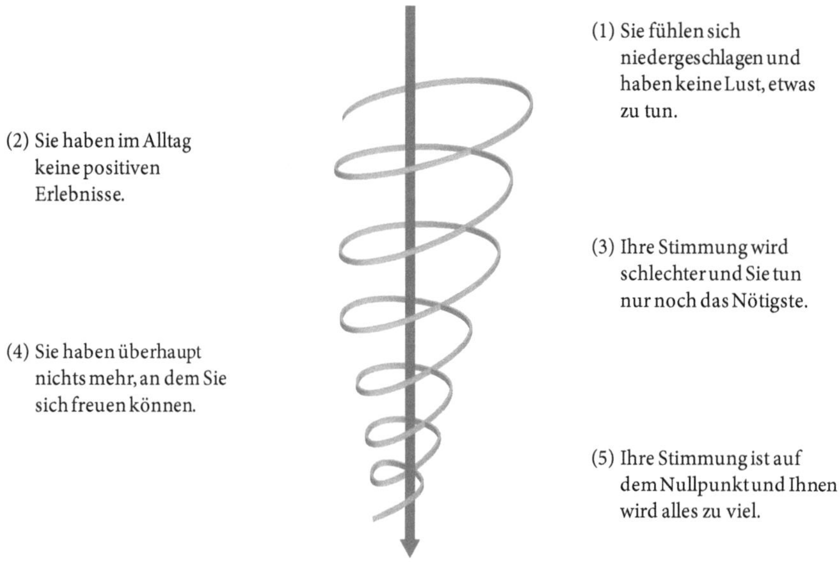

Abwärtsgerichtete Depressionsspirale

Die in der nächsten Abbildung skizzierte Verbindung zwischen Gefühlen, Gedanken und Verhalten lässt Ansatzpunkte erkennen, um den Teufelskreis zu durchbrechen und zu einer positiven Veränderung zu gelangen. In den folgenden Therapiesitzungen werden wir uns genau ansehen, wie die depressive Symptomatik bei Ihnen entstanden ist und welche Faktoren an der Aufrechterhaltung Ihrer individuellen Störung beteiligt sind.

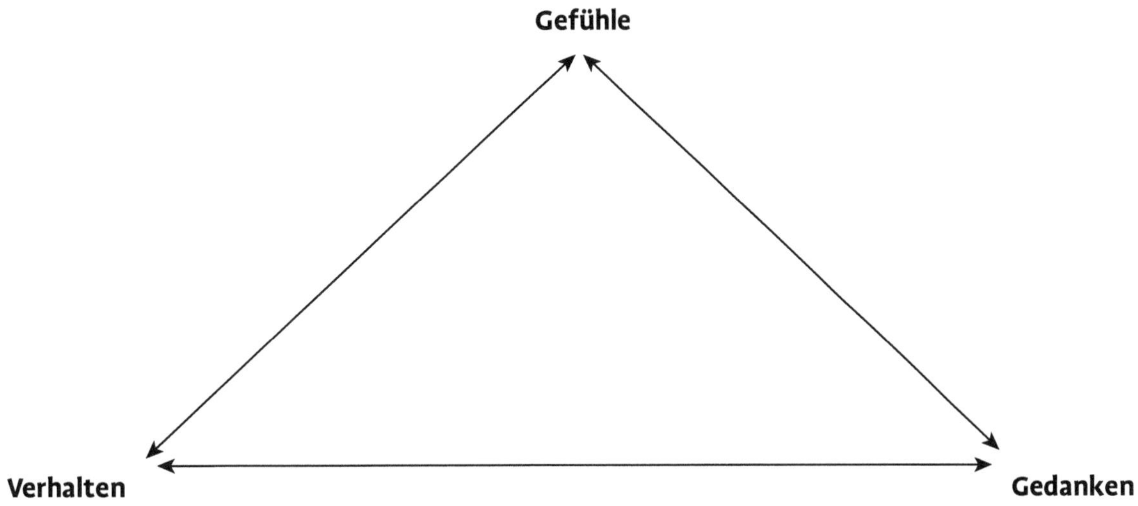

Angststörungen gehören zu den häufigsten psychischen Erkrankungen. Es wird unterschieden zwischen folgenden Ausprägungen:

- Panikstörung,
- Panikstörung mit Agoraphobie,
- Soziale Phobie,
- Spezifische Phobie,
- Generalisierte Angststörung.

Panikstörung

Panikstörungen bezeichnen das spontane Auftreten akuter Angst mit entsprechenden Erregungssymptomen ohne reale Gefahr während eines umgrenzten Zeitraums (»Panikattacke«). Es handelt sich dabei um ein schnelles Aufschaukeln (ca. 10–15 min). Die Auslöser sind sogenannte interozeptive Reize (Gedanken und Vorstellungen) oder äußere Reize, die mit Bedrohung verbunden sind. Folgen sind häufig Erwartungsangst und ständige Selbstbeobachtung hinsichtlich »Frühwarnzeichen« für die nächste Panikattacke. Die Symptome der Panikstörung sind individuell verschieden ausgeprägt. Die häufigsten Bewertungen der Körpersymptome sind: »Ich könnte sterben«, »Ich könnte verrückt werden«, »Ich könnte die Kontrolle über mein Verhalten verlieren«. Auf der Verhaltensebene führt dies zu hilfesuchendem Verhalten, Flucht, Sicherheits- und Schonverhalten.

Panikstörung mit Agoraphobie

Werden nun vermehrt Situationen, Orte oder Plätze vermieden, dann entsteht möglicherweise eine Agoraphobie. »Agora« bedeutet in der griechischen Sprache »Marktplatz« und die Agoraphobie ist auch als »Platzangst« bekannt. Heutzutage beschreibt man die Diagnose der Agoraphobie als ein umgrenztes bis generalisiertes Vermeidungsverhalten von Situationen, bei denen Flucht schwierig oder peinlich wäre, beispielweise in Menschenmengen, auf öffentlichen Plätzen und in Verkehrsmitteln. Nicht die Situation an sich wird gefürchtet, sondern die in der Situation erwartete Panikattacke und ihre befürchteten Folgen. Situationen werden eventuell unter Einsatz von Begleitpersonen aufgesucht, häufig besteht ein vielfältiges Sicherheitsverhalten. Als letzter Ausweg bleibt schließlich die Flucht, wenn die Symptomintensität über ein bestimmtes Maß ansteigt und ein Fliehen möglich ist. Die Agoraphobie entsteht oft aus einer reinen Panikstörung (meist innerhalb des ersten Jahres). Eine Einschränkung des Bewegungsspielraums und entsprechende Folgeprobleme sind die Konsequenzen für die Betroffenen.

Soziale Phobie

Menschen mit Sozialer Phobie haben die Befürchtung, von anderen Menschen schlecht bewertet zu werden oder in sozialen Situationen negativ oder peinlich aufzufallen. Das kann mit der konkreten Befürchtung verbunden sein, in solchen Situationen einen Angstanfall (Panikattacke) zu erleben oder aber mit der Befürchtung, aufgrund mangelnder Kompetenz in sozialen Situationen zu versagen. Bei manchen Menschen stehen also die körperlichen Angstsymptome im Mittelpunkt der Befürchtungen, bei anderen die erlebte Demütigung und das Gefühl, zu versagen.

Spezifische Phobie

Spezifische Phobien beziehen sich auf Ängste vor Umweltphänomenen (Gewitter), Tieren (Hunde, Spinnen), Blut oder Spritzen, oder einzelnen Situationen und Objekten (Höhe, Fliegen, Busfahren). Menschen mit spezifischen Phobien vermeiden diese Situationen, Objekte oder Tiere, weil sie dabei starke Angst verspüren und Panikattacken erleben.

Generalisierte Angststörung

Die Generalisierte Angststörung zeichnet sich durch unkontrollierbare, nicht auf Situationen oder Objekte begrenzte Angstzustände aus, die mindestens mehrere Wochen, meist sogar Monate andauern. Es bestehen dabei Befürchtungen, motorische Anspannung und vegetative Übererregbarkeit. Die Bezeichnung »generalisiert« drückt aus, dass diese Form der Angststörung durch übertriebene und andauernde Besorgnisse, Ängste und Befürchtungen in Bezug auf vielfältige Aspekte des Lebens charakterisiert ist. Dabei spielt das »Sich-Sorgen« eine wichtige Rolle als eine Kette von Gedanken und Vorstellungen, die als relativ unkontrollierbar erlebt wird. Der Sorgenprozess repräsentiert den Versuch einer mentalen Problemlösung, deren Ausgang unsicher ist, aber die Möglichkeit eines negativen Ausgangs beinhaltet.

Symptome einer Angststörung

Die Symptomatik einer Angststörung lässt sich auf verschiedenen Ebenen des Erlebens beschreiben.

Kognitive (gedankliche) Symptome. Auf der gedanklichen Ebene lassen sich typische »Angstgedanken« identifizieren:

- Panikstörung: »Ich halte das nicht aus«, »Ich sterbe«;
- Agoraphobie und spezifische Phobien: »Ich muss hier raus/hier weg/muss das beenden«;
- Soziale Phobie: »Ich mache mich lächerlich«, »Die anderen halten mich für einen Trottel«;
- Generalisierte Angststörung: »Die Gedanken machen mich noch verrückt«, »Ich halte diese Sorgen nicht mehr aus«.

Grundsätzlich ist die katastrophisierende Bewertung körperlicher Symptome ein Kennzeichen von Angstanfällen. In der nachfolgenden Tabelle sind körperliche Symptome und ihre typischen Bewertungen oder Fehlinterpretationen beispielhaft aufgeführt.

Körperliches Symptom	... wird interpretiert als:
Atemnot	Ersticken
Beklemmung	Herzinfarkt
Taubes Gefühl	Schlaganfall
Brustschmerz	Herzanfall
Schwindel	Ohnmacht
Herzklopfen	Sterben
Benommenheit	Bewusstlos werden
Unwirklichkeit	Verrückt werden

Emotionale Symptome. Auf der Ebene der Gefühle lassen sich meist Hilflosigkeit und das Gefühl von Ausgeliefertsein als begleitende Gefühle der Angst beschreiben. Aber auch Traurigkeit, Verzweiflung und Hoffnungslosigkeit können Angst begleiten. Bei der Generalisierten Angststörung ist das Gefühl von Unsicherheit und Getriebensein häufig, bei der Sozialen Phobie spielen Gefühle wie Scham und Peinlichkeit eine wichtige Rolle.

Körperliche Symptome. Auf der körperlichen Ebene lassen sich vor allem drei Symptomgruppen unterscheiden. Zum einen Symptome, die mit dem Herz-Kreislaufsystem assoziiert sind (Herzrasen, Herzstolpern, etc.), weiterhin Symptome, die mit dem Atemsystem in Verbindung gebracht werden und schließlich Symptome wie Schwindel oder Desorientiertheit, die als sogenannte vestibuläre Symptome bekannt sind.

Vor einem Angstanfall oder einer angstbesetzen Situation erleben Patienten oft eine ansteigende Anspannung, innere Unruhe oder eine diffus wahrgenommene Nervosität (Erwartungsangst). Mit zunehmender Dauer der Störung entwickelt sich zudem die sogenannte »Angst vor der Angst«. Die Betroffenen erleben schon beim Gedanken an ihre Angst körperliches Unwohlsein und versuchen, alle Gedanken und Tätigkeiten, die damit in Verbindung stehen, sofort zu beenden.

Verhaltenssymptome. Auf der Verhaltensebene lässt sich Vermeidungsverhalten identifizieren, das von der passiven Vermeidung (Nichtaufsuchen einer Situation) über die zeitliche Segmentierung (z. B. beim Aufzugfahren Stockwerke herunter zählen, beim Zugfahren Aushalten bis zur nächsten Station) bis hin zu verstecktem Vermeidungsverhalten (gedankliche Ablenkung bis zur aktiven Flucht) reicht.
Menschen mit Panikstörung zeigen folgende beispielhaften Verhaltensweisen, um sich von der Angst abzulenken:

- laute Musik hören
- sich kneifen
- ein Gummiband um das Handgelenk schnipsen lassen
- kalte nasse Handtücher aufs Gesicht legen
- den Partner, die Partnerin oder einen Freund bitten, über irgendetwas zu sprechen
- den Fernseher beim Einschlafen laufen lassen
- sich vorstellen, man wäre woanders
- zählen oder Wortspiele spielen

Die Natur der Angst

Angst ist eine Kampf-Flucht-Reaktion. Der Organismus wird mobilisiert und auf Kampf oder Flucht vorbereitet. Die Angstreaktion, die auf den beschriebenen Ebenen abläuft, soll uns also vor Gefahr schützen. Dazu muss der Organismus die Energie bereitstellen und bereitet sich somit auf Aktivität vor. Dies verläuft automatisch über einen Teil des Nervensystems, den wir »autonomes Nervensystem« nennen. Wird diese Energiebereitstellung aktiviert, geschieht in sehr kurzer Zeit eine große Anzahl »körperlicher Ereignisse« – wir bemerken das an verschiedenen Veränderungen, die wir auf der körperlichen Ebene empfinden. Wichtige körperliche Veränderungen und ihre Bedeutung sind im Folgenden aufgeführt.

Herz-Kreislauf-System

Symptom: Erhöhung Herzfrequenz und stärkerer Herzschlag. Bedeutung: Transport von Sauerstoff und Glukose in Gewebe und Muskulatur.

Symptom: Schwindel, Benommenheit, Schweißausbrüche, Taubheitsgefühle, Übelkeit. Bedeutung: Blutumverteilung durch gefäßmotorische Veränderungen. Die Erweiterung der Gefäße in den großen Muskeln der Arme und Beine führt zu den umgangssprachlichen »weichen Knie«. Körperliche Strapazen (langes Stehen), starke Schmerzen, Unterzuckerung, schwüles oder extrem heißes Klima, Medikamenten-, Drogen- oder Alkoholkonsum sowie emotionaler Stress können zu Gefäßerweiterungen in den großen Muskeln führen. Die Konsequenz ist eine Blutdruckabsenkung. Als Gegenregulation durch den Sympathikus erhöht sich die Herzfrequenz, um den Kreislauf wieder anzukurbeln. Diese Gegenreaktion bietet Schutz vor einer möglichen Ohnmacht, was von den Betroffenen jedoch genau umgekehrt wahrgenommen wird – sie befürchten, ohnmächtig zu werden.

Menschen in einer solchen Lage stellen oftmals keine Verbindung zwischen ihren Symptomen und den Ereignissen dar und spüren die Symptome nun »völlig ohne Grund«. Die Wahrnehmung dieser Symptome löst dann Angst aus, die sich bis zur Panik aufschaukeln kann.

Muskulatur
Symptom: Zittern, Unruhe, Wärme. Bedeutung: »Vorspannung zum Warmmachen« im Rahmen einer Tonuserhöhung

Atmung
Symptom: »Brustenge«. (Besonders bei gleichzeitiger/chronischer Verspannungen der Brustmuskulatur) Empfinden, nicht genug Luft zu bekommen, »Erstickungsgefühle«. Bedeutung: Mit dem Ziel, die Sauerstoffversorgung zu verbessern, wird die Atmung beschleunigt und vertieft. Wichtig ist, dass auch genügend ausgeatmet wird!

Schweißdrüsen
Symptom: kalter Schweiß. Bedeutung: Vorbereitung der »Kühlsysteme des Körpers« als Schutz vor Überhitzung. Da die äußeren Blutgefäße aufgrund der Verengung weniger Blut führen und somit weniger Wärme an die Haut abgeben, wird der Schweiß als »kalter Schweiß« empfunden.

Weitere körperliche Symptome
Symptom: Schwindel. Bedeutung: Muskuläre Verspannung hat als Folge eine Erhöhung des Muskeltonus im Hals-Wirbel-Bereich. Dadurch wird das Gleichgewichtsorgan im Innenohr irritiert, was Schwindel auslöst. Auch als Folge von falscher Atmung (Seufzeratmung: zu viel CO2 wird abgeatmet) kann Schwindel entstehen.

Symptom: trockener Mund, flaues Gefühl im Magen bis zur Übelkeit, Durchfall. Bedeutung: Die Einschränkung der Verdauungsfähigkeit ist durch die Reduktion der Magensäureproduktion erklärbar. Diese Reduktion führt zu einer verringerten Durchblutung der Magenschleimhaut. Ein Entleerungsimpuls des Magen-Darm-Trakts (»Ballast abwerfen«) ist die Folge.

Symptom: »Unwirklichkeitsgefühle/Derealisation«, »Tunnelblick« durch Verringerung der Tiefenschärfe (ungewohnt) und vermehrten Lichteinfall, erhöhte Geräuschempfindlichkeit. Bedeutung: Mit dem Zweck der maximalen Informationsaufnahme über die Umgebung und die eigene Lage werden die Pupillen erweitert und die Sensibilität des Hörapparates und des Gleichgewichtsorgans gesteigert.

Die Entstehung von Angstanfällen
Angstanfälle haben nicht nur eine Ursache, stattdessen greift ein Zusammenspiel mehrerer Faktoren ineinander. Äußere Einflüsse, physiologische Veränderungen, die mit Angst einhergehen und deren gedankliche Bewertung schaukeln sich zu einem Angstanfall auf. Dieses Modell wird im sogenannten Teufelskreis der Angst (s. folgende Abb.) deutlich.

Mögliche äußere Einflüsse sind beispielsweise Stress, wenig Schlaf und der Konsum von Nikotin, Koffein, Alkohol oder Drogen. Bei manchen Menschen löst die Wahrnehmung ihres eigenen Herzschlags ein Unwohlsein aus, das von Angst begleitet wird. Dies hat zur Folge, dass der Organismus Energie bereitstellt und das Herz tatsächlich schneller schlägt. Die katastrophisierende Bewertung dieses Ereignisses als »Gefahr« führt zu noch größerer Angst, zu einem noch schnelleren Herzschlag, usw. Es entsteht ein Eskalations- oder Aufschaukelungsprozess, der als (Teufels-)Kreis modellhaft dargestellt wird. Man kann an jeder Stelle in diesen Teufelskreis einsteigen.

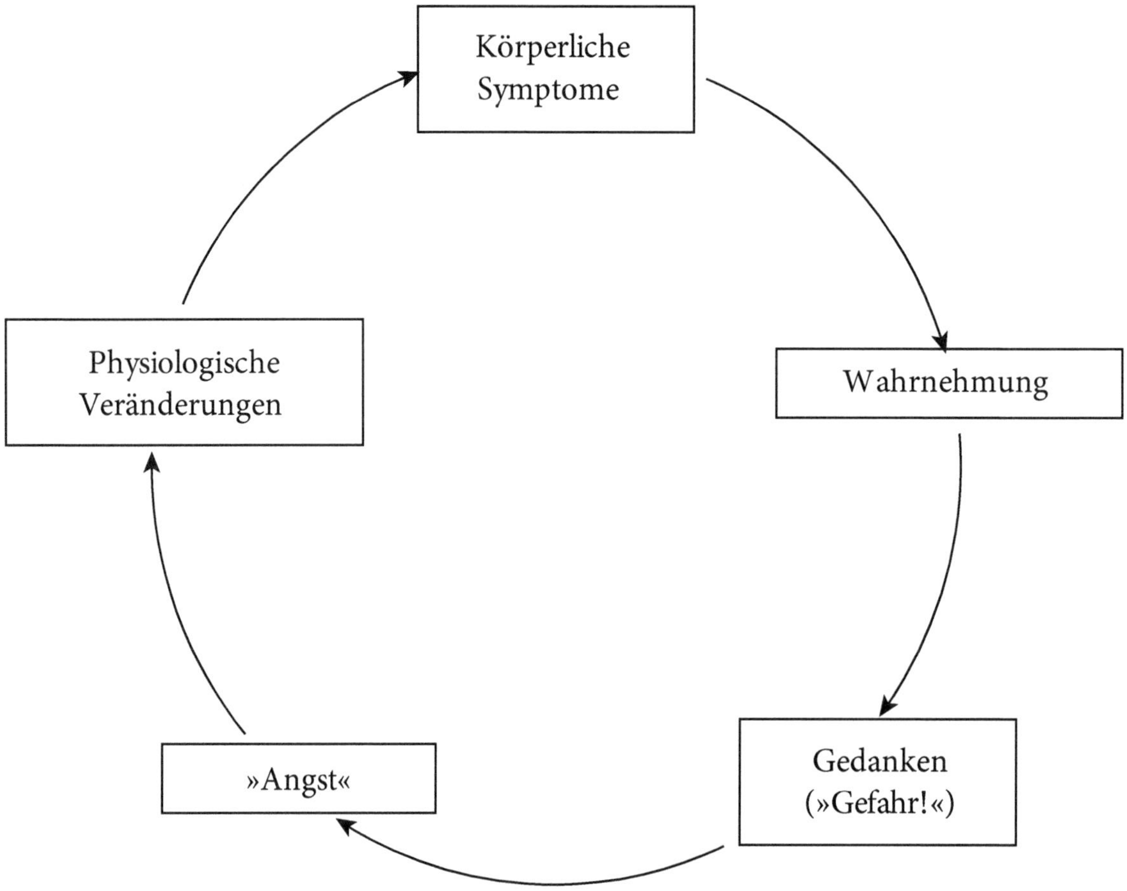

Teufelskreis der Angst

Die Entstehung von Angststörungen

Bei der Entstehung von Angststörungen spielen biologische und lerngeschichtliche Faktoren ebenso eine Rolle wie kritische Lebensereignisse oder Krisen. Diese Faktoren werden in sogenannten Vulnerabilitäts-Stress-Modellen vereint. Vulnerabilität bedeutet »Sensibilität« oder »Verletzlichkeit« und besagt, dass manche Menschen aufgrund biologischer Faktoren oder lerngeschichtlicher Erfahrungen eher anfällig für eine Erkrankung sind. Kommt zu dieser Vulnerabilität akuter oder chronischer Stress oder andere belastende Lebenssituationen (Krisen), kann eine Störung entstehen.

Manche Menschen sind beispielsweise sehr stressempfindlich, sie haben ein besonders leicht reizbares vegetatives Nervensystem. Eine Angstreaktion kann bei diesen Menschen deshalb leicht ausgelöst werden und zwar so stark, dass sie als Panikattacke erlebt wird und dem Betroffenen sehr bedrohlich erscheint. Wenn dies in kurzer Zeit mehrmals hintereinander geschieht, kann daraus eine Angsterkrankung entstehen.

Manche Menschen lernen schon in der Kindheit auf das Urteil anderer zu achten, sie lernen, dass es sehr wichtig ist, auf andere Menschen einen guten Eindruck zu machen. Einige müssen früh Verantwortung übernehmen, die sie eigentlich überfordert und beginnen, sich um alles Mögliche Sorgen zu machen. Erleben diese Menschen nun auch noch für sie schwierige Lebenssituationen oder Krisen (Stress), kann eine Angststörung (Soziale Phobie oder Generalisierte Angststörung) ausgelöst werden.

Modell zur Aufrechterhaltung von Angststörungen

Im Zentrum des Aufrechterhaltungsmodells steht das Vermeidungs- und Sicherheitsverhalten. Das Vermeidungsverhalten wird zweifach negativ verstärkt. Zum einen erleben die Betroffenen keine unangenehmen Emotionen und körperlichen Symptome, die mit der Angst verbunden sind (emotionale Wirkung), zum anderen bleibt die erwartete/befürchtete Konsequenz aus (kognitive Wirkung). Beim Sicherheitsverhalten reduzieren (mitgeführte) Sicherheitssignale die Angst (emotionale Wirkung) und verändern ebenfalls die befürchteten Konsequenzen (ich kann ja noch den Notarzt anrufen, wenn es zu schlimm wird). Beide Folgen des Vermeidungs- und Sicherheitsverhaltens implizieren weitere mittelbare Konsequenzen: Durch die emotionale Wirkung von Vermeidungsverhalten wird die angstauslösende Wirkung von Reizen ebenso wenig korrigiert wie die fehlerhaften Annahmen der Betroffenen. Die gleichen Folgen hat die kognitive Wirkung des Vermeidungsverhaltens. Die Reize behalten ihre angstauslösende Wirkung, die Annahmen der Patienten können nicht widerlegt werden.

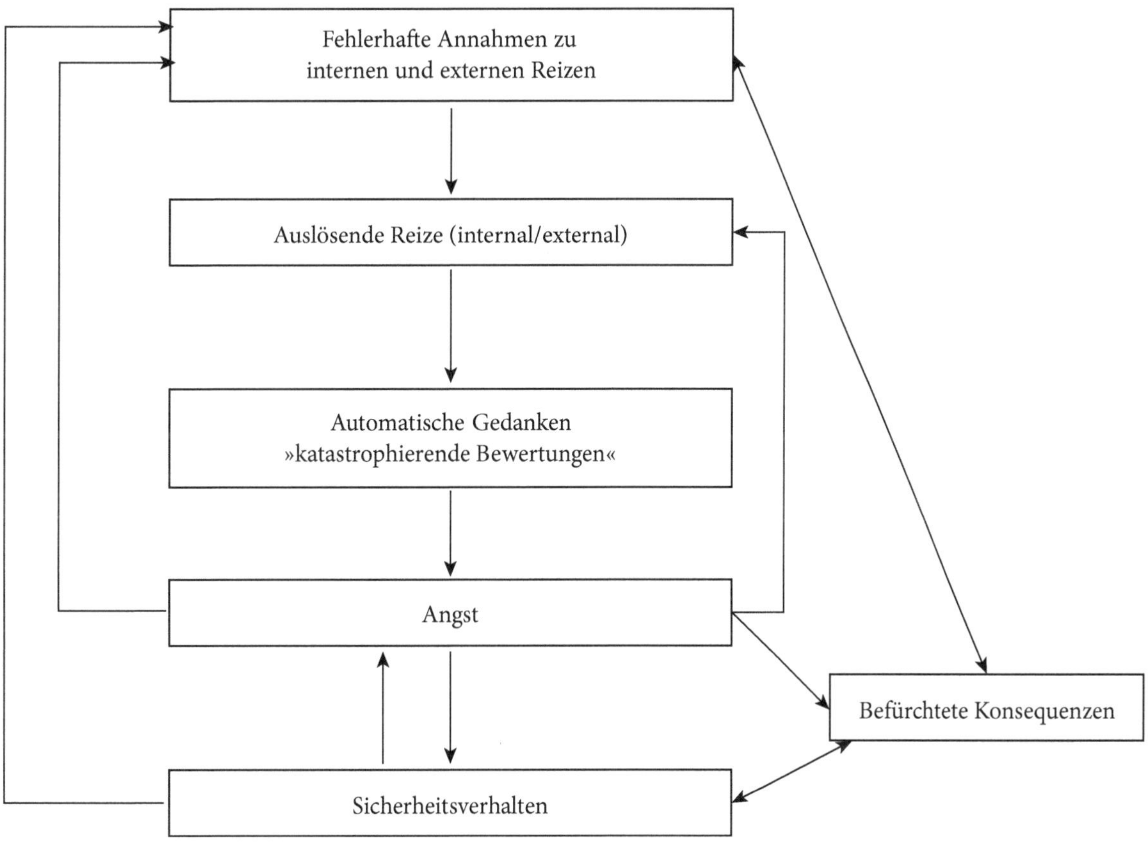

Die Aufrechterhaltung von Panikstörungen

P

Das Modell zur Aufrechterhaltung von Panikstörungen zeigt die spezifischen Besonderheiten des Vermeidungsverhaltens auf.

Kern des Modells ist der Aufschaukelungsprozess eines Panikanfalls und die aufrechterhaltenden Vermeidungsstrategien: beruhigendes Verhalten, Herzschlag beobachten, Symptome kontrollieren, Ablenken.

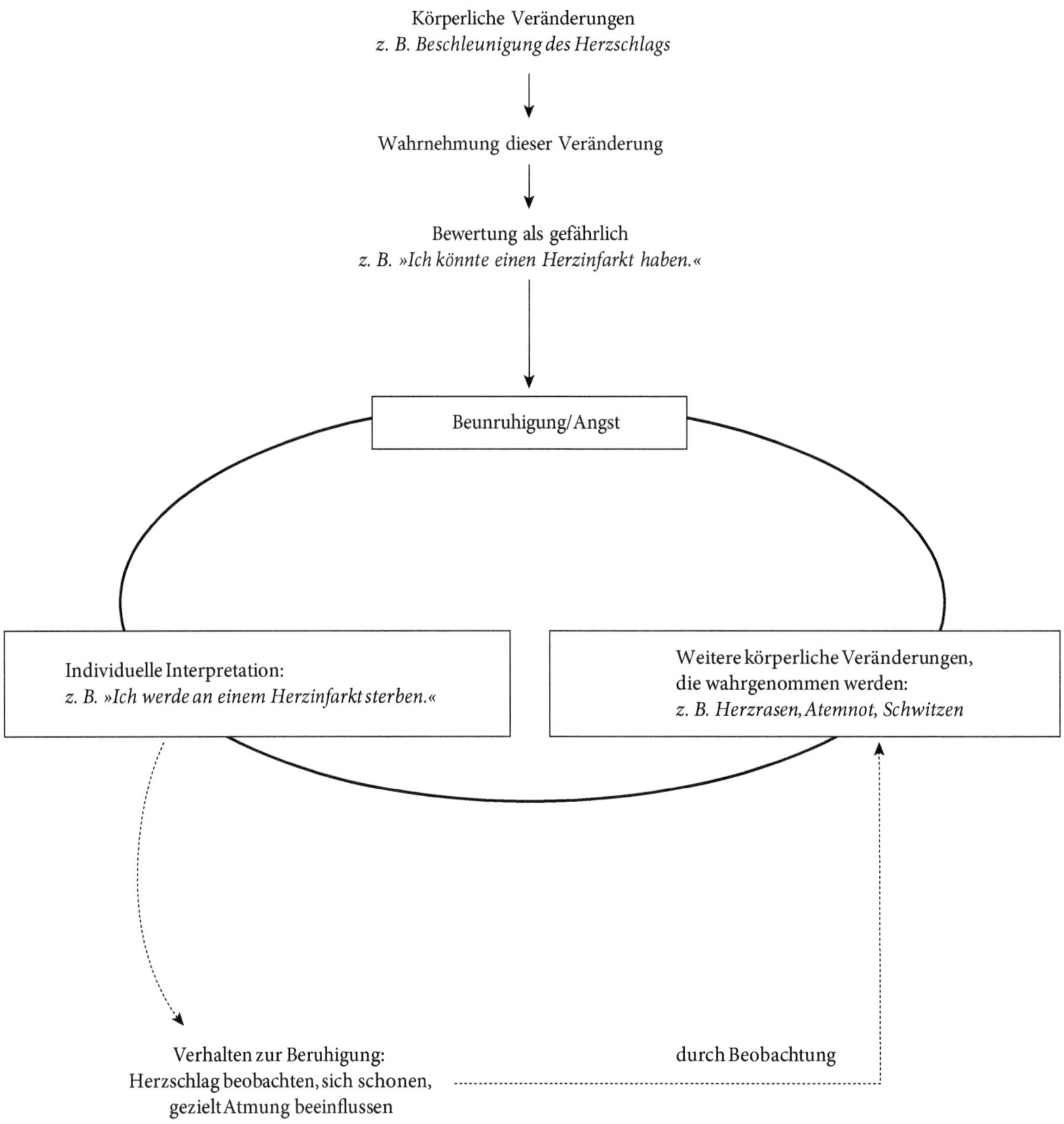
Körperliche Veränderungen
z. B. Beschleunigung des Herzschlags
Wahrnehmung dieser Veränderung
Bewertung als gefährlich
z. B. »Ich könnte einen Herzinfarkt haben.«
Beunruhigung/Angst
Individuelle Interpretation:
z. B. »Ich werde an einem Herzinfarkt sterben.«
Weitere körperliche Veränderungen, die wahrgenommen werden:
z. B. Herzrasen, Atemnot, Schwitzen
Verhalten zur Beruhigung: Herzschlag beobachten, sich schonen, gezielt Atmung beeinflussen
durch Beobachtung

Modell zur Aufrechterhaltung von Panikstörungen

INFO 26 **Die Aufrechterhaltung der Agoraphobie** **P**

Das Modell zur Aufrechterhaltung der Agoraphobie zeigt die spezifischen Besonderheiten des Vermeidungsverhaltens auf.

Im Rahmen der Agoraphobie lernt der Betroffene, dass scheinbar nur eine aktive Strategie (die Flucht bzw. das Verlassen der Situation) der Angst entgegenwirken kann. Das Erleben der Angst wird als Gefahr und Bedrohung bewertet.

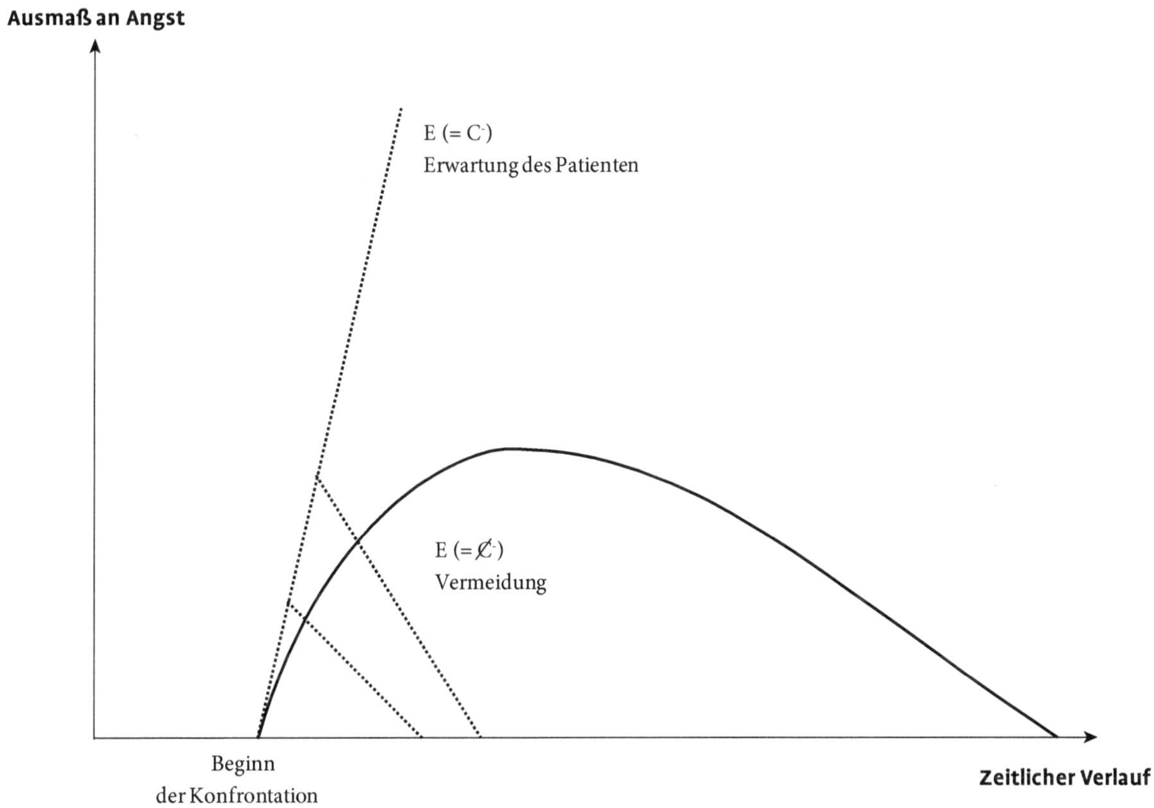

Modell der Aufrechterhaltung der Agoraphobie: Angstverlaufskurve

INFO 27 Die Aufrechterhaltung der Sozialen Phobie

Das Modell zur Aufrechterhaltung der Sozialen Phobie zeigt die spezifischen Besonderheiten des Vermeidungsverhaltens auf.

Das Modell betont die Bedeutung der Sicherheitssignale und des Sicherheitsverhaltens sowie die Rolle der Aufmerksamkeitsrichtung. Betroffene nehmen sich als Objekt des sozialen Prozesses wahr, das heißt ihre Aufmerksamkeit ist darauf gerichtet, was andere Personen möglicherweise von ihnen denken.

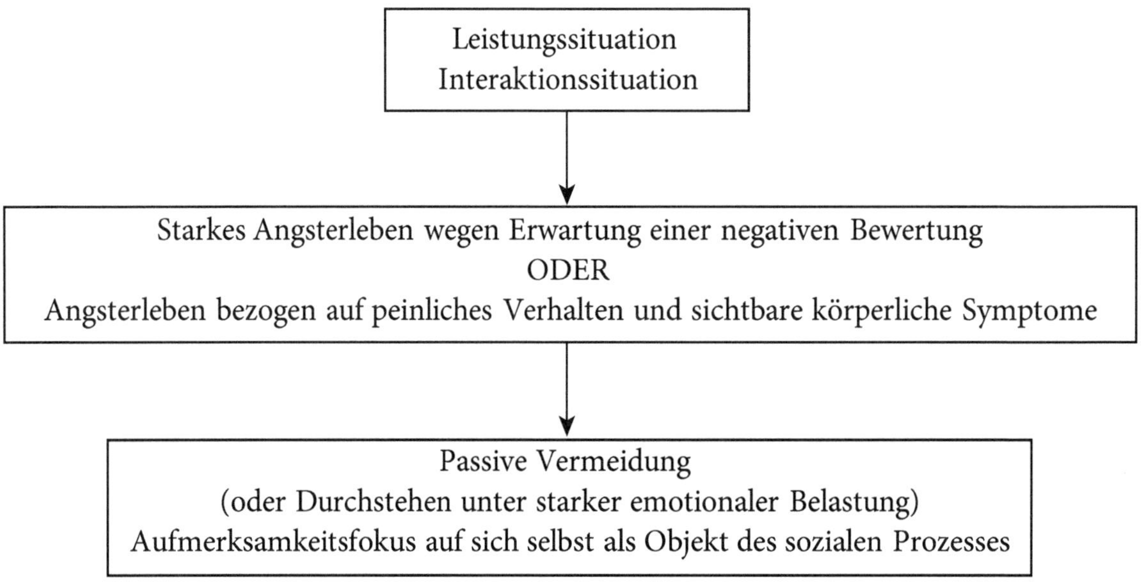

Modell zur Aufrechterhaltung der Sozialen Phobie

INFO 28 Die Aufrechterhaltung der Generalisierten Angststörung

Das Modell zur Aufrechterhaltung der Generalisierten Angststörung zeigt die spezifischen Besonderheiten des Vermeidungsverhaltens auf.

Das Modell stellt die verschiedenen, im offenen Verhalten sichtbaren Vermeidungsstrategien sowie die mit den Sorgen und den Vermeidungsstrategien einhergehenden, kognitiven Veränderungen dar.

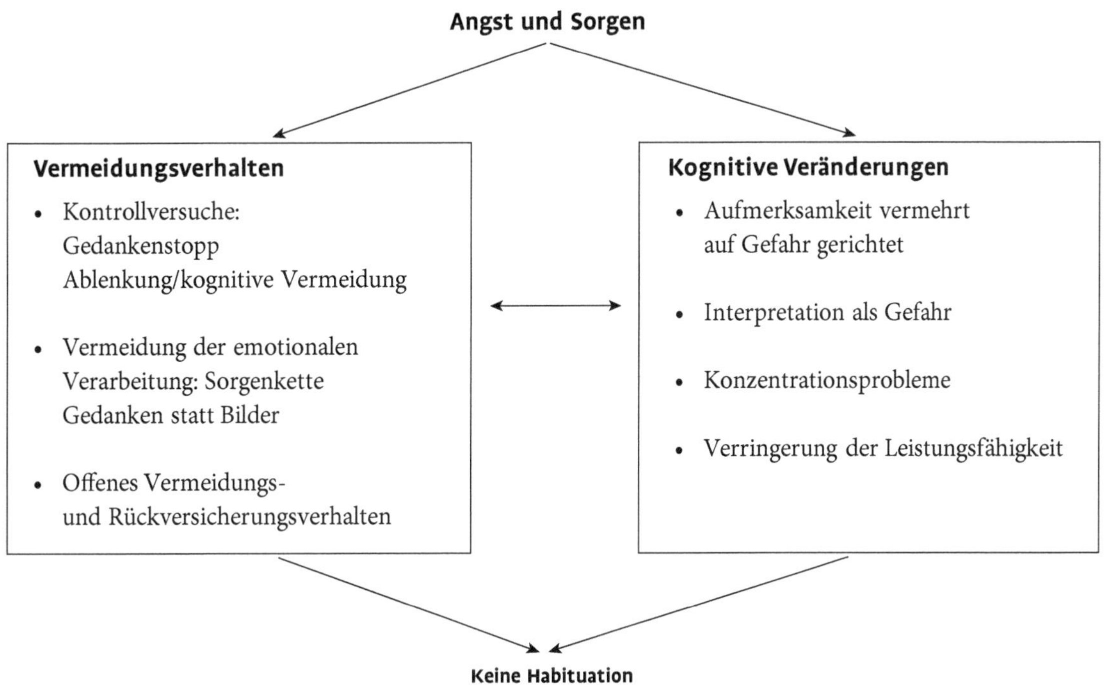

Modell zur Aufrechterhaltung der Generalisierten Angststörung

INFO 29 Körperliche Symptome bei Angststörungen im Überblick

P

Auf diesem Informationsblatt finden Sie eine Zusammenfassung der einzelnen körperlichen Symptome bei Angststörungen und ihre tatsächliche Bedeutung.

Herzklopfen und Herzrasen	Aktivierung des Körpers, Verstärkung des Blutflusses, Erhöhung des Sauerstofftransports, stärkere Durchblutung der Extremitäten
Schnelles Atmen und Atemnot	Um mehr Sauerstoff zu transportieren, beschleunigt sich die Atmung. Ist zu viel Sauerstoff im Blut, kann es zu einer Überreaktion kommen.
Schwindel, Gefühl des Unwirklich-Seins	Blut wird vor allem in die Extremitäten transportiert (zur Flucht). Dies kann zu einem kurzzeitigen Blutmangel im Kopf führen, der gänzlich ungefährlich, aber mit Symptomen verbunden ist.
Zittern	Grund ist eine hohe Muskelanspannung, die nicht anders abgeführt werden kann.
Schwitzen	Schweiß soll den Körper abkühlen und vor Überhitzung schützen.
Trockener Mund und Rachen	Dient zur Verhinderung, etwas unabsichtlich zu schlucken.
Übelkeit und Magen-Darm-Probleme	Energie, die eigentlich zur Verdauung zur Verfügung steht, wird zur Aktivierung des Fluchtverhaltens genutzt.

Zwangsstörungen werden in der Öffentlichkeit immer wieder mit etwas Bizarrem, Ungewöhnlichem in Zusammenhang gebracht. Dabei kennen wir alle Formen von leichtem zwanghaftem Verhalten oder Gedanken: Das Radio dudelt ein Lied, das uns danach nicht mehr aus dem Kopf gehen will oder wir zählen von zehn bis null rückwärts, wenn wir in einem Aufzug stehen. Hierbei handelt es sich um Gedanken oder Rituale, die bei vielen Menschen vorkommen und sie nicht oder kaum behindern. Die Zwangserkrankung dagegen ist eine psychische Störung, die eine starke Einschränkung im Leben der Betroffenen darstellt. Von einer Zwangserkrankung sprechen wir, wenn

- die Betroffenen stark unter ihrem Verhalten leiden,
- sie in ihrem Alltag stark beeinträchtigt sind,
- sie sehr viel Zeit und Energie durch dieses Verhalten verlieren,
- sie ihr Verhalten als sinnlos und unbeeinflussbar ansehen.

Betroffene wissen oft nicht, dass es sich bei ihren Zwängen um eine psychische Störung handelt. Es kann bis zu 10 Jahre dauern, bis therapeutische Hilfe in Anspruch genommen wird. Neben Depressionen, Angststörungen und Süchten sind Zwänge die vierthäufigste psychische Erkrankung. Zwangsstörungen sind durch wiederkehrende Zwangsgedanken und/oder Zwangshandlungen gekennzeichnet, die rituellen Charakter annehmen können. Es wird unterschieden zwischen Zwangsgedanken und Zwangshandlungen.

Zwangsgedanken

Zwangsgedanken sind Ideen, Vorstellungen oder Impulse, die sich aufdrängen, wiederholen, quälend sind und nicht durch Willensanstrengung beeinflusst werden können. Sie werden von den Betroffenen als unangemessen und sinnlos erlebt.

Die Inhalte der Zwangsgedanken sind meistens angstvolle Gedanken und Überzeugungen, wie beispielsweise sich selbst oder jemand anderem Schaden zuzufügen, Dinge auszusprechen, die man nicht aussprechen will (z. B. Obszönitäten) oder für ein Unheil (Krankheit, Epidemie, Unfall) verantwortlich zu sein.

Zwangshandlungen

Zwangshandlungen sind Handlungsstereotypien, die ständig wiederholt werden müssen. Typische Beispiele sind der Waschzwang, Kontrollzwang, magisches Denken und der Ordnungszwang. Zwangshandlungen bestehen oft aus Kontroll- oder Reinigungshandlungen. Zwangsstörungen können so stark ausgeprägt sein, dass eine normale Lebensführung unmöglich ist. Dies kann so weit gehen, dass bestimmte Räume innerhalb der Wohnung nicht mehr betreten werden können, Orte und Situationen nicht mehr aufgesucht werden können und schließlich die eigene Wohnung nicht mehr verlassen wird. Oftmals fürchten sich die Patienten davor, die Rituale nicht durchzuführen oder die Kontrolle zu unterlassen. Es kommt zu starker Angst, begleitet von sehr unangenehmen körperlichen Symptomen. Dies ist jedoch nicht bei allen Patienten der Fall. Manche Betroffene verspüren keine Angst, wenn sie ihrem Ritual nicht nachgehen können, sondern eine Mischung aus innerer Unruhe, Ekel und Unwohlsein.

Die Aufrechterhaltung von Zwangsstörungen

Die folgende Abbildung zeigt den Teufelskreis der Zwangsstörung und erklärt die Aufrechterhaltung der Störung durch Vermeidung (im Rahmen der Zwangsstörung wird eher die Bezeichnung »neutralisieren« gewählt).

Gedanke:
Ich könnte jemanden verletzen.

Bewertung des Gedankens:
Negative Bewertung, der Gedanke wird »abgelehnt«:
»Aber wieso denke ich so etwas, ich will doch keinem etwas Böses?«
Es kommt zu einer vermehrten Beschäftigung mit dem Gedanken.

Vermehrter Widerstand:
»Ich will das nicht denken«,
Versuch, den Gedanken »loszuwerden«

Unangenehme Gefühle:
Angst, innere Unruhe, Anspannung, Nervosität, Discomfort, Herzrasen, Schweiß, Atemnot

Vermeiden, Neutralisieren:
Rituale, Kontrolle, Waschen, etc.
gedankliches Neutralisieren (Zählen, …)

Reduktion von Unruhe und Angst:
gelingt nur kurzfristig

Gedanke ist unerledigt, nicht zu Ende gebracht

Wiederholte Beschäftigung und Bewertungen:
»Wieso muss ich immer wieder daran denken, wenn ich es doch gar nicht will? Heißt das, ich will es doch?«
Unsicherheit

Verschlimmerung der Angst, Unruhe:
Vorstellungen oder unangenehme Gefühle treten erneut und verstärkt auf, Widerstand gelingt nicht

Verstärktes Auftreten der Gedanken

Modell zur Aufrechterhaltung von Zwangsstörungen

In der heutigen Gesellschaft spielt das Thema Ernährung eine wichtige Rolle. Wir informieren uns darüber, wie viel wir essen sollen, was gesunde Ernährung bedeutet und wissen immer mehr um die Bedeutung der Ernährung für unser Wohlbefinden. Auch der Körper und die Figur sind ein gesellschaftlich wichtiges Thema. Erschreckend dünne Models gehen bei Modenschauen über den Laufsteg, Sportler »machen Gewicht«, um Erfolg zu haben – gleichzeitig beklagen wir immer mehr übergewichtige Kinder und Jugendliche. Vor diesem Hintergrund eines gesellschaftlichen Schlankheitsideals und der engen Verbindung von Leistung, Ernährung und Wohlbefinden betrachten wir die psychogenen Essstörungen.

Anorexia nervosa

Symptome. Ein wichtiges Symptom der Anorexia nervosa ist der Versuch, möglichst viel abzunehmen oder die Weigerung, Normalgewicht zu erreichen. Wenn eine Person deutlich weniger wiegt (ca. 15 %) als für das jeweilige Lebensalter und für die Körpergröße zu erwarten wäre, ist dies ein wichtiges Indiz für das Vorliegen einer Magersucht.

Die Betroffenen möchten auf keinen Fall zunehmen, sondern sind bestrebt, immer weiter abzunehmen. Neben dem Untergewicht sind deutliche Veränderungen im alltäglichen Essverhalten ein weiteres Symptom dieser Essstörung: Das Essverhalten wird stark kontrolliert. Bestimmte, meist fetthaltige oder kalorienreiche Lebensmittel werden vermieden, weiterhin versuchen die Betroffenen ihre Nahrungsaufnahme möglichst weit einzuschränken, indem beispielweise Mahlzeiten weggelassen oder nur teilweise gegessen werden. Oft berechnen Betroffene bei allen Mahlzeiten die Kalorien und Nährstoffzusammensetzung. Ein Großteil des Lebens dreht sich nur noch um die Beschäftigung mit dem Essen bzw. der Vermeidung von Essen. Es entstehen Listen mit »verbotenen Lebensmitteln«, sie zu essen löst eine panische Angst vor Gewichtszunahme aus.

Ein weiteres Symptom der Anorexia nervosa ist die Störung der Körperwahrnehmung. Betroffene haben ein verzerrtes Bild ihres eigenen Körpers abgespeichert. Sie nehmen einzelne Körperteile und ihren Körper als Ganzes als zu dick war; sehen Fettpolster, wo keine sind und finden sich hässlich. Mit der Magersucht gehen auch weitreichende und zum Teil gefährliche körperliche Veränderungen einher.

Gefahren. Im Rahmen des starken Untergewichts kann es zu lebensbedrohlichen Zuständen kommen. Durch das Hungern reagiert der Stoffwechsel des Körpers, so als ob eine tatsächliche »Hungersnot« herrschen würde. Der Körper speichert mehr Kalorien und verbrennt weniger. Es kommt zu zum Teil gravierenden Veränderungen im Wasser- und Elektrolythaushalt. Das Spurenelement Kalium, wichtig für Aufrechterhaltung physiologischer Prozesse in jeder Zelle, wird nicht mehr in ausreichendem Maße produziert, der Hormonhaushalt gerät durcheinander und der weibliche Zyklus bleibt aus. Ebenso kann zu Osteoporose und zu Veränderungen des Blutdrucks (Hyper- oder Hypotonie) und Herzrhythmusstörungen kommen.

Entstehung. Vorausgehende Faktoren sind die folgenden:

- Unzufriedenheit mit der Lebenssituation und der eigenen Person (globale Sicht),
- zwischenmenschliche Probleme,
- Perfektionismus,
- Leistungsorientiertheit.

Auslösende Situationen können kritische Lebenssituationen sein, wie zum Beispiel der Übergang von der Schule in den Beruf oder das Studium, das Ende einer Paarbeziehung oder gravierende Veränderungen innerhalb des Familiensystems (Trennung der Eltern, Krankheit eines Familienmitglieds). Ebenso können zwischenmenschliche Probleme und Misserfolgserlebnisse Auslöser darstellen.

Aufrechterhaltung. Als Reaktion auf die auslösenden Lebenssituationen beginnen die Betroffenen mit einer Diät und erleben wiedererlangte Kontrolle. Die folgende Abbildung zeigt mit dem Teufelskreis der Essstörung, wie die Störung durch die Veränderung der Körperwahrnehmung und weitere Diäten aufrechterhalten wird.

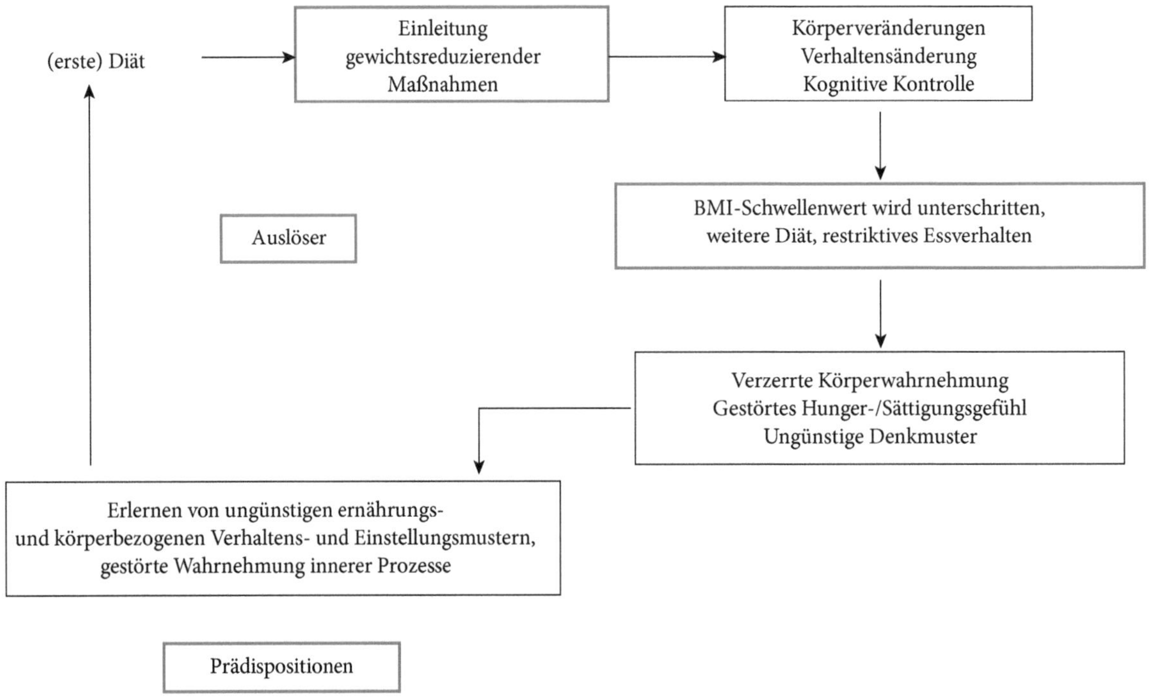

Modell zur Aufrechterhaltung der Essstörung Anorexia nervosa

Bulimia nervosa

Symptome. Die Bulimia nervosa ist durch mindestens zweimal pro Woche auftretende Heißhungeranfälle gekennzeichnet, die als so unkontrollierbar erlebt werden, dass sie zu Essattacken führen, bei denen bis zu 15.000 kcal (durchschnittlich 4.000 kcal) verschlungen werden. Weiterhin unternehmen die Betroffenen Gegenmaßnahmen (Erbrechen, Abführmittel, Diuretika, exzessiver Sport), um einer Gewichtszunahme entgegenzuwirken. Bei den Betroffenen besteht eine extreme Besorgnis um das Gewicht bzw. die Figur.

Gewicht und Aussehen sind von zentraler Bedeutung für das Selbstwertgefühl und die Selbstsicherheit. Die Konfrontation mit Essen, bestimmten Lebensmitteln, dem Körpergewicht oder der Figur geht mit starken emotionalen und körperlich spürbaren Stressreaktionen einher. Bei einigen Betroffenen kann es zu Panikanfällen kommen. Diese Angst wird von ihnen als bedrohlich erlebt und die einzige Möglichkeit, die Gefahr abzuwenden, besteht in der ständigen Kontrolle des Essverhaltens, um Gewicht abzunehmen. Dadurch erhält das Essen im Leben eine immer größere Bedeutung und übernimmt auch psychische Funktionen: Es lenkt ab, beruhigt oder entspannt, es dient zur Gefühlsregulation der Betroffenen.

Wie bei der Anorexie gibt es auch bei der Bulimie verbotene Lebensmittel und eine Störung der Körperwahrnehmung der Betroffenen.

Gefahren. Symptome, die sich zu Gefahren entwickeln können, sind die körperlichen Veränderungen. Sieht man die Anorexia nervosa durch das stark reduzierte Gewicht im Erscheinungsbild der Betroffenen, so bleibt die bulimische Essstörung in der äußeren Erscheinung der Betroffenen eher verborgen. Durch das restriktive Essverhalten (Diät halten, hungern, nur oder weitgehend fettfreie niederkalorische Nahrungsmittel zu sich nehmen) und durch die Heißhungerattacken mit anschließenden Gegenmaßnahmen verändert sich der Stoffwechsel. Der Körper verbrennt weniger Kalorien und speichert dafür mehr – er arbeitet gewissermaßen »auf Sparflamme«. Der Wasser- und Elektrolythaushalt des Körpers verändert sich, wichtige Spurenelemente wie Kalium stehen nicht mehr ausreichend zur Verfügung. Es können Herzrhythmusstörungen, Nierenfunktionsstörungen, Hautveränderungen und Änderungen des Hormonhaushalts auftreten. Oftmals bleibt bei betroffenen Frauen die Menstruation aus. Eine Folge des unregelmäßigen Essens und der Heißhungerattacken ist eine Störung des Hunger-Sattheits-Gefühls: Die Betroffenen bemerken nicht mehr, ob sie hungrig oder satt sind. Weitere Folgen sind die Vergrößerungen der Ohrspeicheldrüsen und die damit verbundenen Veränderungen in der Gesichtsform (»Hamsterbäckchen«) sowie Verletzungen und Entzündungen der Speiseröhre und des Mundinnenraumes.

Entstehung. Folgende Risikofaktoren sind bekannt:

- familiäre Disposition, gestörte Familiensysteme,
- Diät/Fasten, wiederholte Diäten,
- erlernte Kontrolle des Essverhaltens,
- Mangel an Selbstwertgefühl,
- gesellschaftliche Idealbilder.

Auslösende Situationen können kritische Lebenssituationen sein, wie zum Beispiel der Übergang von der Schule in den Beruf oder das Studium, das Ende einer Paarbeziehung oder gravierende Veränderungen innerhalb des Familiensystems (Trennung der Eltern, Krankheit eines Familienmitglieds). Ebenso können zwischenmenschliche Probleme und Misserfolgserlebnisse Auslöser darstellen.

Aufrechterhaltung. Bei der Aufrechterhaltung der Störung spielt der durch Mangelernährung bzw. restriktives Essverhalten entstandene Körperzustand eine große Rolle. Wie ein Verdurstender in der Wüste reagiert der Körper auf plötzlich verfügbare Nahrung. Es entstehen Heißhungeranfälle, gefolgt von Gegenmaßnahmen. Die folgende Abbildung zeigt den Teufelskreis der bulimischen Essstörung.

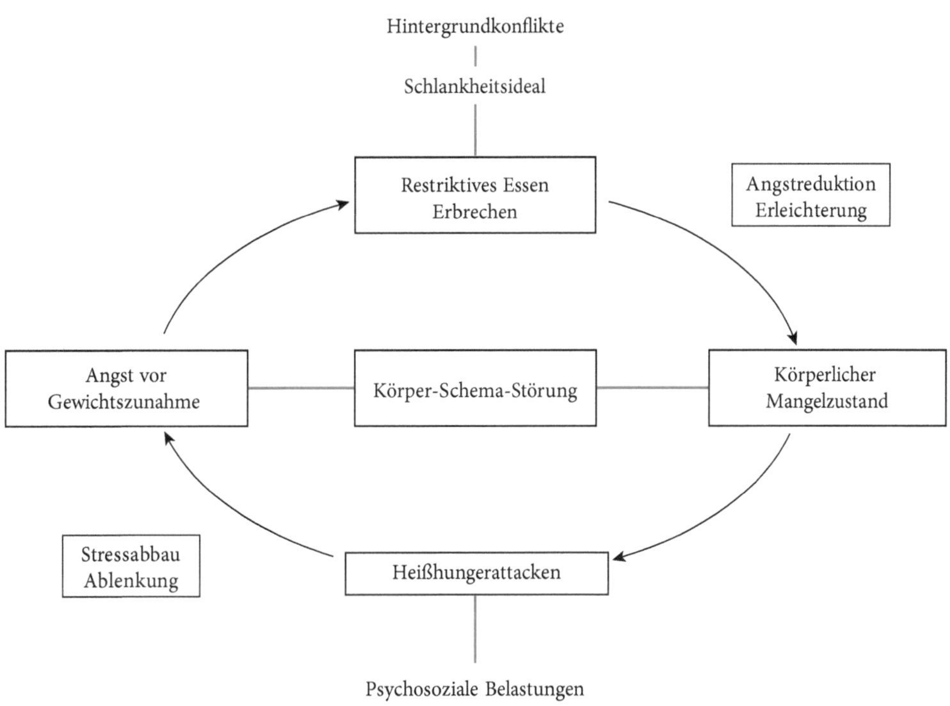

Modell zur Aufrechterhaltung der Essstörung Bulimia nervosa

Nicht wenige Menschen (ca. 50 %) erleben mindestens einmal in ihrem Leben ein extrem belastendes Ereignis oder eine Situation außergewöhnlicher Bedrohung. Diese Erlebnisse werden als Trauma bezeichnet. Situationen, von denen eine außergewöhnliche Bedrohung ausgeht oder katastrophenartige Situationen, die kurz oder langanhaltend sind, rufen bei fast jedem Menschen eine tiefe Verzweiflung hervor. Dazu gehören Unfälle und Gewalterfahrungen (Überfall, Vergewaltigung, Misshandlung oder deren Versuch), aber auch Entführungen, Naturkatastrophen oder Kriegsteilnahme. Hat eine Person ein solches Ereignis erlebt oder beobachtet, in der das Leben oder die körperliche Unversehrtheit von ihr selbst oder anderen bedroht war, reagieren die Betroffenen dabei mit intensiver Furcht, Hilflosigkeit oder Entsetzen. Diese Erfahrungen sind so ungewöhnlich und belastend, dass die meisten Menschen damit überfordert sind, sie richtig zu verarbeiten. Fast alle Menschen, die ein traumatisches Ereignis erlebt haben, zeigen zunächst eine starke akute Belastungsreaktion. Dies ist eine normale Reaktion. Ein Teil der Betroffenen, ca. 20 Prozent, entwickelt in der Folge eine Posttraumatische Belastungsstörung (PTBS).

Symptome

Die Symptome dieser Störung sind unter anderen das ständige Wiedererleben des Traumas in Form von Bildern, Vorstellungen oder Albträumen. Ebenso berichten die Betroffenen über Hilflosigkeit und Interessensverlust; sie zeigen also ähnliche Symptome wie bei einer depressiven Störung. Aber auch Angst und Überbesorgtheit können Symptome einer PTBS sein. Patienten berichten von Angstanfällen, es gibt Betroffene, die das Haus nicht mehr verlassen, weil sie sich nicht sicher fühlen. Auch körperliche Symptome wie Schmerzen in verschiedenen Bereichen, Magen-/Darmprobleme, Schlafstörungen, Appetitstörungen, Herzrasen, Schwitzen, Schreckhaftigkeit werden von PTBS-Patienten berichtet. Folgende Symptome sind typisch für eine Posttraumatische Belastungsstörung:

- das ständige *Erinnern* oder *Wiedererleben* des traumatischen Ereignisses in Gedächtnis, Tagträumen oder Träumen. Die Betroffenen erleben dies so, als befänden sie sich wieder unmittelbar in der traumatischen Situation (sogenannte Flash-Back-Erlebnisse),
- das *Vermeiden von Aktivitäten* und/oder Situationen, die mit dem Trauma verbunden sind oder daran erinnern,
- oftmals Gleichgültigkeit gegenüber anderen, das wiederkehrende Gefühl, nichts zu spüren, wie betäubt zu sein,
- Aufmerksamkeits- und Konzentrationsstörungen, Schreckhaftigkeit, Schlafstörungen, Reizbarkeit, Panikattacken.

Trauma-Typen

Es werden zwei sogenannte Trauma-Typen unterschieden:

- Typ I: meist einmaliges, plötzliches, unkontrollierbares, oft mit Todesangst erlebtes Ereignis im Erwachsenenalter
- Typ II: wiederholte, verschiedene Einzelereignisse, Verlauf nicht vorhersehbar, längere Dauer, meist Beginn im Kindesalter

Entstehung

Die Entstehung der Posttraumatischen Belastungsstörung hängt von mehreren Faktoren ab. Die PTBS entsteht nicht unmittelbar nach dem Trauma, sondern meist mit einem Zeitabstand von Wochen und Monaten. Betroffene schätzen die Welt nach dem Trauma als prinzipiell gefährlich und unberechenbar ein, sie verlieren das Vertrauen in die Welt als sicheren Ort. Als Folge wird das Geschehene nicht mehr als vergangenes Ereignis eingeordnet, sondern ständig »wiedererlebt«.

Ein weiterer Faktor scheint das bruchstückhafte und ungeordnete Abspeichern des Traumas im Gedächtnis zu sein. Das traumatische Ereignis wird nicht sinnvoll mit anderen Gedächtnisinhalten verbunden, stattdessen kommt es zu sich aufdrängendem »Wiedererleben« von Bruchstücken des Traumas (Intrusionen). Diese können die gleichen Eindrücke und Körperempfindungen auslösen, die während des Traumas erlebt wurden. Aus nachvollziehbaren Gründen neigen Betroffene dazu, die mit dem traumatischen Ereignis verbundenen Orte, Personen oder Gegenstände zu meiden. Sie beginnen sich zu isolieren, trauen sich immer weniger zu und machen immer wieder die Erfahrung, hilflos zu sein. Die für eine Verarbeitung des Traumas notwenige Umstrukturierung des Gedächtnisses wird dadurch blockiert und der Handlungsspielraum des Betroffenen eingeengt.

Faktoren, die bei Entstehung einer PTBS beteiligt sein können, sind:

- die psychische Verfassung der Betroffenen vor dem Trauma,
- die vom Betroffenen wahrgenommene Unterstützung durch die Umwelt in der Zeit nach dem traumatischen Ereignis,
- die vom Betroffenen wahrgenommene Lebensgefahr und die Stärke der emotionalen Reaktion während des Traumas.

Aufrechterhaltung

Die Symptome der Posttraumatischen Belastungsstörung werden in erster Linie durch Vermeidung aufrechterhalten. Wie schon angemerkt, werden Orte, Situationen, aber auch Gedanken und Gefühle, die mit dem Trauma in Verbindung stehen, von den Betroffenen vermieden. Im Gedächtnis ist das traumatische Erlebnis in Rohform, also unverarbeitet, abgespeichert. Dadurch wird das Ereignis besonders leicht durch »passende« Reize abgerufen und erscheint, als ob es im Hier und Jetzt stattfindet. Dies ruft wiederum eine Vermeidungsreaktion bei den Betroffenen hervor, die Angst lässt kurzfristig nach, Erleichterung tritt ein, das Trauma aber bleibt unverarbeitet und damit nicht in der individuellen Biografie integriert. Weitere aufrechterhaltende Faktoren sind:

- Überzeugungen, verletzlich zu sein, Kontrollverlust,
- Übergeneralisierung von Gefahr,
- Verantwortlichkeit für Trauma, Schuld- und Schamgefühle,
- Übermäßige Beschäftigung mit der Ungerechtigkeit und damit verbundener Ärger.

Die beiden folgenden Abbildungen zeigen zwei Aspekte der Aufrechterhaltung der Störung, zum einen die kognitive (gedankliche) Vermeidung und zum anderen die Vermeidung im Verhalten.

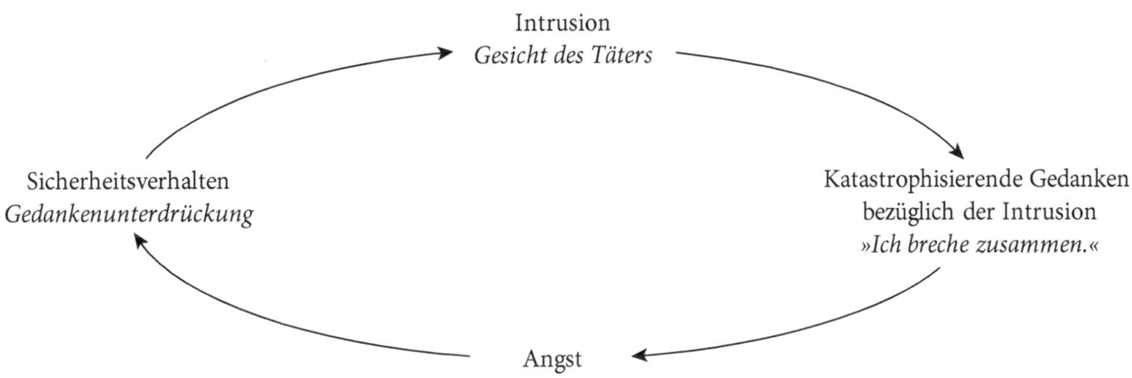

Teufelskreis der kognitiven Vermeidung zur Aufrechterhaltung der PTBS

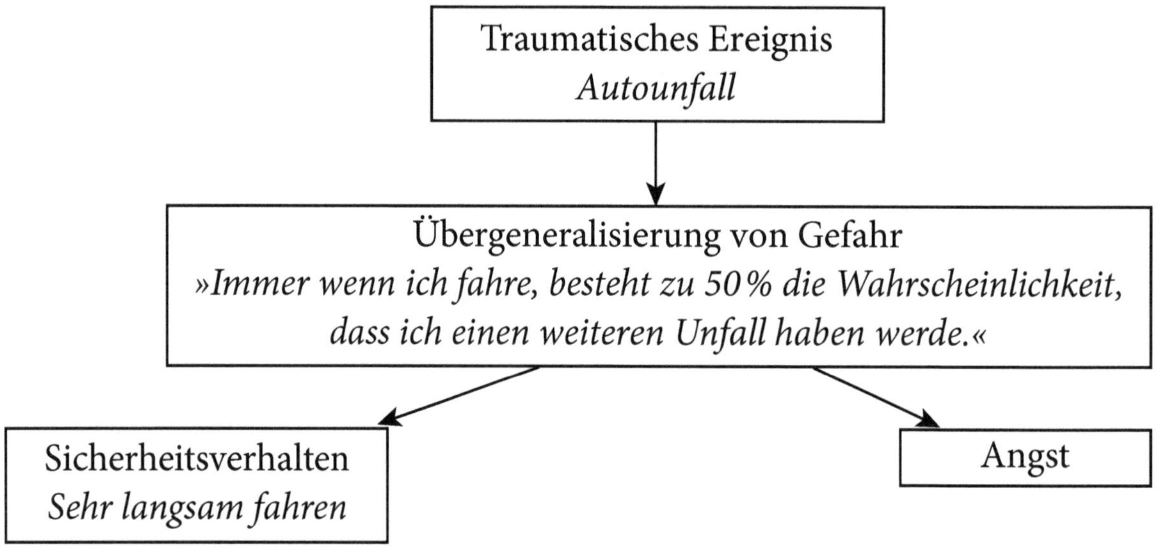

Teufelskreis der Vermeidung im Verhalten zur Aufrechterhaltung der PTBS

Schmerz ist ein unangenehmes Sinnes- und Gefühlserlebnis, das mit aktueller oder potenzieller Schädigung des Körpergewebes verknüpft ist oder mit Begriffen einer solchen Schädigung beschrieben wird. Schmerz hat eine emotionale Komponente, die gleichberechtigt neben der sensorischen Komponente steht. Schmerz ist aber auch eine subjektive Empfindung, der objektivierbare körperliche Entsprechungen im Sinne einer Reizauslösung fehlen können. Die häufigste psychische Störung mit dem Leitsymptom Schmerz ist die anhaltende somatoforme Schmerzstörung, früher auch »psychogenes Schmerzsyndrom« genannt.

Symptome

Im Vordergrund der Störung steht eine schon mindestens sechs Monate lang anhaltende Schmerzsymptomatik (chronischer Schmerz), welche durch einen physiologischen Prozess oder eine körperliche Störung nicht hinreichend erklärt werden kann. Im Rahmen der Störung kommt es zu einer übermäßigen Beschäftigung mit Schmerzen bei fehlenden adäquaten körperlichen Befunden, die den Schmerz oder seine Intensität erklären können. Der Schmerz ist nicht mit der Anatomie des Nervensystems in Übereinstimmung zu bringen und kann nicht durch eine Beeinträchtigung der Organe allein erklärt werden. Auch physiologische Veränderungen, die den Schmerz in seinem Ausmaß erklären können, fehlen (ein psychophysiologischer Mechanismus, beispielsweise eine funktionelle muskuläre Verspannung, darf nach dieser Definition dem Schmerzgeschehen nicht zugrunde liegen). Von einer somatoformen Schmerzstörung wird gesprochen, wenn:

- nozizeptive oder neuropathische Ursachen ausgeschlossen werden können,
- der Beginn der Symptomatik vor dem 35. Lebensjahr liegt,
- die Schilderung von Schmerzmerkmalen recht vage ist,
- über ständig hohe Schmerzintensität ohne freie Intervalle geklagt wird,
- die Lokalisation und Modalität der Schmerzen wechseln.

Entstehung

Bei einigen Schmerzpatienten können Lebensereignisse oder psychische Faktoren mit der Entstehung der Schmerzstörung in Zusammenhang gebracht werden. Dann ist eine klare zeitliche Beziehung zwischen Umgebungsreizen, die mit psychischen Problemen zusammenhängen und dem Erstauftreten oder der Verstärkung der Schmerzen zu beschreiben. So kann zum Beispiel eine Beziehung zwischen einer psychosozialen Belastungssituation (Scheidung, Pflege/Tod eines nahen Angehörigen, Arbeitsplatzverlust) oder einer inneren Konfliktsituation und dem Erstauftreten der Schmerzen nachweisbar sein.

Oftmals liegt der Beginn der Beschwerden vor dem 35. Lebensjahr, häufig schon in Kindheit und Jugend. Viele Betroffene berichten in der Therapie zunächst von einer »glücklichen«, und »unproblematischen« Kindheit. Auch ist ihnen der psychische Aspekt ihrer Schmerzen nicht nachvollziehbar. Sie nehmen sich als körperlich erkrankt oder »beschädigt« wahr und haben nach oftmals jahrelangen Fehldiagnosen Angst, dass sie für Simulanten gehalten werden. Oftmals sind bei den Betroffenen jedoch emotionale Vernachlässigung, körperliche Misshandlung und auch sexuelle Missbrauchserfahrungen in der Vergangenheit zu erkennen. Diese Bereiche sind natürlich angst- und schambesetzt. Als Erwachsene sind die Betroffenen dann wenig selbstbewusst und verfügen über einen gering ausgeprägten Selbstwert; es besteht eine hohe Kränkbarkeit. Warum dies so ist, ist für die Betroffenen gar nicht ersichtlich. Die Zusammenhänge bleiben unklar. Deshalb wird eine psychische Verursachung der Schmerzen meist abgelehnt, sie wird oft gleichgesetzt mit »schuld sein an der Problematik«.

Wie bei vielen anderen psychischen und psychosomatischen Erkrankungen gibt es eine Reihe von Belastungsfaktoren in Kindheit und Jugend für die spätere Entwicklung einer somatoformen Schmerzstörung. So wissen wir, dass der Schmerz sich in 50 Prozent der Fälle nach einem Trauma entwickelt. Eine wesentliche Bedeutung scheint dabei dem frühen Erleben des Zusammenhangs zwischen körperlichen Schmerzerfahrungen und affektiven Zuständen in Kindheit und Jugend zuzukommen.

Traumatische Faktoren können sein: chronische Disharmonie in der Familie, Trennung und Scheidung, körperliche Misshandlungen oder emotionale Vernachlässigung. Weiterhin spielen sozialer Stress wie starke berufliche Beanspruchung der Eltern oder auch eine chronische körperliche beziehungsweise psychische Erkrankung bei einem Elternteil, einem Geschwister oder einem anderen Familienmitglied eine Rolle bei der Entstehung dieser Störung. Die vom Kind erlebte emotionale Zurückweisung (»Ich bin nicht wichtig, mein Leid ist nicht wichtig«) beschreibt das oben genannte Trauma. Als Folge entwickelt sich eine Selbstwertproblematik, die häufig durch Überaktivität und Leistungsorientierung zu kompensieren versucht wird.

Die Betroffenen verfügen dann über ein Defizit an angemessenen Bewältigungsstrategien äußerer Belastungs- und innerer Konfliktsituationen im Erwachsenenalter.

Auslöser der Störung sind meist überfordernde Belastungssituationen. Da auch viele Ärzte bis heute von der Vorstellung ausgehen, dass jeder Schmerz auf eine körperliche Ursache zurückgehe (Reduktion des Schmerzes auf seine Funktion als Warnsignal), können somatische Zufallsbefunde leicht überbewertet und kausal mit den Schmerzen verknüpft werden. Dieser Teufelskreis zwischen Arzt und Patient leistet der Chronifizierung Vorschub und führt nicht selten zu sekundären körperlichen Schädigungen (zum Beispiel Extraktion von Zähnen, »Verwachsungen« nach Laparaskopien und Laparatomien, Karpaltunnel- oder Bandscheibenoperationen).

Aufrechterhaltung

Oftmals gelangen Schmerzpatienten in einen sogenannten Teufelskreis: Das andauernde Schmerzerleben führt zu Freudlosigkeit, Schlafstörungen, Hilf- und Hoffnungslosigkeit. Die Betroffenen erleben andauernde Sorgen vor dem nächsten Tag, es kommt zu Antriebslosigkeit oder allgemeinem Kräftemangel. Das subjektive Leiden nimmt zu und die Lebensqualität sinkt. Die ungünstige Stimmung kann das subjektive Schmerzerleben verstärken, was wiederum zur Folge hat, dass sich die Aufmerksamkeit noch mehr auf die Schmerzen richtet, sodass eine Abwärtsspirale im Erleben und Wohlbefinden der Patienten entsteht.

Manche Betroffene erleben starke Unruhe und Sorgen als Reaktion auf ihre Schmerzen. Es kommt zu Unruhe und sogar zu Angstzuständen, die zu vermehrter Anspannung und wiederum zu starken Schmerzen führen.

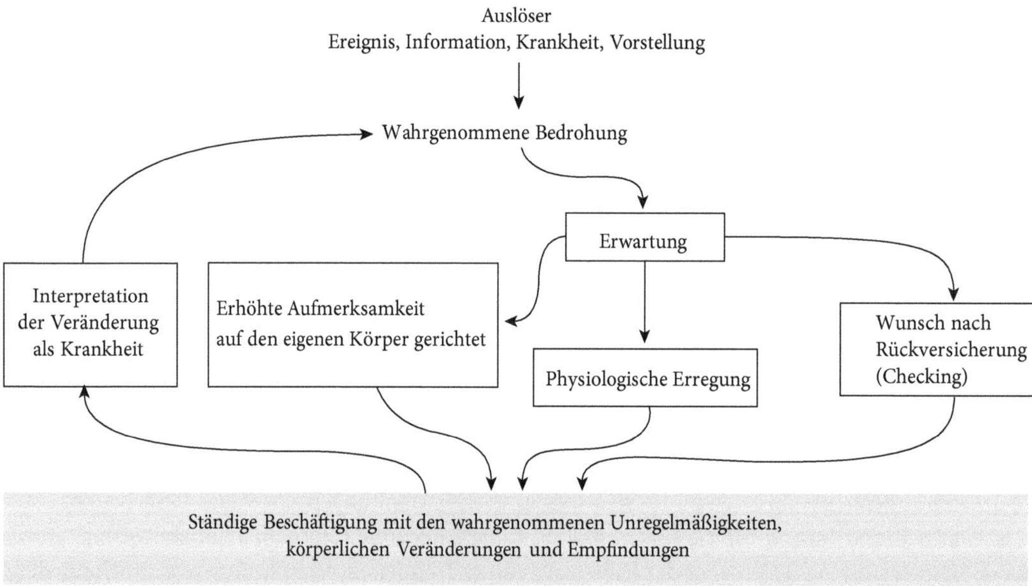

Die Abbildung zeigt einen Teufelskreis der Schmerzstörungen, der sowohl kognitive als auch behaviorale Aspekte der Aufrechterhaltung beinhaltet (nach Warwick, 1989)

Bitte stellen Sie auf der folgenden Liste alle Argumente zusammen, die gegen oder für eine Veränderung Ihres Verhaltens sprechen.
Versuchen Sie für beide Seiten verschiedene Argumente zu finden, vermeiden Sie durch die Umkehr von Kontra-Argumenten Pro-Argumente zu entwickeln und umgekehrt.
Bestimmen Sie für jedes Argument von 0–100%, wie wahrscheinlich es auf Sie zutrifft und wie wichtig Ihnen die Folgen sind.
Nutzen Sie ggf. die Rückseite, falls Sie mit dem verfügbaren Platz nicht auskommen.

Kontra: Gegen Veränderung				Pro: Für Veränderung			
Pro Problemverhalten (PV)		Wahrscheinlichkeit	Wichtigkeit	Kontra Problemverhalten (PV)		Wahrscheinlichkeit	Wichtigkeit
Was spricht für mein jetziges PV?		%	%	Was spricht gegen mein jetziges PV?		%	%
		%	%			%	%
		%	%			%	%
		%	%			%	%
Welche Vorteile habe ich durch das PV?		%	%	Welche Nachteile habe ich durch das PV?		%	%
		%	%			%	%
		%	%			%	%
		%	%			%	%
Was passiert Positives, wenn ich weiter das PV zeige?		%	%	Was passiert Negatives, wenn ich weiter das PV zeige?		%	%
		%	%			%	%
		%	%			%	%
		%	%			%	%

Kontra: Gegen Veränderung				Pro: Für Veränderung			
Pro Problemverhalten (PV)		Wahrscheinlichkeit	Wichtigkeit	Kontra Problemverhalten (PV)		Wahrscheinlichkeit	Wichtigkeit
	....	......%	......%		....	......%	......%
Was spricht für mein jetziges PV?	....	......%	......%	Was spricht gegen mein jetziges PV?	....	......%	......%
	....	......%	......%		....	......%	......%
	....	......%	......%		....	......%	......%
	....	......%	......%		....	......%	......%
	....	......%	......%		....	......%	......%
Welche Vorteile habe ich durch das PV?	....	......%	......%	Welche Nachteile habe ich durch das PV?	....	......%	......%
	....	......%	......%		....	......%	......%
	....	......%	......%		....	......%	......%
	....	......%	......%		....	......%	......%
Was passiert Positives, wenn ich weiter das PV zeige?	....	......%	......%	Was passiert Negatives, wenn ich weiter das PV zeige?	....	......%	......%
	....	......%	......%		....	......%	......%
	....	......%	......%		....	......%	......%
	....	......%	......%		....	......%	......%

AB 45 Der Kompetenzkuchen

P

Neben Ihren Problemen, mit denen Sie zu uns kommen, verfügen Sie in Ihrem Leben über eine Reihe von Fähigkeiten und Problemlösestrategien. Darüber möchten wir mehr erfahren.

Name: .... Datum: ....

- Abgesehen von Ihren Schwierigkeiten, was funktioniert in Ihrem Alltag am besten?
- Was hat Ihnen bisher geholfen, um Ihre Schwierigkeiten anzugehen?
- Wie haben Sie früher solche oder ähnliche Probleme gelöst?
- Wann ist Ihr Problem zum letzten Mal nicht aufgetreten? Was war zu diesem Zeitpunkt anders und wie haben Sie dies geschafft?
- Wer kann Ihnen am besten bei der Lösung Ihrer Schwierigkeiten helfen?
- Wäre schon jetzt alles in Ordnung (Ziel erreicht!), was machten Sie anders?

Denk- und Wahrnehmungsmuster, Überzeugungen und Einstellungen haben einen bedeutsamen Einfluss auf Verhaltensweisen und die Stimmung. Umgekehrt haben auch unser Verhalten und Handeln einen Einfluss auf Gedanken und Erwartungen. Die Zusammenhänge sind respondent (klassisch konditioniert) und instrumentell (operant konditioniert).

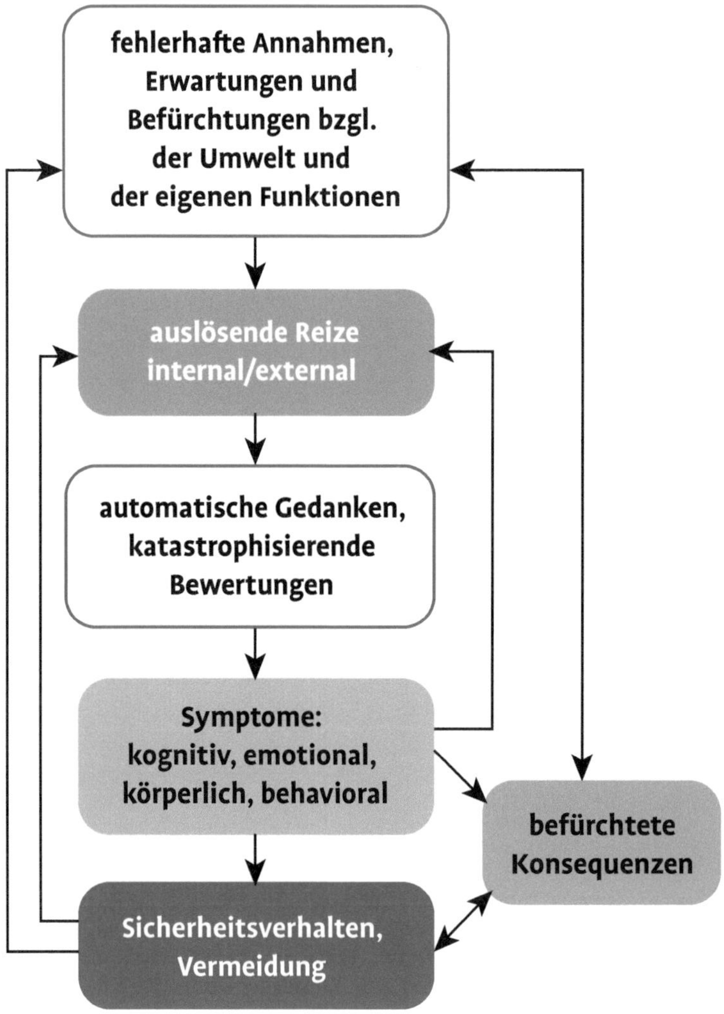

Was wir nicht erleben, fühlen oder denken wollen, das versuchen wir zu vermeiden. Kurzfristig hilft es zwar, aber langfristig führt die Vermeidung von Gedanken, Erinnerungen, Gefühlen, körperlichen Empfindungen, Aktivitäten oder externen Situationen und Orten zu regelrechten Teufelskreisen (z. B. Ausweitung der Problematik bis hin zur Unfähigkeit, übliche Lebensvollzüge zu bewältigen). So laufen wir Gefahr, langfristig zunehmend weniger Handlungsspielraum und Lebensqualität zu erleben.

Beispiele für Kognitionen

Wir wissen, dass es einen engen Zusammenhang zwischen unseren Gedanken und Gefühlen gibt. Im Folgenden finden sie negative und positive Gedanken. Lassen Sie bitte jeden Gedanken auf sich wirken und überlegen Sie sich das zugehörige Gefühl.

Negative Kognitionen	Positive Kognitionen
Grundthema: Sicherheit/Überleben	
Ich sterbe jetzt	Es ist vorbei / Ich habe überlebt
Ich bin in Gefahr / Es ist aus mit mir	Es ist vorbei
Ich habe keine Kontrolle	Ich habe jetzt Kontrolle
Ich bin hilflos	Ich kann heute etwas tun
Ich kann mich nicht schützen	Ich kann (lernen,) mich (zu) schützen
Grundthema: Verantwortlichkeit/Schuld	
Ich bin schuld / Ich hätte etwas tun müssen	Ich habe getan, was ich konnte
Ich habe etwas verkehrt gemacht	Ich kann (daraus) lernen / Ich habe daraus gelernt
Ich verdiene den Tod	Ich verdiene zu leben
Ich bin nicht vertrauenswürdig	Ich bin vertrauenswürdig
Ich kann meinem Urteil nicht trauen	Ich kann meinem Urteil trauen / Ich habe daraus gelernt
Grundthema: Selbstwertgefühl	
Ich bin nicht gut genug	Ich bin gut genug / Ich verdiene es
Ich bin ein Versager / Ich werde versagen	Ich kann es schaffen
Ich bin dumm	Ich kann (daraus) lernen / Ich habe daraus gelernt
Ich bin wertlos / Ich bin nutzlos	Ich bin wertvoll
Ich bin schwach	Ich bin stark
Ich bin unwichtig / Ich bin unbedeutend	Ich bin wichtig
Ich verdiene keine Liebe	Ich verdiene Liebe / Ich kann Liebe bekommen
Ich bin nicht liebenswert	Ich bin liebenswert
Ich verdiene es nicht, ...	Ich darf jetzt ... haben / Ich verdiene es, ...
Ich bin ein schlechter Mensch	Ich bin ein guter (liebender) Mensch
Ich bin schrecklich	Ich bin in Ordnung so wie ich bin
Ich muss mich schämen	Ich kann mich achten / Ich darf mich achten
Ich kann mir selbst nicht trauen	Ich kann (lernen) mir selbst zu vertrauen
Ich muss perfekt sein / Ich muss allen gefallen	Ich kann ich selbst sein / Ich darf Fehler machen
Ich verdiene es, dass es mir schlecht geht	Ich verdiene es, dass es mir gut geht
Ich verdiene nur Schlechtes	Ich verdiene Gutes
Ich bin hässlich / Mein Körper ist hässlich	Ich bin in Ordnung / attraktiv / liebenswert

Negative Kognitionen	Positive Kognitionen
Grundthema: Wahlmöglichkeiten	
Ich bin gefangen	Ich bin frei
Ich kann nicht kriegen, was ich will	Ich kann erreichen was ich will / Ich habe eine Chance
Ich kann keinen Erfolg haben	Ich kann erfolgreich sein
Ich kann niemandem vertrauen	Ich kann wählen, wem ich vertraue
Ich kann es nicht aushalten	Ich kann (lernen,) damit um(zu)gehen
Ich kann es nicht zulassen	Ich kann entscheiden, es zuzulassen
Ich bin allein / Ich bin verlassen	Ich kann Freunde finden

8 Therapiebeendigung

8.1 Alltagstransfer und Verstetigung

Für den langfristigen Therapieerfolg ist von entscheidender Bedeutung, dass die Therapiefortschritte und Verhaltensänderungen in und zwischen den Behandlungseinheiten auch im praktischen Lebensalltag der Patienten ausreichend verwirklicht und verstetigt werden. Dieser *Alltagstransfer* von therapeutischen Lernfortschritten »in das richtige Leben« beginnt im Grunde mit der ersten Therapiestunde, wo Patienten einer Verhaltenstherapie aufgefordert werden (sollten), zwischen den Therapiesitzungen verhaltensanalytische Selbstdokumentationen (z. B. Verhaltenstagebücher) anzufertigen bzw. konkrete Verhaltensänderungen in Form von »Hausaufgaben« und Trainingseinheiten systematisch und konkret in ihrem Lebensalltag einzuüben. Im letzten Therapieabschnitt einer Verhaltenstherapie gewinnt dieser Alltagstransfer an Bedeutung. In dieser Phase übernimmt der Patient zunehmend selbst die Kontrolle über das therapeutische Geschehen, indem er Übungen eigenständig umsetzt und Erfolge auf andere Lebens- und Verhaltensbereiche überträgt. In dem Maße, wie der Patient die Selbstverantwortung wieder mehr übernimmt, sollte der Verhaltenstherapeut sich in seinem Aktivitäts- und Direktivitätsgrad zurücknehmen und sich stärker auf eine begleitende, motivierende und beratende Rolle beschränken. Dabei stärkt es auf Dauer die generalisierte Selbstwirksamkeit des Patienten, wenn der Therapeut die Souveränität besitzt, die »Lorbeeren« für die Therapieerfolge dem Patienten zu überlassen.

> *»Gib einem Hungernden einen Fisch, und er wird einen Tag satt –*
> *lehre ihn fischen, und er wird immer satt sein können.«*
>
> (Laotse)

Gemäß dieser alten chinesischen Weisheit verschiebt sich in der Endphase der Therapie auch der Fokus zunehmend von der therapeutengeleiteten Initiierung von Lern- und Veränderungsprozessen hin zur Vermittlung und Einübung von *Selbstmanagement-, sozialen und Problemlösekompetenzen.* Dementsprechend sollten zu diesem Zeitpunkt verstärkt generische Kompetenzen und spezifische Fertigkeiten zum Umgang mit Störungssymptomen, Stressbelastungen sowie Risiko- und Krisensituationen vermittelt und trainiert werden. Viele störungsspezifische Behandlungsmanuale und Selbsthilferatgeber vermitteln hierfür sehr nützliche Strategien zum Umgang bspw. mit rezidivierenden Depressionen, Suchtstörungen oder Phobien. Neben der gezielten Vermeidung von Symptomauslösern und dem Erwerb von allgemeinen Bewältigungs- und Problemlösekompetenzen zur Meisterung von unspezifischen Belastungsanforderungen gehört in der Kognitiven Verhaltenstherapie zentral auch die Fähigkeit zur eigenständigen Identifizierung dysfunktionaler Kognitionen und zur selbst durchgeführten kognitiven Umstrukturierung zu diesem Globalziel der *Selbstbehandlungskompetenz.* Gerade diese kognitive Selbsttherapie (Erkennen und Verändern ungünstiger Interpretations- und Bewertungsmuster) sollte zum Abschluss systematisch geübt werden, um den Patienten zu befähigen, künftigen Belastungssituationen auf weniger belastende Art zu begegnen. Neue Ansätze der *achtsamkeitsbasierten Psychotherapie* bieten zusätzliche hilfreiche Strategien zum Erlernen von Entspannungsfähigkeit und einem gelasseneren Umgang mit Alltagsproblemen. Dafür stehen zunehmend auch sehr nützliche Apps für die eigenständige Anwendung, auch für spezifische Zielbereiche (z. B. Stressbewältigung, Selbstsicherheit, Angstabbau, Schlaftraining) zur Verfügung (Beispiel: Headspace). Schließlich ist am Therapieende auch ein perspektivischer »Blick nach vorne« sinnvoll, mit dem der Patient angeregt werden soll, sich über seine *Zukunftspläne* Klarheit zu verschaffen und wichtige *Lebensziele* systematisch und gezielt zu verfolgen.

8.2 Rückfallprophylaxe und Nachsorge

Die *Rückfallprophylaxe* zielt darauf, den Patienten auf künftige Risikosituationen, Stressbelastungen oder episodische Verläufe systematisch vorzubereiten. Dazu gehört zunächst, ihn über diese Risiken ausreichend aufzuklären und ihm Bewältigungs- und Lösungsstrategien zu vermitteln (und dies zu dokumentieren). Damit soll der Patient befähigt werden, externe und interne Auslöser sowie erste Frühwarnanzeichen und (Prodromal-)Symptome möglichst frühzeitig zu erkennen und zielgerichtet gegenzusteuern. Er soll im Rahmen des Rückfallprophylaxe-Trainings lernen, besondere Risikosituationen, Stressbelastungen und Rückschläge eigenständig zu bewältigen, indem frühere Krisen- bzw. Rückfallsituationen verhaltensanalytisch ausgewertet und spezifische kognitive und behaviorale Bewältigungsstrategien (z. B. Problemlosefertigkeiten, soziale Kompetenz, Selbstsicherheitstraining) dafür entwickelt und eingeübt werden. Von großer motivationaler Bedeutung ist dabei die systematische Stärkung der Selbstwirksamkeitserwartung und Kontrollüberzeugungen des Patienten gegenüber seiner Störung. Aufklärungsinformationen zur Rückfallprophylaxe sollten am besten in schriftlicher Form ausgehändigt werden, damit sie zu einem späteren Zeitpunkt wirklich verfügbar sind, wobei neben herkömmlicher Bibliotherapie auch (gut ausgewählte!) Internet-Ressourcen in Frage kommen. Ein verhaltenstherapeutischer Rückfallplan sollte neben der Antizipation möglicher Risikosituationen und Rückfallauslöser eine Rekapitulation der therapeutischen Lernfortschritte und konkrete Handlungsempfehlungen und Selbstinstruktionen beinhalten. In einigen Fällen (z. B. bei Depressionen mit Suizidalitätsrisiken oder bei Suchterkrankungen) sind kurze schriftliche *Notfallpläne* wichtig, die der Patient ggfs. auch nach Therapieende mit sich führen kann.

In Deutschland existiert ein dichtes und gut funktionierendes *Netz von Selbsthilfestrukturen* für Personen mit unterschiedlichen psychischen Störungen, die bundesweit in regionalen oder kommunalen Netzwerken organisiert sind, häufig in Kooperation mit klinischen und wissenschaftlichen Fachgesellschaften. Diese besitzen ein wichtiges Unterstützungspotenzial für die langfristige Krankeitsbewältigung. Die wichtigsten dieser Patientennetzwerke sind leicht im Internet zu finden (z. B. unter www.selbsthilfenetz.de). Dennoch sollte der Therapeut am Therapieende konkrete Empfehlungen und Links dazu geben bzw. Patienten ohne Internetzugang Ansprechpartner und Adressen vor Ort nennen.

8.3 Therapieabschluss

Neben der therapiebegleitenden Erfolgskontrolle sollte in einem fortgeschrittenen Stadium der Therapie (letztes Viertel des bewilligten Kontingentes) rechtzeitig geprüft werden, ob bzw. inwieweit die eingangs formulierten (oder im Verlauf modifizierten/erweiterten) primären Therapieziele erreicht wurden oder bis zum Therapieabschluss realistischerweise erreicht werden können (s. Checkliste INFO 35). Für die systematische Messung des Ausmaßes der Zielerreichung lässt sich die Zielerreichungsskala (Zielerreichungsskala; Kap. 9, AB 50) einsetzen. Außerdem sollte in jedem Fall nach weiteren bearbeitungsbedürftigen Problemen oder noch nicht ausreichend gelösten Problemanteilen der bereits behandelten Störungen gefragt und diese im letzten Abschnitt noch hinreichend thematisiert werden.

Die Behandlung wird i. d. R. im Einvernehmen mit dem Patienten dann beendet, wenn die Therapieziele in ausreichendem Umfang und Ausmaß erreicht wurden oder vom Therapeuten als nicht (mehr) erreichbar beurteilt werden. Selbstverständlich kann das Therapieziel auch schneller erreicht werden als in dem bewilligten Stundenkontingent. Zeitpunkt und Modus des Therapieabschlusses sollten im Konsens mit dem Patienten entschieden werden. Eine Therapiebeendigung auf Patientenwunsch kann aus unterschiedlichen Gründen erfolgen, etwa weil der Patient einen für sich ausreichenden Erfolg wahrnimmt oder weil er mit der Therapie, dem Therapeuten oder dem Therapieerfolg unzufrieden ist (Therapieabbruch). In jedem Fall sollte die unplanmäßige Beendigung durch den Patienten schriftlich dokumentiert werden (s. INFO 36).

Die abschließende *Veränderungsmessung* sollte in der vorletzten Sitzung durchgeführt werden, wobei neben der Zielerreichungsskala auch dieselben standardisierten diagnostischen (dimensionalen) Verfahren wie zu Therapiebeginn für den objektivierten Prä-Post-Vergleich zum Einsatz kommen sollten. In der *Abschlusssitzung* sollten die Therapieergebnisse aus Sicht von Therapeut und Patient sowie die Resultate der Prä-Post-Messung in einem gemeinsamen Reflexionsprozess rekapituliert und bewertet werden. Dabei sollten die wichtigsten Erfolge und Schwierigkeiten thematisiert und insbesondere geklärt werden, ob und inwieweit Probleme noch nicht abschließend bearbeitet wurden und weiterer Behandlungsbedarf besteht. In diesem Zusammenhang ist es für viele Patienten interessant und für die weitere eigenständige Fortführung des Gelernten als Selbsttherapie motivationsfördernd, zum Abschluss der Therapie – sofern verfügbar – nochmal ein Video aus dem Erstgespräch bzw. der Anfangsphase anzuschauen, um den erreichten Fortschritt am Therapieende mit dem Ausgangszustand zu Beginn zu kontrastieren.

Auch die Möglichkeiten der Erhaltungstherapie (niederfrequentes psychotherapeutisches Gespräch, Beratung, Pharmakotherapie), weiterführender Behandlungsangebote (stationäre, rehabilitationsmedizinische, fachärztliche, psychosomatische Grundversorgung durch den Hausarzt) oder adjuvanter Hilfsangebote (Selbsthilfesystem) sollten in dieser Sitzung thematisiert werden. Schließlich sollte der Patient auch auf die Möglichkeiten und Voraussetzungen für eine Wiedervorstellung und erneute Antragstellung bei Wiederauftreten der bisherigen oder bei erneuten Problemen hingewiesen werden.

Nach der letzten Sitzung verfasst der Therapeut einen *Abschlussbericht* (Epikrise), der samt Therapieauswertungsbogen (s. Kap. 9, AB 51) der Akte beigefügt wird. Liegt eine Schweigepflichtentbindung vor, erhält auch der Haus- oder Facharzt den Abschlussbericht. Abschließend wird der Krankenkasse die Beendigung der Therapie mitgeteilt (s. AB 48).

Loslösungsprozess

Wurden die Ziele in ausreichendem Ausmaß erreicht, ist es zweckmäßig, den Patienten rechtzeitig (5 bis 10 Termine vor Ablauf der Therapie) auf die Beendigung der Therapie vorzubereiten. Insbesondere bei Langzeittherapien, zwischenmenschlicher Sympathie oder bei Patienten mit sozialen Defiziten und/oder Abhängigkeitstendenzen besteht die Gefahr, dass sich der Patient sehr an die Therapie bzw. an die Person des Therapeuten gewöhnt. In der Verhaltenstherapie stellt die Loslösung des Patienten von der Person des Therapeuten und von der Therapie selbst ein übergeordnetes Therapieziel der Autonomieförderung dar. Dem Abhängigkeitsrisiko kann begegnet werden, indem die Therapiefrequenz im letzten Abschnitt der Behandlung stufenweise herabgesetzt und die zeitlichen Abstände zwischen den Behandlungsterminen vergrößert werden.

Die Verringerung der Therapiefrequenz bzw. die zwischengeschalteten Therapiepausen dienen aber auch dazu, dem Patienten mehr Zeit für die eigenständige Umsetzung der erzielten Verhaltensänderungen in seinem Lebensalltag (Alltagstransfer) zu geben und dem Therapeuten zu ermöglichen, die Therapiefortschritte über einen längeren Zeitraum zu begleiten und zu kontrollieren. Eine andere Möglichkeit des sukzessiven »Ausschleichens« der therapeutischen Begleitung besteht darin, die Sitzungen zeitlich zu halbieren. Die Reduzierung der »Dosis« und Intensität der therapeutischen Intervention durch Herabstufung von Sitzungsfrequenz und/oder Sitzungslänge sollte aber immer an dem Ziel orientiert werden, die Selbstverantwortlichkeit und Selbstständigkeit des Patienten wieder gezielt zu stärken und ihm genügend Zeitraum für eine längerfristige Erprobung und Stabilisierung zur Verfügung zu stellen. Solange der Patient aufgrund seines Störungsbildes oder besonderer Umstände eine intensivere und engmaschige Begleitung benötigt, ist diese selbstverständlich auch in der Endphase der Therapie zu gewährleisten. In manchen Fällen (z. B. bei episodisch verlaufenden Störungen wie in der Depressionsbehandlung) bietet es sich an, einige BE »aufzusparen« und nach einem längeren zeitlichen Intervall innerhalb des vorgeschriebenen 6-Monats-Zeitraumes einer maximalen Therapiepause als »Auffrischungssitzungen« i. S. der Erhaltungstherapie und der Effektverstetigung einzusetzen.

Die revidierte Psychotherapierichtlinie ermöglicht in diesem Zusammenhang eine flexible Gestaltung der Erhaltungstherapie zum Zweck der Rückfallprophylaxe. Nach §14 kann seither im Anschluss an eine LZT eine weiterführende niederfrequente Nachbehandlung über bis zu 2 Jahre (Ausschleichen) durchgeführt werden: Aus dem bewilligten Gesamtkontingent sind dafür 8 (40-59 BE) bis 16 (>60 BE) Prozent nutzbar.

Therapiefortsetzung: Umwandlungs- oder Fortsetzungsantrag

Sind die Therapieziele innerhalb des Bewilligungszeitraumes *nicht* in zufriedenstellendem Ausmaß erreichbar, ist im Falle der Kurzzeittherapie ein *Umwandlungs*- oder im Fall der Langzeittherapie ein *Fortsetzungsantrag* zu stellen. Dies sollte zeitig geschehen (mindestens 5 bis 7 Stunden vor Therapieende), um unnötige Therapieunterbrechungen für den Patienten zu vermeiden und eine kontinuierliche Behandlung zu gewährleisten. Für die Antragstellung hat die regelmäßig tagende Gruppe der Gutachter für die Anträge auf ambulante Verhaltenstherapie 2006 eine Leitlinie unter dem Titel »Überlegungen der Gutachter zur Abfassung des Berichts an den Gutachter bei Anträgen auf Verhaltenstherapie« (Deutsches Ärzteblatt, Jg. 103, Heft 43, 27. Oktober 2006) veröffentlicht, die auch Empfehlungen zu Umwandlungs- und Fortführungsanträgen enthält.

8.4 Arbeitsmaterialien

INFO 35 *Checkliste Zielerreichung*
Mithilfe dieser Checkliste kann der Therapeut prüfen, ob bzw. inwieweit die eingangs formulierten (oder im Verlauf modifizierten/erweiterten) primären Therapieziele erreicht wurden oder bis zum Therapieabschluss realistischerweise erreicht werden können.

INFO 36 *Checkliste: Bewertung Therapieabbruch*
In jedem Fall sollte die unplanmäßige Beendigung durch den Patienten schriftlich dokumentiert werden – dabei kann sich der Therapeut an dieser Liste orientieren.

INFO 37 *Checkliste: Bericht zum Umwandlungsantrag Kurzzeittherapie in Langzeittherapie*
INFO 38 *Checkliste: Bericht zum Fortführungsantrag VT 3b nach Langzeittherapie*
INFO 39 *Checkliste: Ergänzungsbericht zum Fortführungsantrag VT 3c nach Langzeittherapie*
An diesen Checklisten kann sich der Therapeut bei den entsprechenden Anträgen inhaltlich orientieren.

AB 47 *Schweigepflichtentbindung Abschlussbericht*
Liegt eine Schweigepflichtentbindung vor, erhält auch der Haus- oder Facharzt den Abschlussbericht, der mithilfe dieser Vorlage erstellt werden kann.

AB 48 *Beendigungsmitteilung an Krankenkasse*
Mithilfe dieser Vorlage wird der Krankenkasse die Beendigung der Therapie mitgeteilt.

Zielerreichung		
Zieldimension	***Interventionstechnik (Bsp.)***	***Anwendungsbeispiel***
Sind die störungsbezogenen Ziele in ausreichendem Ausmaß erreicht worden?	Für jedes der eingangs formulierten Therapieziele: Einschätzung auf Skala von 1–10	▶ In Bezug auf die Symptomatik xy: In welchem Ausmaß bestehen die Symptome derzeit noch (auf einer Skala von 1=gar nicht bis 10=maxi mal)? ▶ Wenn Sie zurückblicken: Um wie viel Prozent hat sich die Symptomatik im Verlauf der Therapie verändert (reduziert, verschlimmert, stagniert)?
Sind die Ziele in Bezug auf individuelle Probleme in ausreichendem Ausmaß erreicht worden?	Für jedes der eingangs formulierten Therapieziele: Einschätzung auf Skala von 1–10	▶ In Bezug auf die Problematik xy: In welchem Ausmaß bestehen die Probleme derzeit noch (auf einer Skala von 1=gar nicht bis 10=maximal)? ▶ Wenn Sie zurückblicken: Um wie viel Prozent hat sich die Problematik im Verlauf der Therapie verändert (reduziert, verschlimmert, stagniert)?
Ist der subjektive Leidensdruck des Patienten in ausreichendem Ausmaß gelindert worden?	Für das subjektive Wohlbefinden: Einschätzung auf Skala von 1–10	▶ In Bezug auf die Ihr persönliches Befinden und Ihre Lebensqualität: In welchem Ausmaß hat Ihr Befinden im Therapieverlauf verändert (von −5 = stark verschlechtert über 0 0 unverändert bis +5 = stark verbessert)? ▶ In welchen Bereichen empfinden Sie noch Leidensdruck (Skala 1–10)?
Ist die allgemeine und/oder spezielle Funktionsfähigkeit des Patienten in ausreichendem Ausmaß verbessert worden?	Für das Funktionsniveau in allen relevanten Lebensbereichen: Einschätzung auf Skala von 1–10	▶ In Bezug auf die Ihre Funktionsfähigkeit im Alltag: In welchem Ausmaß hat sich dieses im Therapieverlauf verändert (von −5 = stark verschlechtert über 0 = unverändert bis +5 = stark verbessert)? ▶ In welchen Bereichen empfinden Sie noch Defizite (Skala 1–10)? ▶ GAF-Skala
Sind die Ziele in Bezug auf individuelle Probleme in ausreichendem Ausmaß erreicht worden?	Für jedes der eingangs formulierten Therapieziele: Einschätzung auf Skala von 1–10	▶ In Bezug auf die Problematik xy: In welchem Ausmaß bestehen die Probleme derzeit noch (auf einer Skala von 1=gar nicht bis 10=maximal)? ▶ Wenn Sie zurückblicken: Um wie viel Prozent hat sich die Problematik im Verlauf der Therapie verändert (reduziert, verschlimmert, stagniert)?

Zielerreichung		
Zieldimension	*Interventionstechnik (Bsp.)*	*Anwendungsbeispiel*
Sind die wichtigen persönlichen (Meta-)Ziele in ausreichendem Ausmaß erreicht worden?	Für jedes der eingangs formulierten Therapieziele: Einschätzung auf Skala von 1–10	▶ In Bezug auf die Ihre allgemeinen/übergeordneten Lebensziele (z. B. Selbstsicherheit, soziale Kompetenz, Lebenszufriedenheit): In welchem Ausmaß haben Sie diese bislang erreicht (auf einer Skala von 1=gar nicht bis 10=maximal)? ▶ Wenn Sie zurückblicken: Um wie viel Prozent haben Sie sich diesen Zielen angenähert?
Welche Bereiche der Störung/Problematik sind noch mit unzureichendem Ergebnis behandelt? Hinsichtlich welcher Aspekte besteht noch dringender Behandlungsbedarf?	Für jedes der eingangs formulierten Teilprobleme: Einschätzung auf Skala von 1–10	▶ Welche Punkte/Problemaspekte sind Ihrer Meinung nach noch nicht ausreichend behandelt worden? ▶ Gibt es noch bestimmte Probleme, für die Sie dringend noch weitere therapeutische Hilfe benötigen?
Haben sich im Verlauf der Therapie einzelne Problemaspekte negativ entwickelt?	Exploration der Gesamtsituation	▶ Wenn Sie zurückblicken: Haben sich im Therapieverlauf einige Dinge für Sie negativ verändert? Was genau ist das? Und in welchem Ausmaß (1–10) sind negative Veränderungen eingetreten?
Sind im Therapieverlauf weitere Störungen oder Symptome aufgetreten bzw. entdeckt worden, für die eine Indikation zur Psychotherapie besteht?	Exploration Erweiterte Diagnostik	▶ In welchen der besprochenen Problembereiche sehen Sie selbst noch therapeutischen Handlungsbedarf?
Wie hat sich die Lebenssituation in den einzelnen Lebensbereichen (Partnerschaft, Familie, Beruf, soziale Teilhabe etc.) im Therapieverlauf insgesamt verändert?	Exploration	▶ Life Compass

INFO 36 Checkliste: Bewertung Therapieabbruch

T

Wer hat die Zusammenarbeit beendet?	Patient? Therapeut? Veranlassung durch Angehörige/Umfeld?
Stand des Therapiefortschrittes zum Zeitpunkt des Abbruches	Welche Ziele wurden erreicht? Welche Ziele wurden nicht erreicht?
Ungedeckter Therapiedarf bei Abbruch	Besteht nach Einschätzung des Therapeuten und/oder des Patienten oder seiner Angehörigen noch weiterer Behandlungsbedarf?
Gründe für den Abbruch	therapieneutrale Gründe (Umzug, Berufsbelastung o. ä.), Therapeut-Patient-Beziehung (mangelnde Passung, inkompatible Erwartungen), Exazerbationen (stationäre Behandlung), Ineffektivität der Therapie (Indikationsfehler, Behandlungsfehler), »Therapieresistenz«
Art der Beendigung	Konsensuale Entscheidung, unausgesprochener Abbruch (Nicht-Erscheinen des Patienten), konflikthafte Trennung
Prognose Therapiefortführung	Bei persistierender Behandlungsbedürftigkeit: Möglichkeit der Fortsetzung bei Kollegen oder nach Unterbrechung bei gleichem Therapeuten?
Schadensbegrenzung	Maßnahmen zur Risikominimierung und Schadensbegrenzung bei irregulärem Abbruch (Vertrauensarbeit?)

Checkliste: Bericht zum Umwandlungsantrag Kurzzeittherapie in Langzeittherapie (nach Gutachterempfehlungen, 2006)

Beim Umwandlungsantrag sind die Angaben aus dem Kurzzeitantrag um spezifische Zusatzangaben für den Langzeitantrag zu ergänzen:

Topics	Inhalte
Symptomatik	▶ Art und Ausmaß der Symptome (psychisch, körperlich, Verhaltensauffälligkeiten), deren Krankheitswertigkeit und Behandlungsbedürftigkeit
Anamnese	▶ Entwicklungsstörungen, frühere und aktuelle Erkrankungen ▶ Familienatmosphäre, vorherrschende Werte, Lebensregeln oder überdauernde störungsrelevanten kognitive Schemata der Primärfamilie, Lernerfahrungen außerhalb der Familie ▶ Erfahrungen im Umgang mit organischen und/oder psychischen Erkrankungen von Bezugspersonen (Einfluss auf das Familienklima, Modelle für Krankheitsverhalten, Vernachlässigung/Überforderung des Patienten durch die Erkrankung) ▶ Alkohol-, Drogen- und Nikotinkonsum sowie aktuelle Medikation (Psychopharmaka!)
Diagnose	▶ ICD-10-Diagnosen (mittels standardisierten klinischen Interviews) ▶ Testbefunde ▶ weitere Symptombereiche wie Aggressivität, vegetative Symptome, Körperschemastörungen, Suchtverhalten, suizidale Tendenzen und Persönlichkeitsakzentuierungen/-störungen
Psychopathologischer Befund	▶ äußeres Erscheinungsbild ▶ Interaktionsverhalten ▶ psychopathologischer Befund nach AMDP-System
Funktionsniveau	▶ Folgen der Erkrankung für das psychosoziale Funktionsniveau und sozialmedizinische Aspekte (Arbeitslosigkeit, Arbeitsunfähigkeit, Rentenantrag, Berentung)
Störungsverlauf	▶ bisheriger Verlauf (kontinuierlich, zunehmende Verschlechterung, episodisch, Tendenzen zur Chronifizierung) ▶ Therapievorerfahrungen (Therapierichtung, Ergebnisse, Gründe für Wechsel bzw. erneute Behandlung) ▶ Einbeziehung der Berichte von Vorbehandlern und Klinik-Entlassungsberichte
Makroanalyse: Verhaltenstheoretisches Störungsmodell und funktionales Bedingungsmodell	▶ Störungsmodell unter Verwendung der relevanten Informationen über prädisponierende, auslösende und aufrechterhaltende Faktoren aus Anamnese, somatischem und psychischem Befund ▶ Vulnerabilitäten, genetische und epigenetische Dispositionen ▶ Lerntheoretische Akquisitions- und Performanzbedingungen (intraindividuelle und interaktionelle Funktionalität, Verlust und Gewinn durch die Erkrankung) ▶ individuelles Risiko-Schutzfaktoren-Modell ▶ Auslöse- und Schwellensituation (Stressbelastung) zum Zeitpunkt des ersten Auftretens der Erkrankung ▶ subjektives Krankheitsverständnis des Patienten ▶ soziale bzw. kognitive Ressourcen und Stärken, ungestörte Verhaltensbereiche, die Ansatzpunkte für therapeutische und salutogenetische Maßnahmen bieten, bereits praktizierte Selbsthilfestrategien

Checkliste: Bericht zum Umwandlungsantrag Kurzzeittherapie in Langzeittherapie (nach Gutachterempfehlungen, 2006)

Topics	Inhalte
Mikroanalyse: Horizontale Verhaltensanalyse-in-Situationen	▶ exemplarische Verhaltensketten, die in Zusammenhang zu den geschilderten Beschwerden stehen und sowohl die auslösenden wie auch die aufrechterhaltenden Bedingungen des Problemverhaltens spezifizieren ▶ horizontale Verhaltensanalyse nach dem SORCK-Modell: Problembeschreibung auf den vier Verhaltensebenen, Darstellung der konkreten Kognitionen, gegenwärtige auslösende externe und/oder interne Stimuli, S-Delta-Bedingungen, Organismus-Variablen (biologische Gegebenheiten, überdauernde Kognitionen und Einstellungsmuster, Persönlichkeits- und/oder Verarbeitungsstile); kurzfristige positive und/oder negative Verstärkung und langfristige (negative) Konsequenzen, Kontingenzverhältnisse (Verhältnis von Problemverhalten und Konsequenzen)
Therapieziele	▶ Therapiezieldefinitionen bezogen auf die vorliegenden Beschwerden und Erkrankungen ▶ konkrete, operationalisierte Kriterien, anhand derer der Grad der Zielerreichung bewertet werden kann
Behandlungsplan	▶ konkrete Darstellung des verhaltenstherapeutischen Vorgehens mit einer übergeordneten Behandlungsstrategie sowie Beschreibung (nicht nur Aufzählung) der multimodalen sowie der störungsspezifischen verhaltenstherapeutischen/-medizinischen Interventionen ▶ Kooperation mit ärztlichen Kollegen und nichtärztlichen Berufsgruppen aus dem ambulanten und stationären Bereich sowie mit Institutionen, z. B. Kliniken, Krankenkassen, Rentenversicherungsträgern oder der Agentur für Arbeit, die auch einen wesentlichen Einfluss auf die Behandlung und damit auch auf den Krankheitsverlauf nehmen ▶ Einbezug von notwendigen medizinischen Interventionen in die verhaltenstherapeutische Behandlungsplanung und die Mitverantwortung des Therapeuten für die Compliance bei psychiatrisch-pharmakologischer Begleitbehandlung
Therapieerfolgs- bzw. Therapiefortschrittsbeurteilung	▶ Mögliche Gründe für unzureichenden/instabilen Erfolg der bisherigen Therapie und Konsequenzen für die Fortsetzung ▶ Welche Wirkungen hat die bisherige Therapie in Bezug auf die beschriebenen operationalisierten Therapieziele gezeigt? ▶ Ist ein Therapieerfolg durch Verlängerung realistisch zu erreichen? ▶ Sind im Rahmen der Beurteilung der Prognose bereits Hinweise auf die Notwendigkeit einer längerfristigen Unterstützung erkennbar, die über die Verhaltenstherapie hinaus weiterführende Maßnahmen erfordert?

INFO 38 Checkliste: Bericht zum Fortführungsantrag VT 3b nach Langzeittherapie (nach Gutachterempfehlungen, 2006)

T

Topics	**Inhalte**
Zieleinschätzung	▶ Welche operationalisierten Ziele wurden erreicht? ▶ Welche Therapieziele werden noch angestrebt? ▶ Ist die Zielerreichung noch realistisch? ▶ Wie ist die Fähigkeit des Patienten zur Zielerreichung und zum Einsatz der vermittelten Selbsthilfestrategien einzuschätzen? ▶ Wo sind die Grenzen der therapeutischen Beeinflussbarkeit?
Kontextfaktoren	▶ Einfluss des sozialen Umfeldes auf die Störung und den Behandlungserfolg
Therapiebeendigung	▶ Lösung der therapeutischen Beziehung und die dabei zu erwartenden Probleme sowie deren Bewältigung
Nachsorge	▶ Planung und Einleitung weiterführender Maßnahmen nach Abschluss der Verhaltenstherapie bei chronifizierten Störungen ▶ An welche weiteren unterstützenden Personen/Institutionen kann sich der Patient nach Abschluss der Verhaltenstherapie wenden?

INFO 39

Checkliste: Ergänzungsbericht zum Fortführungsantrag VT 3c nach Langzeittherapie (nach Gutachterempfehlungen, 2006)

T

Bei einem Fortführungsantrag VT 3c soll neben einem aktualisierten Bericht analog dem Fortführungsantrag VT 3b zusätzlich ein Ergänzungsbericht erstellt werden.

Topics	**Inhalte**
Patienteneinschätzung	▶ Wie beurteilt der Patient das bisherige Therapieergebnis? ▶ Welche Fortschritte, Erkenntnisse und Verhaltensänderungen kann er aus seiner Sicht bereits umsetzen? ▶ Welche Erwartungen und Zielsetzungen hat er für die Fortführung der Behandlung? ▶ Wie schätzt er seine Fähigkeiten zu einer weiteren Veränderung ein?
Therapeuteneinschätzung	▶ Ist das Erreichen dieser Ziele zum dauerhaften Abbau der krankheitswertigen Symptomatik notwendig? ▶ Können diese Ziele im letzten Bewilligungsschritt tatsächlich noch erreicht werden?
Gründe für unzureichenden Erfolg der bisherigen Therapie	▶ Welche besonderen Umstände haben den Behandlungsprozess verzögert? ▶ Welche besonderen Gründe machen in diesem Fall eine Inanspruchnahme der Behandlung im Rahmen der Höchstgrenzen erforderlich?
Prognostische Einschätzung	▶ Welche Einflüsse haben die verzögernden Umstände oder erfolgsbeeinträchtigenden Faktoren auf die langfristige Prognose? ▶ Mit welcher Begründung ist der Behandlungsfall trotz der besonderen Bedingungen noch als prognostisch günstig zu wertender Ausnahmefall einzuschätzen? ▶ Wie sind die Erfolgsaussichten einzuschätzen, die Problematik mit den verfügbaren therapeutischen Möglichkeiten noch weitergehend zu beeinflussen? ▶ Welche Behandlungsalternativen kämen ggfs. in Frage? ▶ Wie wird sich voraussichtlich die psychotherapeutische Behandlungsbedürftigkeit künftig entwickeln?
Selbstmanagementkompetenz des Patienten	▶ Über welche erlernten Bewältigungsstrategien und Selbsthilfefertigkeiten zur Überwindung der krankheitswertigen Symptomatik verfügt der Patient? ▶ Welche Schwierigkeiten bestehen bei der eigenverantwortlichen Bewältigung des noch vorliegenden Problemverhaltens? ▶ Wie soll konkret das Ende der Therapie strukturiert werden, und wie soll der Patient in die Eigenverantwortung entlassen werden?

AB 47 **Schweigepflichtentbindung Abschlussbericht** P

Sehr geehrte Patientin, sehr geehrter Patient,

Ihre psychotherapeutische Behandlung neigt sich dem Ende entgegen. Bitte überlegen Sie, ob ein Abschlussbericht über den Verlauf der Therapie an Ihren Haus- oder Facharzt übermittelt werden soll.

Wenn Sie dies wünschen, vermerken Sie bitte den betreffenden Arzt bzw. die betreffenden Ärzte namentlich:

☐ Ja, ich möchte, dass ein Abschlussbericht über meine Therapie an folgenden Arzt/folgende Ärzte übermittelt wird:

....

....

....

☐ Nein, ich möchte nicht, dass ein Abschlussbericht an meinen Haus- oder Facharzt übermittelt wird.

...., den ....

....
Unterschrift

AB 48 **Beendigungsmitteilung an Krankenkasse** T

………………………………………, Dipl.-Psych.

Psychologischer Psychotherapeut

…………………………………………………………………………………

…………………………………………………………………………………

…………………………………………………………………………………

…………………………………………………………………………………

………………………………………, den ………………………………………

Mitteilung über die Beendigung der Verhaltenstherapie

Patient/in ………………………………………………

Sehr geehrte Damen und Herren,

oben genannte/r Patient/in hat ihre/seine Behandlung nach ……………………………… Sitzungen Verhaltenstherapie am ……………………………………… beendet.

Mit freundlichen Grüßen

………………………………………

9 Qualitätssicherung in der psychotherapeutischen Praxis

Seit dem Jahr 2000 enthält das Sozialgesetzbuch V §§ 135a und 136 eine Verpflichtung für alle niedergelassenen Ärzte und Psychotherapeuten, ein einrichtungsinternes Qualitätsmanagementsystem einzuführen und weiterzuentwickeln. Auch die Berufsordnung für Psychotherapeuten fordert mit § 9 von allen Psychotherapeuten und Mitarbeitern, nach qualitätsgesicherten Maßstäben zu arbeiten.

Dieses Kapitel stellt kurz die Grundlagen der Qualitätssicherung vor und erläutert konkrete Maßnahmen der Qualitätssicherung in der Praxis.

9.1 Grundlagen der Qualitätssicherung

Unter dem Begriff der *Qualitätssicherung* werden konkrete Maßnahmen zusammengefasst, die zur Prüfung der Qualität und gegebenenfalls zur Einleitung von Korrekturen bei Abweichungen vom definierten Standard eingesetzt werden. Qualität von Psychotherapie wird dabei verstanden als »die optimale Versorgung psychisch kranker Menschen nach dem jeweils neuesten Stand der wissenschaftlichen Erkenntnisse unter Beachtung der besonderen Eigenarten und Ziele sowie behandlungsbezogenen Vorstellungen der einzelnen Persönlichkeit« (Maß, 1997).

Ziele der Qualitätssicherung. Ziele der Qualitätssicherung sind die Festlegung von Kriterien zu Therapiezielen und deren Erreichung sowie von Grundlagen therapeutischer Planungs- und Entscheidungsprozesse. Letztere erfüllen häufig eine Signalfunktion, die Abweichungen vom gegebenen Qualitätsstandard rückmeldet. Eine weitere wichtige Funktion der Qualitätssicherung ist die Schaffung von Transparenz für Außenstehende.

Dimensionen von Qualität. Im Bereich psychotherapeutischer Versorgung werden drei Dimensionen von Qualität unterschieden (s. Tab. 9.1).

Tabelle 9.1 Dimensionen von Qualität

Strukturqualität	Unter Strukturqualität werden personelle, organisatorische und materielle Ausstattungsaspekte der Versorgung gefasst (Patientenbetreuung, Dokumentationssystem, Abläufe).
Prozessqualität	Prozessqualität umfasst die Qualität von Diagnostik und Therapie, die Durchführung der Therapie sowie die Verlaufskontrolle.
Ergebnisqualität	Beurteilt werden der Grad der Verbesserung (auf unterschiedlichen Dimensionen) sowie der Grad der Zufriedenheit des Patienten.

9.2 Maßnahmen der Qualitätssicherung in der Praxis

In den beiden folgenden Abschnitten werden konkrete Maßnahmen zur Qualitätssicherung auf diesen Ebenen dargestellt.

9.2.1 Strukturqualität

Maßnahmen der Strukturqualität lassen sich grob in Erfordernisse an die Patientenversorgung und Erfordernisse an die Praxisorganisation bzw. weiterer Rahmenbedingungen einteilen.

Erfordernisse an die Patientenversorgung. Hier lassen sich klare Leitlinien der Versorgung benennen, zum Beispiel

(a) die Ausrichtung an fachlichen Standards entsprechend des jeweiligen Standes der Forschung und der wissenschaftlichen Erkenntnisse;
(b) die Ermittlung und Vereinbarung von Erfolgskriterien sowie Festlegung der Verfahren zu deren Überprüfung;
(c) die Strukturierung und Standardisierung der Therapieabläufe, inklusive der Therapievorbereitung (Einladung zum Erstgespräch, Durchführung von Erstgesprächen und Therapieangebot, Dokumentation etc.);
(d) die Orientierung der Behandlung am Wohl und der Sicherheit von Patienten;
(e) die Manualisierung von Therapieprogrammen.

Erfordernisse an die Praxisorganisation. Hierunter fallen alle Maßnahmen, die mit den Rahmenbedingungen der Behandlung zusammenhängen, unter anderen

(a) die klare Regelung von Verantwortlichkeiten;
(b) die kontinuierliche Mitarbeiterschulung und -orientierung (Arbeitsschutz, Weiterbildung, ethische Standards, Vereinbarung von Leitbildern);
(c) das Praxismanagement (Terminplanung, Ablauforganisation);
(d) die Gestaltung von Kommunikationsprozessen (intern, extern);
(e) das Informations- und Datenmanagement (Maßnahmen des Datenschutzes);
(f) die Kooperation und Management der Schnittstellen der Versorgung (z. B. Zusammenarbeit mit Hausärzten).

Basisdokumentation

Unter dem Begriff *Dokumentation* wird das Sammeln, Ordnen und Archivieren von Daten verstanden (vgl. Laireiter & Baumann, 2000). Die Pflicht zur Dokumentation therapeutischer Behandlungsverläufe ist in Kapitel 3 dargestellt.

Dokumentationsumfang und Inhalte im Rahmen der Qualitätssicherung. Folgendes wird hierzu empfohlen:

Strukturdokumentation	Erfassung von Daten zum Therapiebeginn. Dazu zählen Personenangaben, wie Alter, Geschlecht, Familienstand und biographische Informationen, genauso wie diagnostische Befunde und Vorbefunde, Diagnosen, Angaben zum Störungsverlauf und zur Anamnese sowie Daten zu den Rahmenbedingungen der Therapie (Behandlungsverträge).
Verlaufsdokumentation	Die Verlaufsdokumentation erfasst Inhalte und Ergebnisse einzelner Therapiesitzungen, Ziele und Methoden, Effekte der Behandlung, auftretende Probleme und Schwierigkeiten im Behandlungsverlauf sowie Veränderungen im Setting, indikativer Entscheidungen oder Rahmenbedingungen der Therapie.
Ergebnisdokumentation	Es werden Daten zum Therapieende zusammengefasst, die unter Bezug auf direkte und indirekte Veränderungsmaße Auskunft über das Ergebnis der Therapie geben. Anstrebenswert ist außerdem eine Katamnese-Erhebung.

Grundlagen der Basisdokumentation. Ziel der Basisdokumentation ist neben der individuellen Qualitätssicherung einzelner Therapeuten vor allem die Datensammlung allgemeiner Informationen über Psychotherapie, die zu einer weiteren Verbesserung der psychotherapeutischen Versorgung genutzt werden kann.

Mittlerweile existieren verschiedene Systeme zur Basisdokumentation psychiatrischer und psychotherapeutischer Maßnahmen, unter anderem Psy-BaDo (Heuft & Senf, 1998) und PSYCHO-Dok (Laireiter et al., 1998), die eine settingübergreifende und ökonomische Erfassung der relevanten Informationen erlauben.

Abgesehen von den zu dokumentierenden Inhalten sind die Mindestanforderungen einer Basisdokumentation die zeitnahe, vollständige und verbindliche Aufzeichnung von Informationen über den gesamten Therapieverlauf.

9.2.2 Prozess- und Ergebnisqualität

Maßnahmen der Qualitätssicherung im Bereich der Prozess- und Ergebnisqualität lassen sich in externe und interne Maßnahmen unterteilen. Externe Maßnahme umfassen unter anderem die Teilnahme am Gutachterverfahren, die Verpflichtung zur Patientenaufklärung und zur Dokumentation. Die Teilnahme an Qualitätssicherungszirkeln, Supervisionen und Intervisionen werden den internen Maßnahmen der Qualitätssicherung zugeordnet.

Im Bereich der Ergebnisqualität lassen sich darüber hinaus die standardisierte Erhebung der Erfolgskriterien sowie die Durchführung von Untersuchungen im Rahmen der Katamnese als Qualitätsmerkmale benennen.

Therapiebegleitende Evaluation. Neben der Dokumentation der Behandlung stellt auch ihre Evaluation ein Anliegen der Qualitätssicherung dar. Gemeinsame Ziele von Dokumentation und Evaluation sind die Sicherstellung der Therapiequalität und der Transparenz. Während die Dokumentation jedoch einen deskriptiven Ansatz verfolgt und eine Vielzahl relevanter Inhalte beschreibt, zielt die Evaluation auf die Erfassung und Bewertung des Therapieprozesses und des Therapieergebnisses. Dabei wird unterschieden zwischen:

- antizipatorischer oder prospektiver Evaluation: Bewertung der Konzeption einer Maßnahme oder eines Interventionsprogramms.
- Prozessevaluation oder Begleitforschung: die kontinuierliche Überprüfung der Umsetzung und Ausführung einer Maßnahme oder eines Programms.
- Ergebnis- oder Outputevaluation: Prüfung der Ergebnisse und des Nutzens von Maßnahmen.

Die Evaluation kann als *externe oder interne Evaluation* erfolgen, je nachdem, ob ein Mitarbeiter der zu evaluierenden Institution bzw. der Programmentwickler oder Außenstehende die Evaluation vornehmen.

Begleitforschung und Verlaufsdokumentation. Ziel der Verlaufsdokumentation ist die Erfassung der Therapie in ihrer Gesamtheit, mit den darin enthaltenden Prozessen und Ergebnissen. Es werden Fragen über spezielle Aspekte der Behandlung untersucht.

Die Verlaufsdokumentation besteht aus:

- Daten zu therapeutischen Einzelsitzungen, z. B. Sitzungsthema, Dauer, eingesetzte Methoden;
- Daten zum therapeutischen Prozess, z. B. Therapeut-Patienten-Interaktion, Probleme in der Beziehung oder der Problembearbeitung;
- Veränderungen in der Symptomatik oder den Rahmenbedingungen der Therapie (z. B. Therapiepausen);
- subjektive Eindrücke und Einschätzungen des Therapeuten.

Methoden der Verlaufsdokumentation sind:

- strukturierte Sitzungsprotokolle,
- Tonband- oder Videoaufnahmen,
- Stundenbeurteilungsbögen.

Ergebnismessung (Therapieerfolgskontrolle). Zur Therapieerfolgskontrolle sollten am Therapieende möglichst die gleichen dimensionalen Erhebungsinstrumente (z. B. BDI 2) noch einmal vorgelegt werden, die bereits zu Therapiebeginn eingesetzt worden waren. Die Ergebnisse dieser Prä-Post-Messung sollten schriftlich fixiert und in der Patientenakte dokumentiert werden. Es ist häufig hilfreich und für Patienten oftmals positiv überraschend, diese Resultate abschließend gemeinsam durch zu sprechen und sich den Therapieerfolg in seiner Gesamtheit nochmals explizit zu vergegenwärtigen.

Katamnese. Etwa ein Jahr nach Ende der Therapie sollten die Patienten angeschrieben und noch einmal standardisiert zum langfristigen Erfolg ihrer Therapie nachbefragt werden (s. AB 52). Es ist ratsam, diese Katamnese bereits vorab in den letzten Therapiesitzungen anzukündigen, um die spätere Mitwirkungsbereitschaft herzustellen.

9.3 Arbeitsmaterialien

AB 49 *Zwischenbilanz*
Für regelmäßige Zwischenbilanzen zur Verlaufskontrolle aus Patientensicht eignen sich Zwischenbilanz-Kurzskalen wie auf diesem Arbeitsblatt dargestellt.

AB 50 *Zielerreichungsskala*
Mithilfe dieses Arbeitsblattes können therapiezielspezifische Erfolgsmaße erfasst werden.

AB 51 *Therapieauswertungsbogen*
Zur Sicherung der Ergebnisqualität ist der Einsatz dieses Therapieauswertungsbogens erforderlich, der in die Epikrise eingearbeitet und in der Patientenakte zu dokumentieren ist.

AB 52 *Katamnesefragebogen*
Etwa ein Jahr nach Ende der Therapie sollten die Patienten noch einmal standardisiert zum langfristigen Erfolg ihrer Therapie nachbefragt werden – dabei hilft diese Vorlage.

AB 49 **Zwischenbilanz** P

Bitte beschreiben Sie in Stichworten Ihr derzeitiges seelisches und körperliches Befinden:

....

....

....

Was hat sich durch die bisherige Therapie verbessert? Was haben Sie gelernt?

....

....

Haben sich seit Beginn der Therapie auch neue Probleme ergeben? Wenn ja, welche?

....

....

Hat sich seit Beginn der Therapie in Ihrem Leben etwas Wichtiges verändert? Wenn ja, bitte beschreiben Sie kurz:

....

....

....

Warum benötigen Sie noch weitere Therapie? Was möchten Sie noch lernen?

....

....

....

Gibt es etwas, das Sie an der Therapie oder dem Therapeuten stört? Wenn ja, bitte beschreiben Sie kurz:

....

....

....

AB 50 **Zielerreichungsskala** P

Welches waren für Sie persönlich die drei wichtigsten Therapieziele?

Bitte benennen und beschreiben Sie diese kurz:

(1) ....

(2) ....

(3) ....

Bitte schätzen Sie nun auf der folgenden Skala ein, inwieweit Sie diese Ziele erreicht haben (*1 = »überhaupt nicht erreicht«* bis *10 = »vollständig erreicht«).*

zu (1):	**1**	**2**	**3**	**4**	**5**	**6**	**7**	**8**	**9**	**10**
zu (2):	**1**	**2**	**3**	**4**	**5**	**6**	**7**	**8**	**9**	**10**
zu (3):	**1**	**2**	**3**	**4**	**5**	**6**	**7**	**8**	**9**	**10**
	überhaupt nicht									vollständig

Therapieauswertungsbogen

Patient/in: .... Geburtsdatum: ....

Hausarzt/in: .... Facharzt: ....

Behandlungsbeginn: .... Behandlungsende: ....

Anzahl Sitzungen: .... Krankenkasse: ....

Eingangsdiagnose: .... Diagnose am Ende: ....

Symptomatik/Klagen/Beschwerden/Probleme: ....

....

Kurzbeschreibung des psychologischen Hintergrundes: ....

....

Therapieverlauf: ....

....

Einschätzung des Behandlungsergebnisses: ....

....

Ergebnisse der Veränderungsmessung: ....

....

Empfehlungen/Hinweise/Besonderheiten/weiteres Procedere: ....

....

Datum: Unterschrift:

....

AB 53 **Katamnesefragebogen** P

Bitte kreuzen Sie die jeweils am besten passende Antwort an bzw. beantworten die Frage in kurzen Stichpunkten.

(1) Wie fühlten Sie sich am Ende der Therapie im Vergleich zu deren Anfang, bezogen auf die Probleme, deretwegen Sie sich in Therapie begeben haben?

❐	❐	❐	❐	❐
deutlich besser	etwas besser	unverändert	etwas schlechter	deutlich schlechter

(2) Wie fühlen Sie sich jetzt, ein Jahr nach Therapieende, im Vergleich zu der Zeit unmittelbar nach dem Ende der Therapie, bezogen auf die Probleme, deretwegen Sie sich in Therapie begeben haben?

❐	❐	❐	❐	❐
deutlich besser	etwas besser	unverändert	etwas schlechter	deutlich schlechter

(3) Aus heutiger Sicht: Hat Ihnen die Therapie bei der Bewältigung Ihrer Probleme weitergeholfen?

❐	❐	❐	❐
ja, sehr	ja, etwas	weder/noch	nein, Probleme wurden schlimmer

(4) Haben Sie durch die Therapie etwas gelernt, von dem Sie noch heute profitieren?

❐	❐	❐
ja, viel	ja, etwas	nein, nichts

(5) Wer oder was hat Ihnen in der Zeit nach der Therapie bis heute dabei geholfen, mit Ihren Problemen zurechtzukommen?

....

....

(6) Aus heutiger Sicht: Was hat Ihnen in der Therapie am meisten geholfen?

....

....

(7) Aus heutiger Sicht: Gab es etwas, das Ihnen in der Therapie nicht gutgetan hat?

....

....

Vielen Dank für Ihre Mühe!

Literatur

AMDP (2018). Das AMDP-System. Manual zur Dokumentation psychiatrischer Befunde (10. Aufl.). Göttingen: Hogrefe.

Bandelow, B. (2016). Panik- und Agoraphobieskala (PAS) (2. Aufl.). Göttingen: Hogrefe.

Bartling, G., Echelmeyer, L. & Engberding, M. (2008). Problemanalyse im psychotherapeutischen Prozess. Leitfaden für die Praxis. (5. Aufl.). Stuttgart: Kohlhammer.

Beauchamp, T.L. & Childress, J.F. (2009). Principles of biomedical ethics. New York: Oxford University Press.

Beck, A.T., Freeman, A., Davis, D.D., Arntz, A., Beck, J.S., Butler, A. et al. (1999). Kognitive Therapie der Persönlichkeitsstörungen. Weinheim: Beltz.

Becker, E.S. & Hoyer, J. (2005). Generalisierte Angststörung. Göttingen: Hogrefe.

Becker, E.S. & Margraf, J. (2016). Generalisierte Angststörung. Ein Therapieprogramm (3. Aufl.). Weinheim: Beltz.

Bordin, E.S. (1975, August). The working alliance: Basis for a general theory of psychotherapy. Paper presented at a symposium of the American Psychological Association, Washington, DC.

Bordin, E.S. (1979). The generalizability of the psychoanalytic concept of the working alliance. Psychotherapy: Theory, Research & Practice, 16 (3), 252–260.

Bornstein, P.H. & Bornstein M.T. (1993). Psychotherapie mit Ehepaaren. Bern: Huber.

Bronisch, T., Hiller, W., Mombour, W. & Zaudig, M. (2002). Internationale Diagnosen-Checkliste für Persönlichkeitsstörungen nach ICD-10 und DSM-IV (IDCPL) (2. Aufl.). Bern: Huber.

Bundesärztekammer (2008). Empfehlungen zur ärztlichen Schweigepflicht, Datenschutz und Datenverarbeitung in der Arztpraxis. Bundesärzteblatt, 105(19), A-1026-A-1030.

Caspar, F. (Hrsg.) (1996). Psychotherapeutische Problemanalyse. Tübingen: DGVT-Verlag.

Caspar, F. (2007). Beziehungen und Probleme verstehen. Eine Einführung in die psychotherapeutische Plananalyse (3. Aufl.). Bern: Huber.

De Shazer, S. (1988). Clues: Investigating solutions in brief therapy. New York: W. W. Norton & Co.

D'Zurilla T.J. & Goldfried, M.R. (1971). Problem solving and behavior modification. Journal of Abnormal Psychology, 78, 107–126.

Ehlers, A. (1999). Posttraumatische Belastungsstörungen. Göttingen: Hogrefe.

Faßbinder, E. Klein, J.P., Sipos, V. & Schwieger, U. (2015). Therapie-Tools Depression. Weinheim: Beltz.

Feuerlein, W., Küfner, H., Ringer. C. & Antons-Volmerg, K. (1999). Münchner Alkoholismus-Test (MALT) (2. Aufl.). Göttingen: Beltz Test.

Fichter, M. & Quadflieg, N. (1999). Strukturiertes Inventar für Anorektische und Bulimische Essstörungen (SIAB). Fragebogen (SIAB-S) und Interview (SIAB-EX) nach DSM-IV und ICD-10. Handanweisung. Göttingen: Hogrefe.

Fiedler, P. & Herpertz, S. (2016). Persönlichkeitsstörungen (7. Aufl.). Weinheim: Beltz.

Fiegenbaum, W. & Tuschen-Caffier, B. (2000). Systemimmanente Gesprächsführung und Reizkonfrontation als Behandlungsmethoden bei sexuellen Funktionsstörungen. Verhaltenstherapie, 10, 32–39.

Franke, G.H. (2002). SCL-90-R. Die Symptom-Checkliste von Derogatis. Deutsche Version (2. Aufl.). Göttingen: Beltz Test.

Freeman, A. & Reinecke, M. (1995). Selbstmordgefahr? Erkennen und Behandeln: Kognitive Therapie bei suizidalem Verhalten. München: Beck.

Fricke, S. (2016). Therapie-Tools Zwangsstörungen. Weinheim: Beltz.

Funke, W., Funke, J., Klein M. & Scheller, R. (1987). Trierer Alkoholismusinventar (TAI). Handanweisung. Göttingen: Hogrefe.

Gelso, C.J. & Hayes, J.A. (1998). The psychotherapy relationship: Theory, research, and practice. New York: Wiley.

Goldberg, D. (1992). General Health Questionnaire (GHQ-12). Windsor: NFER-Nelson.

Grawe, K. (2000). Psychologische Therapie. Göttingen: Hogrefe.

Grawe, K. (2004). Neuropsychotherapie. Göttingen: Hogrefe.

grosse Holtforth, M. & Grawe, K. (2002). Fragebogen zur Analyse Motivationaler Schemata (FAMOS). Manual. Göttingen: Hogrefe.

Gsellhofer, B., Küfner, H, Vogt, M. & Weiler, D. (1999). European Addiction Severity Index: EuropASI. Baltmannsweiler: Schneider Verlag Hohengehren.

Haeberle, K.N. (2006, März). Erläuterungen zur Schweigepflicht in der Praxis. Psychotherapeutenkammer Baden-Württemberg. URL: http://www.lpk-bw.de/archiv/news2006/pdf/060413bo_schweigepflicht.pdf

Hagena, S. & Gebauer, M. (2014). Therapie-Tools Angststörungen. Weinheim: Beltz.

Hahlweg, K., Dürr, H., Dose, M. & Müller, U. (2005). Familienbetreuung schizophrener Patienten: Ein verhaltenstherapeutischer Ansatz zur Rückfallprophylaxe. Göttingen: Hogrefe.

Hamm, A. (2005). Spezifische Phobien. Göttingen: Hogrefe.

Hautzinger, M. (2013). Kognitive Verhaltenstherapie bei Depressionen: Mit Online-Materialien (7. Aufl.). Weinheim: Beltz.

Hautzinger, M. & Bailer, M. (1995). Allgemeine Depressionsskala (ADS). Weinheim: Beltz.

Hautzinger, M., Keller, F. & Kühner, C. (2009). BDI-II. Beck-Depressions-Inventar. Revision (2. Aufl.). Frankfurt a. M.: Pearson Assessment.

Heckhausen, H. & Gollwitzer, P.M. (1987). Thought contents and cognitive functioning in motivational versus volitional states of mind. Motivation and Emotion, 11, 101–120.

Heuft, G. & Senf, W. (1998). Praxis der Qualitätssicherung in der Psychotherapie: Das Manual der Psy-BaDo. Stuttgart: Thieme.

Hiller, W., Zaudig, M. & Mombour, W. (1997). IDCL – Internationale Diagnosen Checklisten für DSM-IV und ICD-10. Göttingen: Hogrefe.

Hinsch, R. & Pfingsten, U. (2015). Gruppentraining sozialer Kompetenzen (GSK). Grundlagen, Durchführung, Anwendungsbeispiele (6. Aufl.). Weinheim: Beltz.

Hoyndorf, S., Reinhold, M. & Christmann, F. (1995). Behandlung sexueller Störungen. Weinheim: Beltz.

Jacobi, C., Thiel, A. & Beintner, I. (2016). Anorexia und Bulimia nervosa. Ein kognitiv-verhaltenstherapeutisches Behandlungsprogramm (4. Aufl.). Weinheim: Beltz.

Kanfer, F. H. & Saslow, G. (1965). Behavioral Analysis. An Alternative to diagnostic classification. Archives of General Psychiatry, 12 (6), 529–538.

Kassenärztliche Bundesvereinigung (2006). Überlegungen der Gutachter zur Abfassung des Berichts an den Gutachter bei Anträgen auf Verhaltenstherapie. Deutsches Ärzteblatt, 11, 523–525.

Kessler, J., Calabrese, P., Kalbe, E. & Berger, F. (2000). DemTect. Ein neues Screening-Verfahren zur Unterstützung der Demenzdiagnostik. Psycho, 26, 343–347.

Kessler, J., Markowitsch, H.J. & Denzler, P. (2000). Mini-Mental-Status-Test (MMST). Göttingen: Beltz Test.

Kiresuk, T. & Sherman, S. (1968). Goal attainment scaling, a general method for evaluating comprehensive community mental health programs. Community Mental Health Journal, 4, 441–453.

Kleinstäuber, M., Bleichhardt, G., Gottschalk, J. & Rief, W. (2018). Therapie-Tools Somatoforme Störungen. Weinheim-Beltz.

Kopta, S.M., Howard, K., Lowry, J. & Beutler, L.E. (1994) Patterns of symptomatic recovery in psychotherapy. Journal of Consulting and Clinical Psychology, 62 (5), 1009–1016.

Krüger, S., Bräuning, P. & Shugar, G. (1997). Manie-Selbstbeurteilungsskala (MSS). Manual. Göttingen: Beltz Test.

Laireiter, A.-R., Lettner, K. & Baumann, U. (1998). *PSYCHO-DOK: Allgemeines Dokumentationssystem für Psychotherapie. Manual und Glossar.* Tübingen: DGVT.

Lakatos, A. & Reinecker, H. (2016). Kognitive Verhaltenstherapie bei Zwangsstörungen: Ein Therapiemanual (4. Aufl.). Göttingen: Hogrefe.

Landesärztekammer Baden-Württemberg (2014, Januar). Schweigepflicht und Datenschutz Informationen für Ärztinnen, Ärzte, Psychotherapeutinnen, Psychotherapeuten. URL: https://www.aerztekammer-bw.de/10aerzte/40merkblaetter/10merkblaetter/datenschutz.pdf

Lincoln, T. (2019). Kognitive Verhaltenstherapie der Schizophrenie: Ein individuenzentrierter Ansatz (3. Aufl.). Fortschritte der Psychotherapie, Band 35. Göttingen: Hogrefe.

Lindenmeyer, J. (2016). Lieber schlau als blau: Entstehung und Behandlung von Alkohol- und Medikamentenabhängigkeit (9. Aufl.). Weinheim: Beltz.

Lindenmeyer, J. & Mühlig, S. (2019). Therapie-Tools Alkohol- und Tabakabhängigkeit. Weinheim: Beltz.

Linehan, M.M. (2008). Dialektisch-Behaviorale Therapie der Borderline-Persönlichkeitsstörung (korr. Aufl.). München: CIP-Medien.

Löwe, B., Spitzer, R. L., Zipfel, S. & Herzog, W. (2002). Gesundheitsfragebogen für Patienten (PHQ D). Komplettversion und Kurzform. Testmappe mit Manual, Fragebögen, Schablonen (2. Aufl.). Karlsruhe: Pfizer.

Maercker, A. (2013). Posttraumatische Belastungsstörungen (4. Aufl.). Heidelberg: Springer.

Margraf, J., Cwik, J.C., Pflug, V. & Schneider, S. (2017). Mini-DIPS Open Access: Diagnostisches Kurz-Interview bei psychischen Störungen. Bochum: Forschungs- und Behandlungszentrum für psychische Gesundheit, Ruhr-Universität Bochum. doi: 10.13154/rub.102.91

Margraf, J. & Ehlers, A. (2007). BAI: Beck Angst-Inventar. Manual. Deutsche Bearbeitung. Frankfurt a. M.: Harcourt.

Margraf, J. & Schneider, S. (2017). Agoraphobie und Panikstörung. (2. Aufl.). Fortschritte der Psychotherapie, Band 3. Göttingen: Hogrefe.

Margraf, J. & Schneider, S. (2013). Panik. Angstanfälle und ihre Behandlung (2. Aufl.). Heidelberg: Springer.

Maß, E. (1997). Rat und Hilfe für Angehörige psychisch Kranker. Die Qualität der Versorgung psychisch Kranker aus Sicht der Angehörigen. In M. Berger & W. Gaebel (Hrsg.), Qualitätssicherung in der Psychiatrie (S. 103–112). Springer: Berlin.

Mash, E.J. & Terdal, L.G. (Eds.) (1988). Behavioral assessment of childhood disorders (2nd ed.). New York: Guilford.

McCullough Jr., J.P. (2000). Treatment for Chronic Depression: Cognitive Behavioral Analysis System of Psychotherapy (CBASP). New York: Guilford Press.

Mehl, S. & Lincoln, T. (2014). Therapie-Tools Psychosen. Weinheim: Beltz.

Meichenbaum, D.W. (2012). Intervention bei Stress: Anwendung und Wirkung des Stressimpfungstrainings (3. Aufl.). Bern: Huber.

Montgomery, S.A. & Asperg, M. (1989). Montgomery and Asperg Depression-Rating-Scale (MADRS). Erlangen: Perimed.

Mühlig, S. & Jacobi, F. (2020). Psychoedukation. In H.-U. Wittchen & J. Hoyer (Hrsg.), klinische Psychologie und Psychotherapie: Lehrbuch mit Online-Materialien. (3. Aufl.). Berlin, Heidelberg: Springer.

Mühlig, S. & Poldfrack, A. (in Bearbeitung). Psychoedukation. In H.U. Wittchen & J. Hoyer (Hrsg.), klinische Psychologie & Psychotherapie: Lehrbuch mit Online-Materialien (3. Aufl.). Berlin, Heidelberg: Springer.

Neudeck, P. & Wittchen, H.-U. (2004). Konfrontationstherapie bei psychischen Störungen: Theorie und Praxis. Göttingen: Hogrefe.

Oelkers, C. & Hautzinger, M. (2013). Zwangsstörungen: Kognitiv-verhaltenstherapeutisches Behandlungsmanual (2. Aufl.). Weinheim: Beltz.

Paul, T. & Thiel, A. (2004). Eating Disorder Inventory-2. EDI-2. Deutsche Version. Göttingen: Hogrefe.
Prochaska, J.O. & DiClemente, C.C. (2005). The transtheoretical approach. In J.C. Norcross & M.R. Goldfried (Eds.), Handbook of psychotherapy integration (2nd ed., pp. 147–171). New York: Oxford University Press.
Prochaska, J.O., DiClemente, C.C. & Norcross, J.C. (1992). In search of how people change. American Psychologist, 47, 1102–1114.
Psychotherapeutenkammer Niedersachsen (2009). Qualitätsmanagementhandbuch Verhaltenstherapie. Bearbeitung von Gabi Greve. URL: http://www.pknds.de/119.0.html
Rasehorn, B. (2007). Das Spannungsverhältnis zwischen Dokumentationspflicht des Psychotherapeuten und Akteneinsichtsrecht des Patienten. Psychotherapeutenjournal, 4, 368–372.
Rief, W. & Hiller, W. (2010). Somatisierungsstörungen. Göttingen: Hogrefe.
Rief, W., Hiller, W. & Heuser, J. (2007). SOMS- Das Screening für Somatoforme Störungen (2. Aufl.). Bern: Huber.
Robins, L.N., Cottler, L.B., Bucholz, K.K., Compton, W.M., North, C.S. & Rourke, K.M. (2000). Diagnostic Interview Schedule for the DSM-IV (DIS-IV). St. Louis: Department of Psychiatry, Washington University School of Medicine.
Rumpf, H.-J., Hapke, U. & John, U. (2001). LAST. Lübecker Alkoholabhängigkeits- und -missbrauchs-Screening-Test. Manual. Göttingen: Hogrefe.
Sachse, R. (2016). Therapeutische Beziehungsgestaltung (2. Aufl.). Göttingen: Hogrefe.
Sachse, R. (2003). Klärungsorientierte Psychotherapie. Göttingen: Hogrefe.
Schindler, L., Hahlweg, K. & Revenstorf, D. (2016). Partnerschaftsprobleme? So gelingt ihre Beziehung. Handbuch für Paare. (5. Aufl.). Heidelberg: Springer.
Schippers, G.M., Broekman, T.G. & Buchholz, A. (2011). MATE 2.1. Handbuch und Leitfaden. Deutsche Bearbeitung: A. Buchholz, H. Küfner, L. Kraus & F. Rist. Nijmegen: Bêta Boeken.
Schneider, S. & Margraf, J. (2006). Diagnostisches Interview bei psychischen Störungen (DIPS für DSM-IV-TR) (3. Aufl.). Berlin: Springer.
Schneider, S. & Margraf, J. (2010). Panik, Angstanfälle und ihre Behandlung. Heidelberg: Springer.
Schönke, A. & Schröder, H. (2006). Strafgesetzbuch: StGB. Kommentar. (27. Aufl.). München: C.H. Beck.
Schulte, D. (1998). Therapieplanung. Göttingen: Hogrefe.
Schulte, D. & Eifert, G.H. (2002). What to do when manuals fail? The dual model of psychotherapy. Clinical Psychology: Science and Practice, 9, 312–328.
Shaffer D., Fisher P., Lucas C., Dulcan M. & Schwab-Stone M. (2000). NIMH Diagnostic Interview Schedule for Children, Version IV (NIMH DISC-IV): Description, differences from previous versions, and reliability of some common diagnoses. Journal of the American Academy of Child and Adolescent Psychiatry, 39, 28–38.
Spitzer, R.L., Kroenke, K., Williams, J.B.W. & Lowe, B. (2006). A brief measure for assessing generalized anxiety disorder. The GAD-7. Archives of Internal Medicine, 166 (10), 1092–1097.
Stangier, U., Clark, C. M., Ginzburg, D.M. & Ehlers, A. (2014). Soziale Angststörung (2. Aufl.). Fortschritte der Psychotherapie, Band 28. Göttingen: Hogrefe.
Stangier, U., Heidenreich, T. & Peitz, M. (2009). Soziale Phobien: Ein kognitiv-verhaltenstherapeutisches Behandlungsmanual. Weinheim: Beltz.
Stavemann, H.H. (2015). Sokratische Gesprächsführung in Therapie und Beratung: Eine Anleitung für Psychotherapeuten, Berater und Seelsorger (3. Aufl.). Weinheim: Beltz.
Stieglitz, R.-D., Smolka, M., Bech, P. & Helmchen, H. (1998). Bech-Rafaelsen-Melancholie-Skala (BRMS). Göttingen: Hogrefe.
Sunderland, T., Hill, J.L. & Mellow, A.M. (1989). Clock drawing in Alzheimer Disease: A novel measure of dementia severity. Journal of the American Geriatrics Society, 37 (8), 725–729.
Teismann, T., Koban, C., Illes, F. & Oermann, A. (2016). Psychotherapie suizidaler Patienten: therapeutischer Umgang mit Suizidgedanken, Suizidversuchen und Suiziden. Göttingen: Hogrefe.
Tuschen-Caffier, B. & Florin, I. (2012). Teufelskreis Bulimie: Ein Manual zur psychologischen Therapie. Göttingen: Hogrefe.
Ullrich, R. & de Muynck, R. (2001). ATP 1: Einübung von Selbstvertrauen – Bedingungen und Formen sozialer Schwierigkeiten. Stuttgart: Klett-Cotta.
Warwick, H.M.C. (1989). A cognitive-behavioural approach to hypochondriasis and health anxiety. Journal of Psychosomatic Research, 33, 705–710.
WHO ASSIST Working Group (2002). The Alcohol, Smoking and Substance Involvement Screening Test (ASSIST): Development, reliability and feasibility. Addiction, 97 (9), 1183–1194.
Willutzki, U. & Koban, C. (1996). Manual zur Elaboration wohlgestalteter Ziele in der Therapie (EPOS). Berichte aus der Arbeitseinheit Klinische Psychologie. Bochum: Ruhr-Universität Bochum, Fakultät für Psychologie.
Willutzki, U. & Koban, C. (2004). Enhancing motivation for psychotherapy: The Elaboration of Positive Perspectives (EPOS) to Develop Clients' Goal Structure. In W.M. Cox & E. Klinger (Eds.), Handbook of Motivational Counseling: Concepts, Approaches, and Assessment. New York, NY: Wiley.
Wittchen, H.-U. & Jacobi, F. (2001). Die Versorgungssituation psychischer Störungen in Deutschland. Eine klinisch-epidemiologische Abschätzung anhand des Bundes-Gesundheitssurveys 1998. Bundesgesundheitsblatt – Gesundheitsforschung – Gesundheitsschutz, 44 (10), 993–1000.
Wittchen, H.-U. & Pfister, H. (1997). Diagnostisches Expertensystem für psychische Störungen (DIA-X). Frankfurt a. M.: Swets & Zeitlinger.
Wittchen, H.-U., Zaudig, M. & Fydrich, T. (1997). Strukturiertes Klinisches Interview für DSM-IV (SKID I und SKID II). Deutsche Bearbeitung. Göttingen: Hogrefe.
Young, R.C, Biggs, J.T., Ziegler, V.E. & Meyer, D.A. (1978). A rating scale for mania: Reliability,validity and sensitivity. British Journal of Psychiatry, 133, 429–435.

Übersicht Arbeits- und Informationsblätter

1 Institutionelle Bedingungen

2 Psychotherapie-Richtlinien und Antragsstellung

3 Rechtliche Aspekte

4 Erstkontakt

5 Erstgespräch

6 Probatorik

7 Therapiebeginn

8 Therapiebeendigung

9 Qualitätssicherung in der psychotherapeutischen Praxis

Über Bilder Worte für die Trauer finden

Bilder für den Abschied finden – Trauer visuell begleiten

- Bildkarten zu den Themen Trauer und Abschied
- Emotionen sichtbar machen, wenn Worte fehlen

Perspektiven eröffnen und neue Wege aufzeigen-Trauer ist ein zentrales Thema in Therapie und Beratung. Abschied nehmen – ob von Menschen, Beziehungen oder unerfüllten Träumen – gehört zum Leben. Diese Verluste rufen oft intensive Emotionen und innere Unruhe hervor, die schwer in Worte zu fassen sind.
Das Kartenset bietet vielfältige, kraftvolle Motive, die helfen, Trauer und Abschied zu visualisieren. Es ermöglicht, Gefühle und innere Prozesse greifbar zu machen und erleichtert es Klientinnen und Klienten, über Bilder Zugang zu ihren Emotionen zu finden.

- Für Therapie, Beratung und CoachingIm Einzel- und Gruppensetting einsetzbar

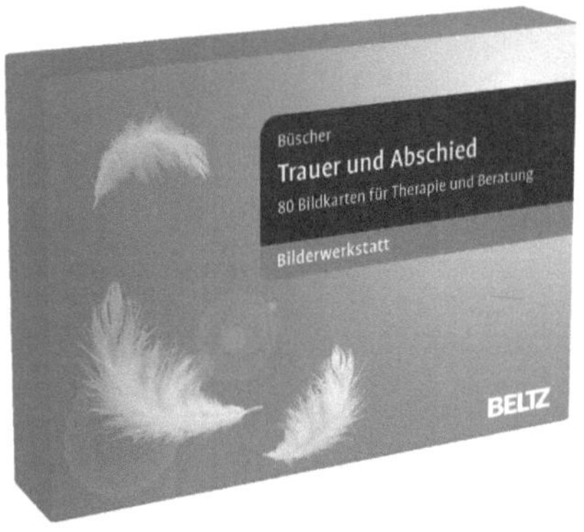

Susanne Büscher
Trauer und Abschied
Bilderwerkstatt. 80 Bildkarten für Therapie und Beratung. Mit 28-seitigem Booklet in stabiler Box. Kartenformat 9,8 x 14,3 cm
2025. 80 Seiten. Karten.
GTIN 4019172101879

www.beltz.de BELTZ